はじめに

糖質オフの正しい知識を身につけましょう

数年前から、私は診療に糖質オフの考え方をとり入れ、肥満や糖尿病の食事指導を行っています。また自身でも糖質オフの食生活を実践しており、患者さんたちの成果や自身の体調の変化などから、糖質オフの素晴らしさを日々実感しています。

最近はメディアの注目が集まり、糖質オフの実践者がどんどん増えています。しかしなかには、まちがった糖質オフを行っている人が少なくありません。

日本人は米飯を中心に、おかずはサブというのが伝統的な食事スタイル。そこから、ただ単純に米飯などの主食を抜くだけでは、完全にエネルギー不足、栄養不足に陥ります。糖質オフの「オフ」という言葉のイメージだけが伝わり、糖質を控えたところに、肉・魚・卵などのたんぱく源をプラスすることがすっかり抜け落ちてしまっているのです。

糖質オフは本来、ダイエットメソッドではなく、健康のための食生活スタイルです。この本で正しい糖質オフを知って、あなたの健康と美容にぜひ役立ててください。

アキバ水野クリニック　院長
水野雅登

目次

あなたは こんな食事をしていない？

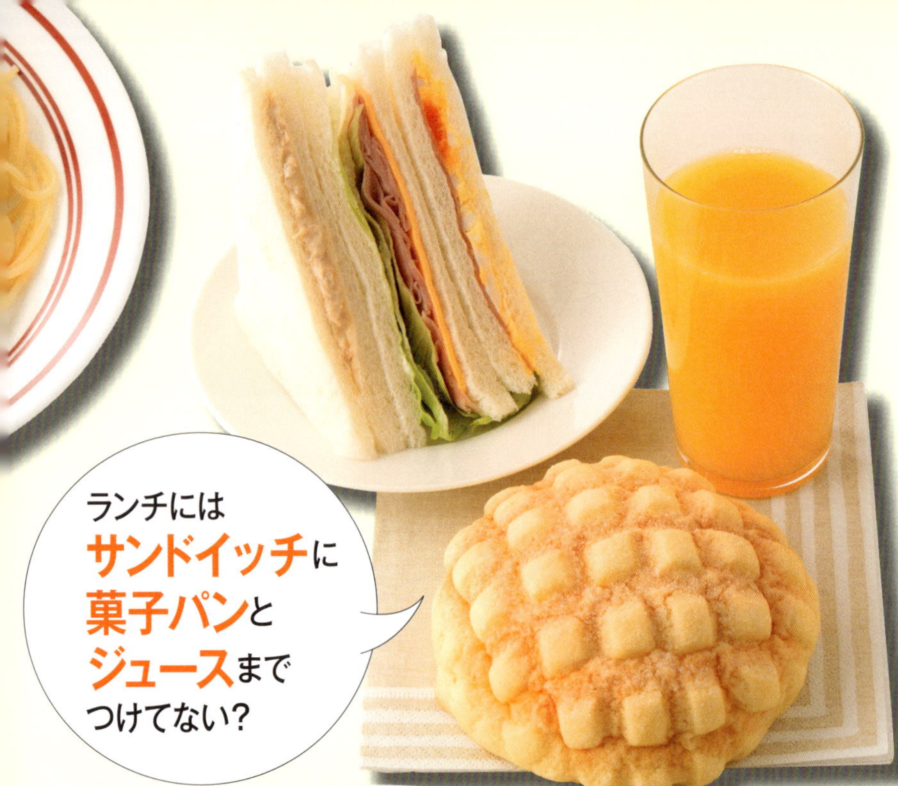

ランチには
サンドイッチに
菓子パンと
ジュースまで
つけてない？

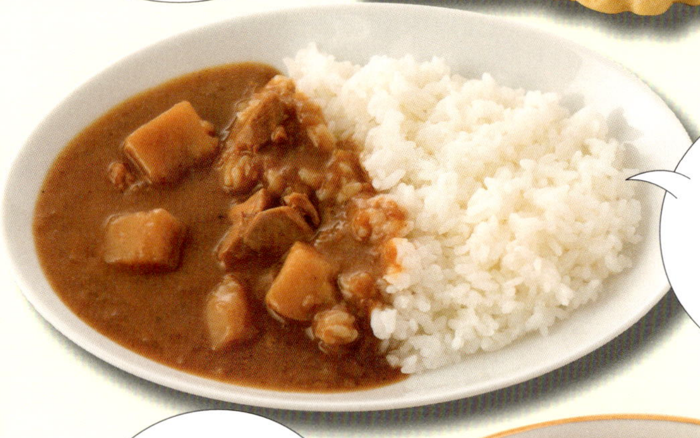

カレーは
ついつい
おかわり
してない？

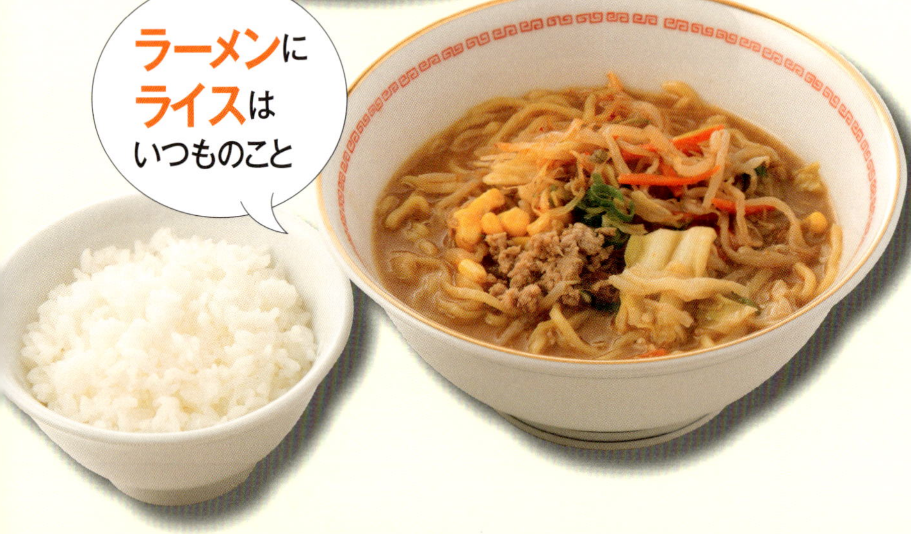

ラーメンに
ライスは
いつものこと

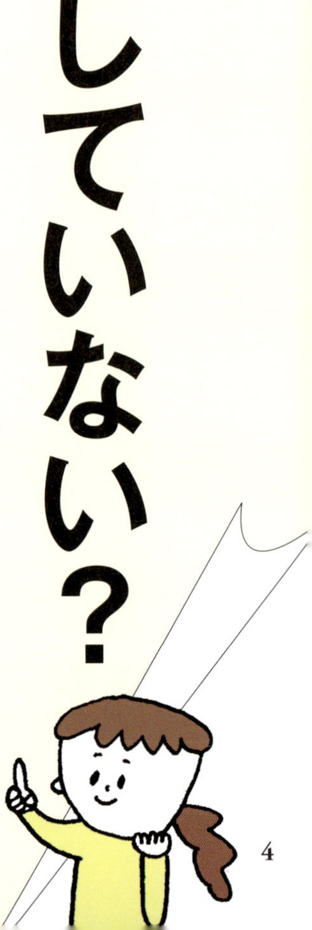

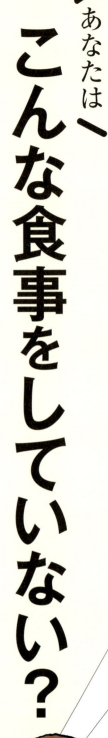

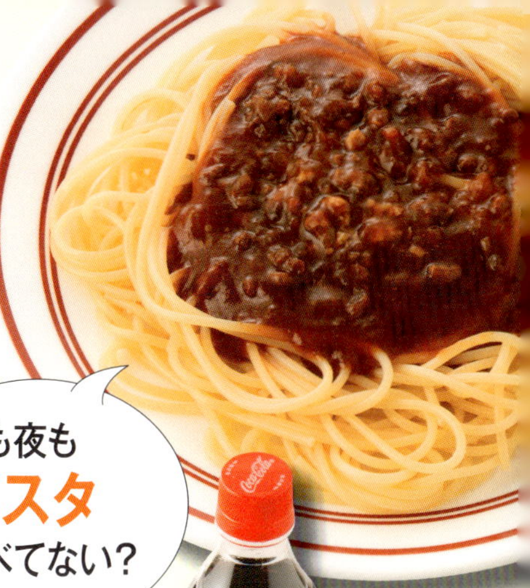

昼も夜も
パスタ
食べてない？

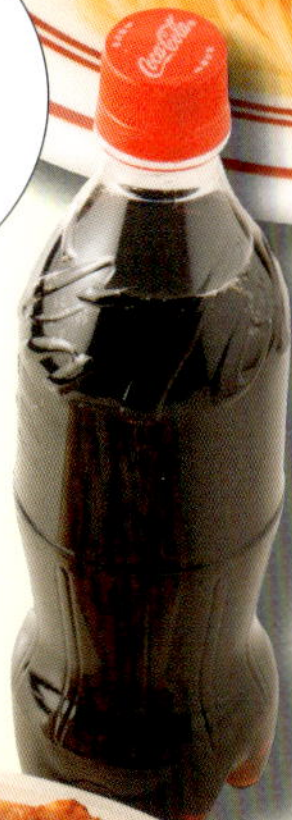

ピザと
炭酸飲料は
いつもセット

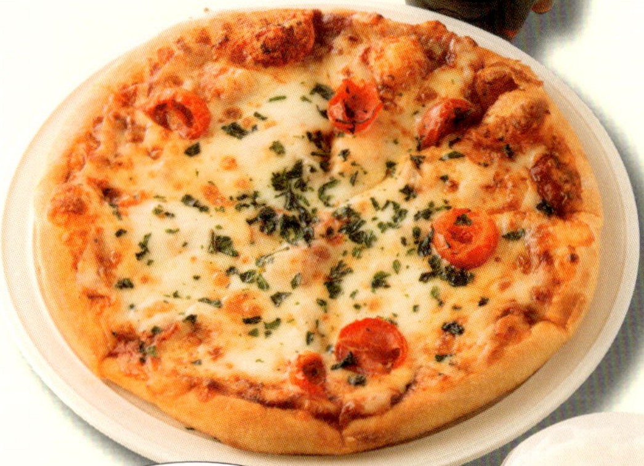

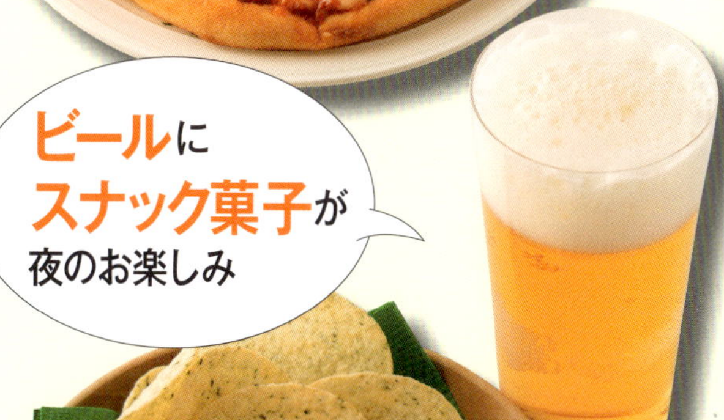

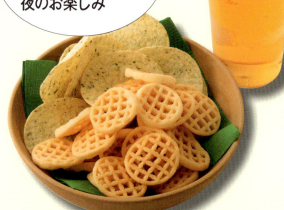

ビールに
スナック菓子が
夜のお楽しみ

それで、
こんな悩みはありませんか？

- 年々体重が増える
- 疲れやすい
- やせにくくなった
- いつも眠くてだるい
- 冷えやすいむくみやすい
- 肌がくすむ

その原因は！

不調の原因は 糖質のとりすぎです！

前ページの糖質た〜っぷりのメニューは

カレーライス（大盛り）

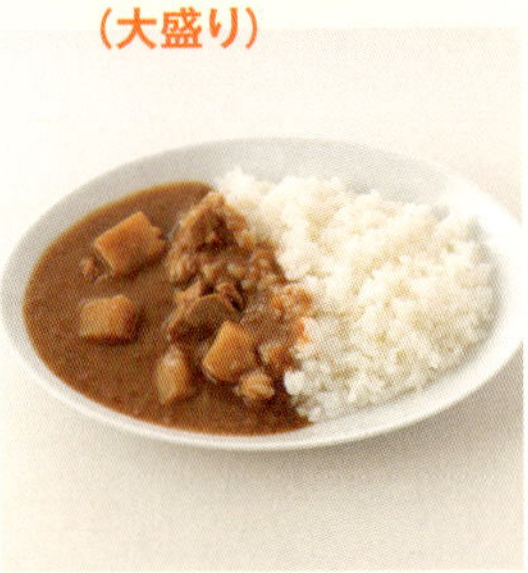

＝

糖質 **95.5g**

ラーメン ＋ ライス

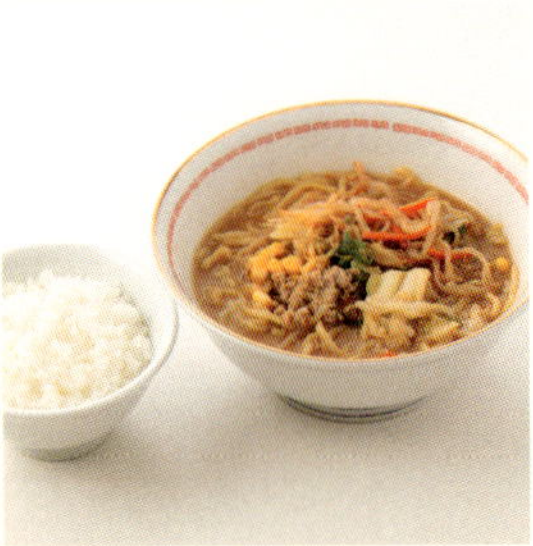

＝

糖質 **140g**

しょうゆラーメン 85g
米飯（茶わん１杯） 55.3g

サンドイッチ＋菓子パン ＋ ジュース

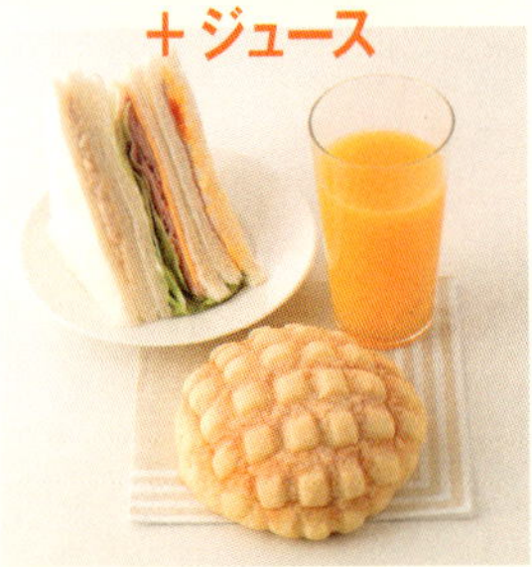

＝

糖質 **102.6g**

ミックスサンド 29.2g
メロンパン 52.4g
オレンジジュース（200mℓ） 21g

ビール＋ スナック菓子

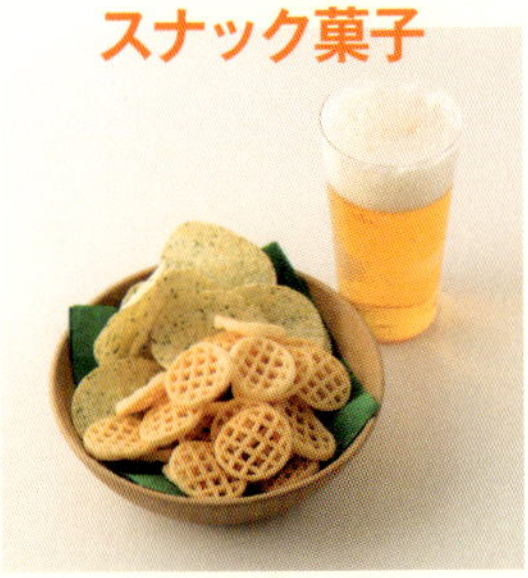

＝

糖質 **41.2g**

ビール（350mℓ） 10.9g
ポテトチップ（1袋 60g） 30.3g

ピザ ＋ 炭酸飲料

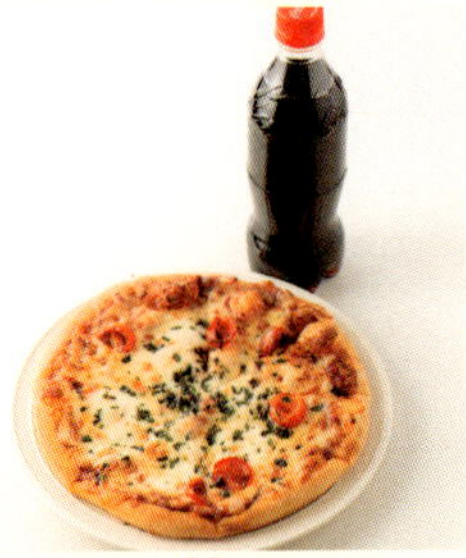

＝

糖質 **104.8g**

ミックスピザ 47.8g
コーラ飲料（500mℓ） 57g

ミートソース スパゲッティ

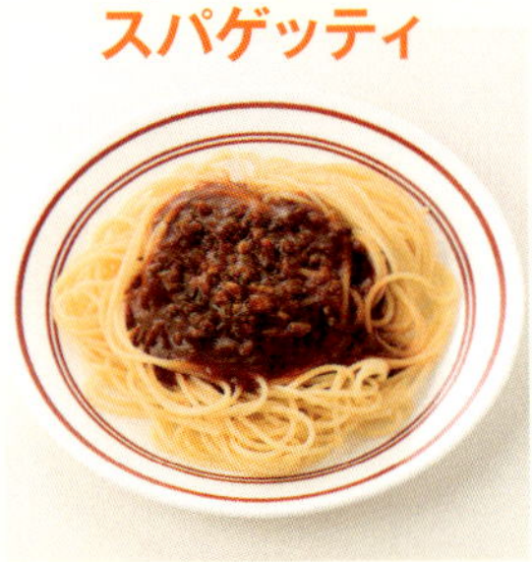

＝

糖質 **75.3g**

ゆるめの糖質オフをしたときの1日の糖質摂取量 160g

この本で紹介する、ゆるめの糖質オフ（p.18〜22参照）での糖質量。

気がつけば、糖質まみれの食生活になりがち

食生活の多様化とともに、パンやめん類は気軽に食べられるようになりました。お菓子やスナック、炭酸飲料がやめられない人も多いのではないでしょうか。

糖質は、お菓子にはもちろん、ごはんやパン、めん類など、甘くないものにも含まれます。いつの間にか1日に300g、400g、それ以上の糖質量をとっている人も少なくなさそうです。

身の回りには、糖質の誘惑がたくさんあります。安くて手軽に手に入る糖質過多の食品に依存しがちなのです。

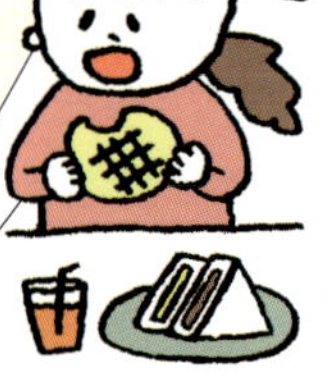

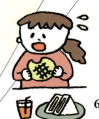

糖質オフをすると

若返る！

髪質が改善

髪量が少ない、細い、こしがない、ツヤがないなど、髪にまつわる悩みも、たんぱく質をしっかりとれば、一気に解消。

肌がきれいに

肌のもとである、たんぱく質をしっかりとる糖質オフ。肌の新陳代謝が正常になるため、肌荒れや乾燥肌を改善。うるおいとはりのある肌に。

老化防止に

傷んだ血管を修復し、血液をつくるのもたんぱく質。糖質オフでアンチエイジングの要である血液と血管をケア、体の内側から老化防止を。

糖質オフをすると

やせる！

健康的にやせる

肉や魚などのたんぱく質、野菜もたっぷり。必要な栄養素をしっかりとるので筋肉量が落ちません。やつれるダイエットとはさよならです。

太りにくくなる

余分な体脂肪は燃焼。筋肉量が増えることで基礎代謝がアップ。また血糖値が安定することで、おなかがあまりすかなくなり、食べすぎません。

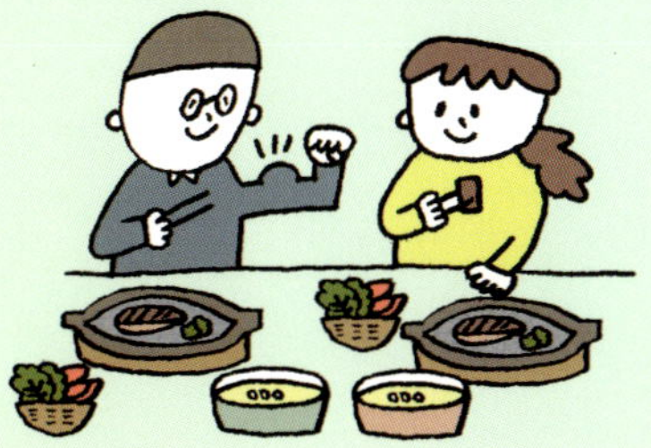

糖質オフで体は必ず変わります

糖質オフをすると

健康になる

糖尿病予防に

過剰な糖質をとらないため、食後に血糖値が急上昇することがありません。インスリンを無駄遣いすることがなく、すい臓の健康を保ちます。

よい睡眠が得られる

たんぱく質をしっかりとることでホルモンバランスがよくなり、よく眠れるようになり、朝はすっきり起きられます。不眠改善にお役立ち。

動脈硬化予防に

血糖値の上昇が穏やかになり、血管の壁を傷つけるリスク減。たんぱく質をしっかりとるので、血管の修復が早く、血管年齢を若く保ちます。

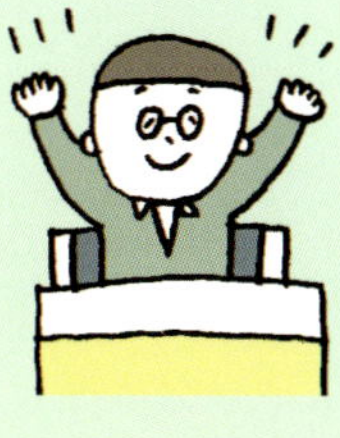

糖質オフをすると

パフォーマンス向上

疲れにくくなる

血量が増え、栄養が体のすみずみまでめぐることで、元気になります。また筋肉量も増えるので、体力もつきます。

イライラしない

血糖値の急上昇や急降下がなくなります。値が安定することで、気持ちの揺れがなくなり、常に穏やかでいられます。

食後に眠くならない

食後に眠くなるのは、血糖値の乱高下によるもの。糖質オフの食事では血糖値の上昇は穏やかなため、食後に眠くなることが減るでしょう。

ストレスに強くなる

気持ちが穏やかでいられることで、少々のストレスは気にならなくなります。不安感が解消、気持ちが明るくなります。

ココだけ押さえる!
Point 1

正しい糖質オフは必要な栄養素をとる食事法

正しい糖質オフは、必要な栄養をしっかりとることで、体を健康へと導きます。必要な栄養についてくわしくみていきましょう。

ふだんの食事の糖質は?

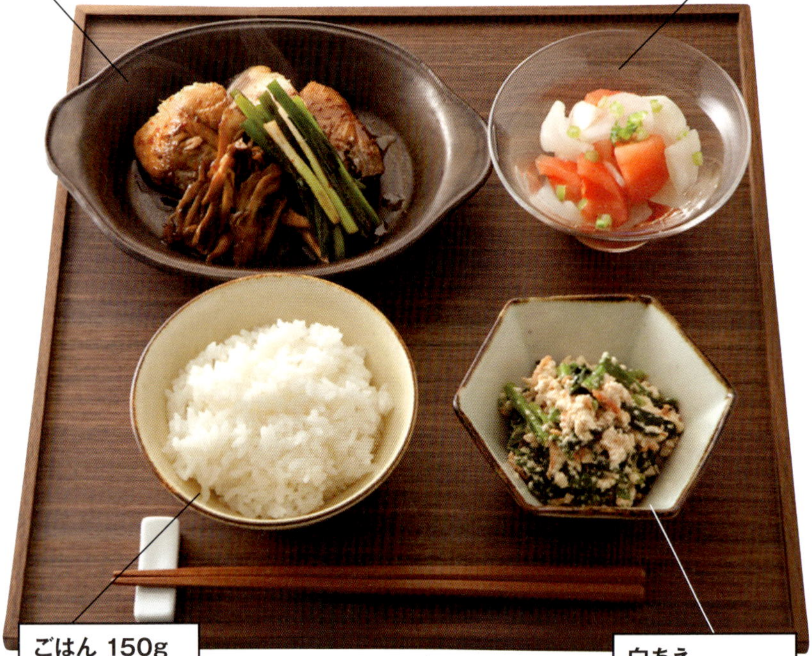

魚の煮つけ 糖質 7.9g
甘酢あえ 糖質 8.2g
ごはん 150g 糖質 55.3g
白あえ 糖質 5.3g

通常の和食の場合、おかずだけで、1食分20gほどの糖質量が標準的。和食は調味料に砂糖を使うことが多く、食事がすすむ味つけが好まれるため、糖質量が上がりやすいといわれる。

このメニュー全体では 糖質 76.7g

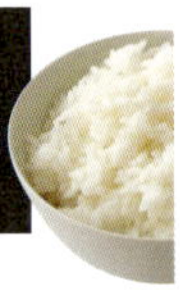

ごはんを½量にすると 糖質 27.6g

糖質≒炭水化物と考えてOK

糖質には、体のエネルギーになるという大切な役割があります。ただ、たくさんとりすぎると、太る原因に。ですから、糖質はとってはいけないわけではなく「過多にならないように」気をつける必要があるのです。

栄養学的にいうと、糖質とは「炭水化物から食物繊維を除いたもの」のこと。しかしほとんどの場合、食物繊維は微量なので、糖質≒炭水化物と考えて差し支えないでしょう。

糖質は甘いものだけでなく、米、パン、めん類など、主食である炭水化物に多く含まれています。

肉や魚（たんぱく質）
野菜（ビタミン・ミネラル）
良質な油

＞

砂糖
主食
お菓子など

炭水化物を控えて
肉や魚、野菜を
しっかり食べるイメージ

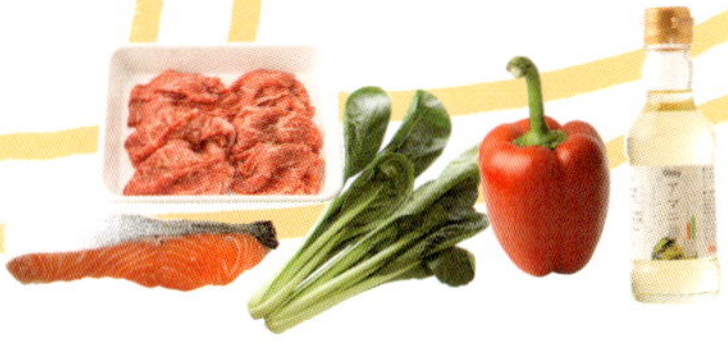

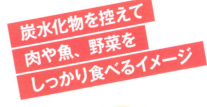

たくさんとる

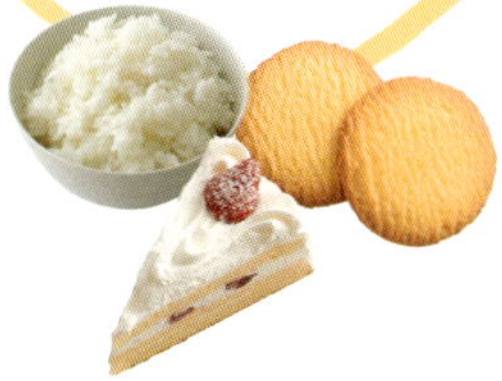

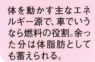

控える

＼体が必要とする／

五大栄養素

たんぱく質
体をつくる重要な栄養素。筋肉、肌、骨など体の組織をつくる。体の機能に関わる血液やホルモンをつくる。

脂質
体の重要なエネルギー源となるほか、ホルモンの材料、細胞一つひとつを守る細胞膜の主成分などの役目が。

ミネラル
骨や歯をつくる成分となる。血液などの働きを正常に保って調整する役割などもあり、体内でさまざまに働く。

ビタミン
体内でたんぱく質や脂質、糖質の分解や合成をサポート。栄養素がスムーズに働くよう、潤滑油のような役割。

糖質（炭水化物）
体を動かす主なエネルギー源で、車でいうなら燃料の役割。余った分は体脂肪としても蓄えられる。

栄養素はその性質や役割から、大きく五つに分類できます。どれか一つだけに偏ることなく、各栄養素を必要な分、しっかりとれる食事をすることが大切。糖質オフはそれを目指す健康食事法です。

糖質を控え、たんぱく質などを積極的に食べる

糖質オフというと、主食を減らせばそれでいいと思う人もいるようですが、それはまちがい。糖質オフに失敗した人の多くは、ただ主食を減らした結果、栄養不足になってしまっているようです。

　糖質オフで最も重要なのは、糖質に偏りがちな食生活を見直し、たんぱく質やビタミン、ミネラル、脂質といった栄養素をしっかりとること。

　なかでも特に、たんぱく質が重要。たんぱく質をしっかりとることで、筋肉がつく、血液が増える、ホルモンがつくられるなど、体そのものの機能が向上。それにより、体力がつく、元気になる、きれいになるなど、その健康と美容効果は計り知れません。

ココだけ押さえる！
Point 2

糖質オフすると

どうしてやせる？その仕組み

なかなかやせない、食欲が抑えられない……。そんな悩み解消のカギを握るのは血糖値。太る&やせる仕組みを知れば、血糖値を安定させることの大切さがわかります。

糖質過多で
太る仕組み

太りやすい体質をつくる
肥満サイクル

糖質過多のおやつを食べる（お菓子、パン、パスタ、おにぎりなど）
←
分解され、ぶどう糖になり、血液へ
←
血糖値が急上昇
←
インスリンというホルモンが大量に分泌される
↓
必要な分のぶどう糖はエネルギーになったり、一時保管のグリコーゲンに

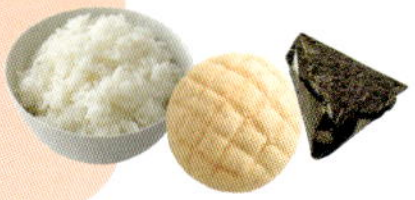

糖質オフで
やせる仕組み

やせやすい体質をつくる
美のサイクル

たんぱく質を食べる
←
たんぱく質はアミノ酸に分解される
←
血糖値上昇は少ない
←
インスリンは必要な分のみ、効率よく分泌される
↓
必要な栄養を体にチャージ

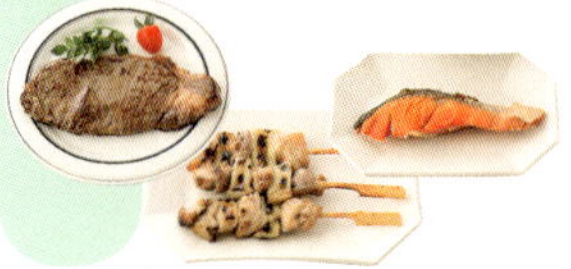

糖質オフのカギは血糖値とインスリン

そもそも太る仕組みについて。炭水化物は体内で分解されてぶどう糖になり、血液に入ります。血液の糖の濃度（血糖値）が上がると、すい臓からインスリンというホルモンが分泌。インスリンには、ぶどう糖を回収して全身の細胞に送り込み、血糖値を下げる役割があります。ぶどう糖は必要な分だけエネルギーに利用されますが、余った糖は体脂肪として蓄積されます。これが太る仕組みです。

食事に糖質が多いほど、食後の血糖値は急上昇。すると体はインスリンを大量に分泌。今度

は血糖値が下がりすぎてしまうことになります。

糖質オフで血糖値が安定。やせる＆太りにくくなる

血糖値があるラインまで下がると、空腹を感じるようになるので、すぐにおなかがすいて、食べるという負のスパイラルにおちいってしまいます。

糖質オフをすると、血糖値が穏やかに上昇・下降し、インスリンは必要な分だけ分泌されます。だから、体脂肪として蓄積されにくくなるのです。

さらにぶどう糖が足りなくなると、体は主に脂肪（体脂肪）をエネルギーにする回路へとシフト。やせる美のサイクルが回り出します。

血糖値が急降下

血糖値が下がりすぎてしまう

おなかがすぐすいてしまう

使われなかった分は脂肪細胞に蓄積され、太る

＼太る！／

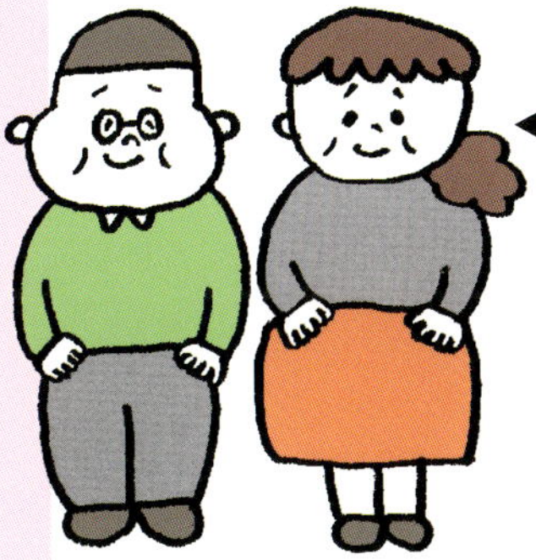

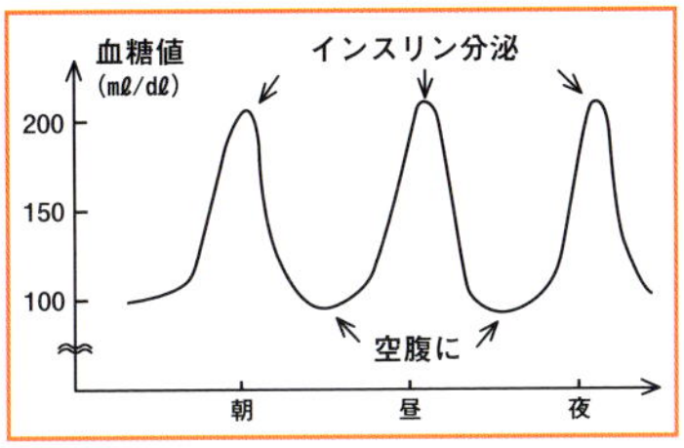

血糖値が安定

おなかはあまりすかない

脂肪細胞に蓄積されないため、**体脂肪を燃やせる太らない体質**にチェンジ

＼やせる！／

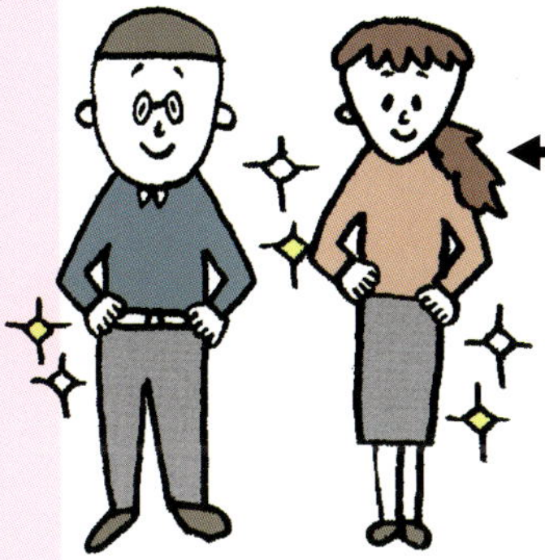

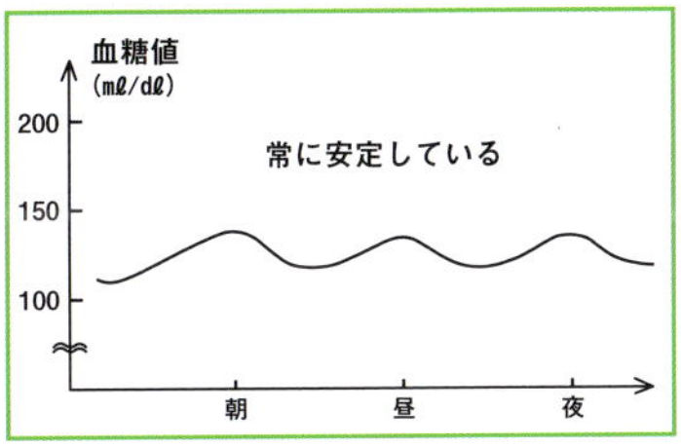

＼覚えておこう！／

用語解説

ぶどう糖

炭水化物が分解された最終形

お菓子、ごはんやパンなどの炭水化物が、体内の消化酵素によって消化され、最も小さな単位まで分解されたもの。エネルギーになるが、使われなかった分は脂肪として蓄積される。

血糖値

血液中に含まれる糖の濃度

血液中に含まれるぶどう糖濃度のこと。健康な人の空腹時の血糖値は80～100㎎ /dℓ。炭水化物中心の食事を続けていると、糖尿病と同じように、食後の血糖値が200㎎ /dℓに急上昇するケースも。

インスリン

血糖値を下げるただ一つのホルモン

すい臓から分泌されるホルモンの一つ。体内で血糖値を下げる唯一のホルモン。全身のほぼすべての細胞にぶどう糖を送り込み、結果、血糖値を下げる。別名、肥満ホルモンともいわれている。

ココだけ押さえる！
Point 3

まずはおやつを見直そう

糖質オフをするにあたって、最初にやめたいのはおやつ。糖質量をイメージしやすいよう、角砂糖で換算しました（角砂糖1個＝3・3g）。これだけでも効果は抜群！

甘い飲み物やお菓子、スナックも要注意

甘い飲料を、毎日、大量に飲んでいませんか？　いつ何を、どれくらい飲んだか思い出せない人は要注意。気がつかないうちに、大量の糖質を摂取しているかも。クッキー、ケーキ、ジュースなど甘いおやつにも、砂糖がたっぷり使われています。見落としがちなのは、せんべいやポテトチップなど。甘くありませんが、原料は米やいもなどの炭水化物で、糖質を多く含んでいます。

おやつや甘い飲料に気をつけることが糖質オフの第一歩です。

要注意！控えたい食べ物ワースト3

見ると食べたくなってしまうので、コンビニでも売り場に近づかないようにしましょう。

worst 1　甘い飲料

ごくごく飲んじゃう、それは大量の糖質です

飲み物は意外に罪悪感が少なく、固形物のようにかまないので、知らず知らずに量をとっている可能性が大。日常的に甘い飲料を飲んでいる人は、今すぐやめて！

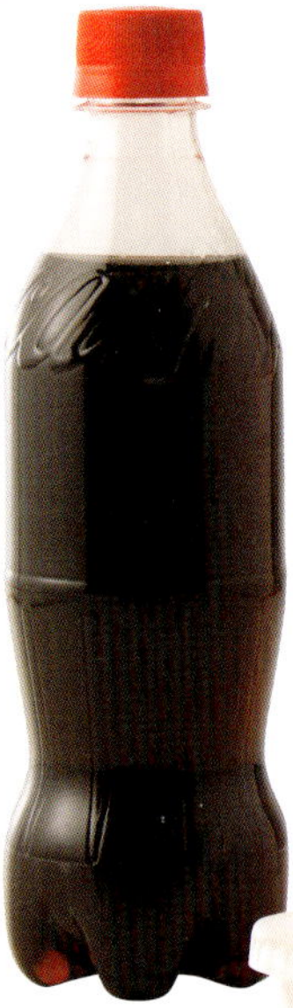

コーラ飲料（500mℓ）

糖質量 **57g**｜角砂糖約 **17個分**

栄養のほとんどが糖質と水分。爽快感を求めて炭酸飲料を飲むなら、炭酸水にかえて。

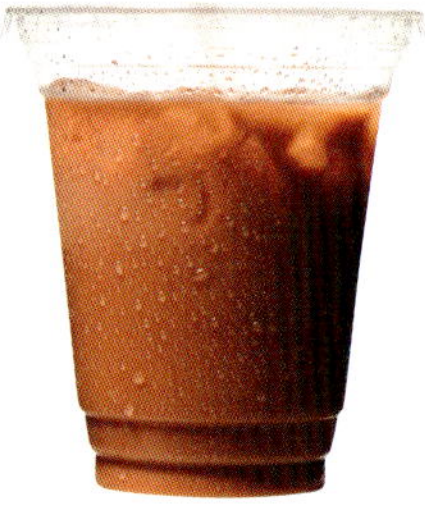

コーヒー飲料（210mℓ）

糖質量 **19.4g**｜角砂糖約 **6個分**

市販の甘味料入りは糖質が高くてNG。ノンシュガータイプを選ぶか、コーヒーに生クリームを。

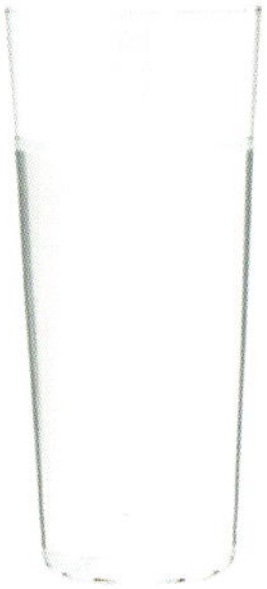

スポーツ飲料（500mℓ）

糖質量 **25.5g**｜角砂糖約 **7.5個分**

ヘルシーなイメージとは裏腹に、糖の吸収が非常に早い分、体には急激に負担がかかる。

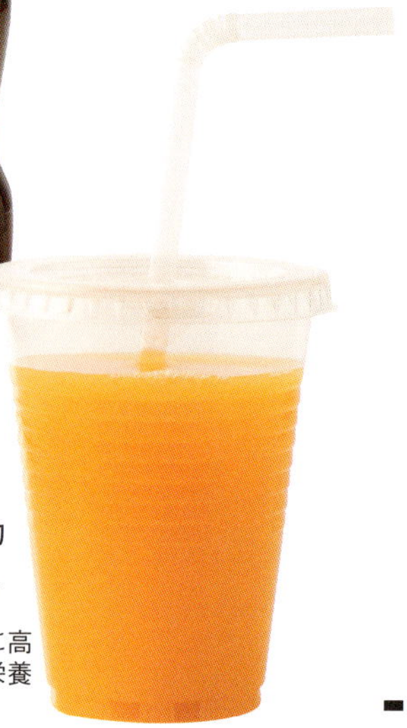

オレンジジュース（350mℓ）

糖質量 **37.4g**｜角砂糖約 **11個分**

加工飲料は、糖質が非常に高い。ビタミンC補給などの栄養効果は期待できない。

worst 3 和洋菓子

砂糖＋デンプン。ダブル糖質の甘い誘惑

甘い砂糖に加え、原料に小麦粉、米、もちなどを使うためダブル糖質といえます。少量でも糖質は高く、避けるのがベスト。どちらかといえば、洋菓子のほうが糖質は低め。

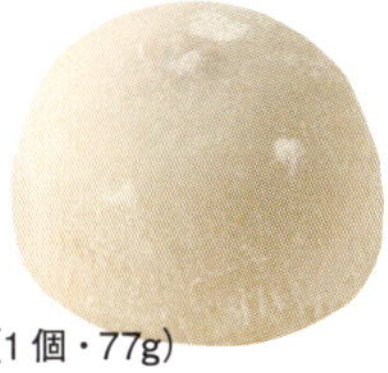

大福（1個・77g）

糖質量 **38.3g** ｜ 角砂糖約 **12個分**

もち＋砂糖を使ったあずきあん＝高糖質。ちなみに、まんじゅう1個は糖質量31g。

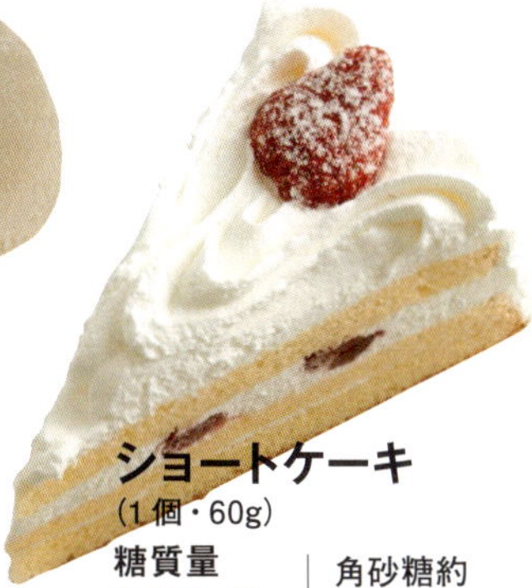

ショートケーキ（1個・60g）

糖質量 **25.8g** ｜ 角砂糖約 **8個分**

クリームを使った洋菓子のほうが糖質は低め。ちなみにシュークリーム1個（60g）は糖質量15.2g。

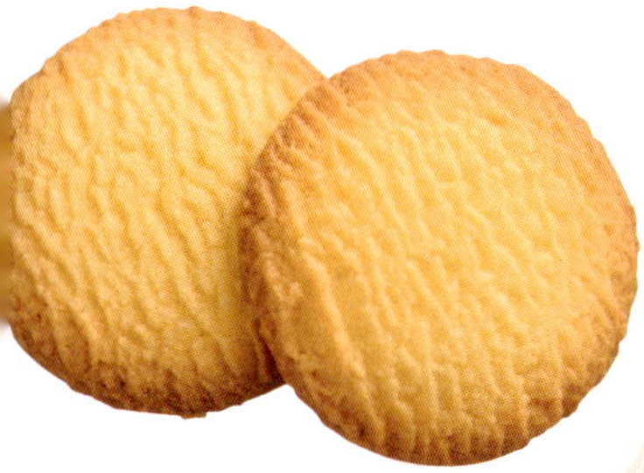

クッキー（5枚・40g）

糖質量 **24.4g** ｜ 角砂糖約 **7.5個分**

材料は小麦粉と砂糖。1枚が小さいので、つい何枚も食べてしまい、大量の糖質をとることに。

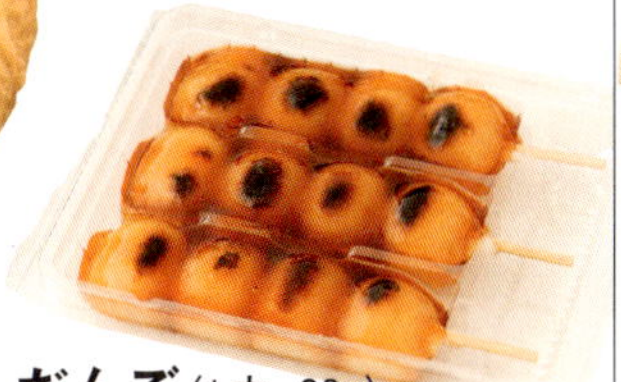

だんご（1本・60g）

糖質量 **26.9g** ｜ 角砂糖約 **8個分**

写真はみたらしで、材料は米粉＋砂糖やしょうゆのみつ。あんこでも糖質量はほぼ同じ。

worst 2 スナック

ついつい食べちゃう、その一口が糖質過多のもと

甘くないので油断しがちですが、意外なほど糖質量が多いので驚くはず。少しくらいなら大丈夫のちょこちょこ食いが、チリも積もればで糖質過多につながります。

ポテトチップ（1袋・60g）

糖質量 **30.3g** ｜ 角砂糖約 **9個分**

原材料はじゃがいもなので炭水化物。一袋全部食べてしまうと確実に食べすぎ。

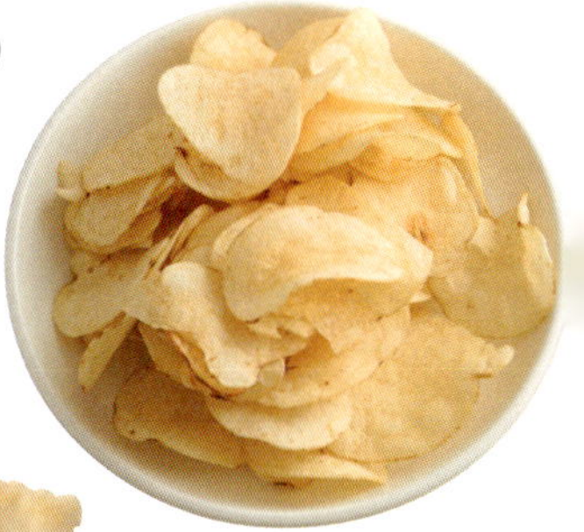

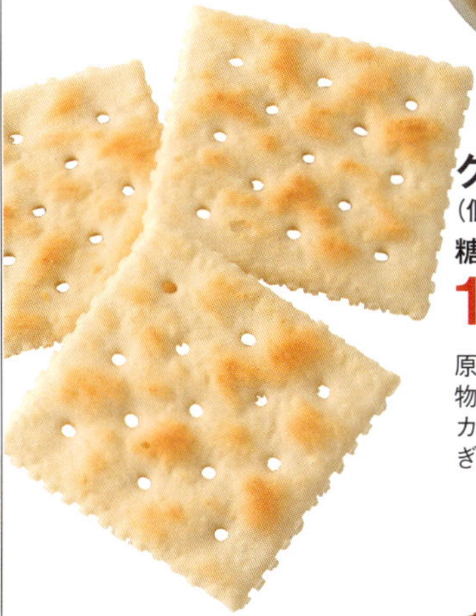

クラッカー（個包装1袋・6枚）

糖質量 **14.5g** ｜ 角砂糖約 **4.5個分**

原材料は小麦粉（炭水化物）。具材をのせると、クラッカーの存在を忘れて食べすぎてしまいがち。

せんべい（大2枚・40g）

糖質量 **35.2g** ｜ 角砂糖約 **11個分**

原材料は米。しょうゆやみりん、砂糖のたれを塗って焼いているので、糖質がより高め。

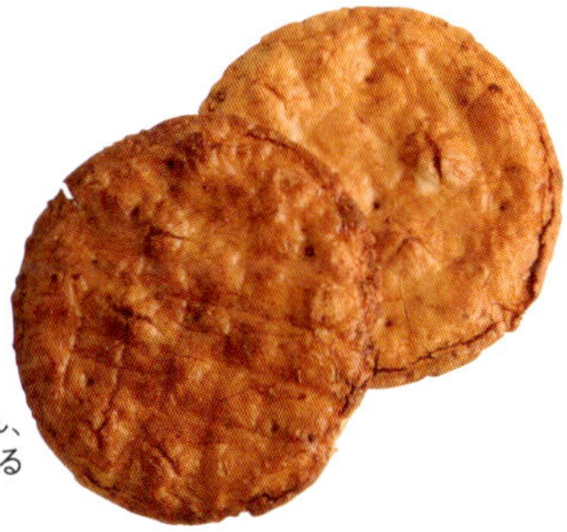

これがおすすめ

おやつには糖質量の低い食品を選びましょう

枝豆（1袋・140g）

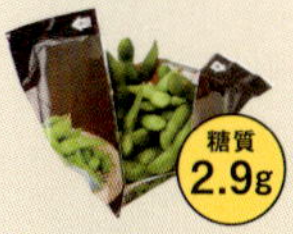

糖質 2.9g

食物繊維、たんぱく質が豊富なおやつ。

ところてん（1個）

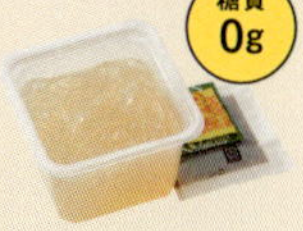

糖質 0g

原料は海藻。糖質ゼロの太らないおやつ。

6Pチーズ（1個）

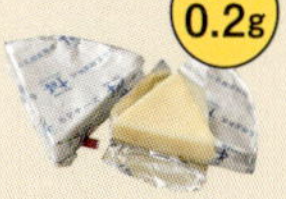

糖質 0.2g

1個でも、意外に腹もちがいい。

くるみ（5粒）

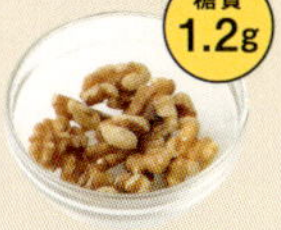

糖質 1.2g

ナッツはくるみ、アーモンドがおすすめ。

するめ（1人分）

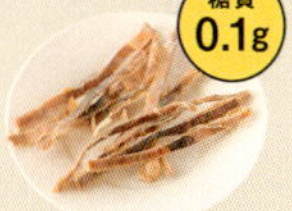

糖質 0.1g

口さびしいとき、よくかめて満足感があるのも◎。

高カカオのチョコレート（1個）

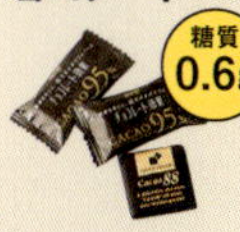

糖質 0.6g

上記数値はカカオ95%。88%は糖質1g。

焼き鳥（1本）

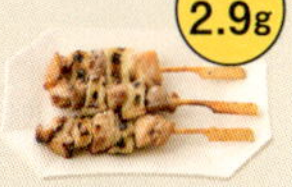

糖質 2.9g

たれではなく、塩を選ぶのがポイント。

ココだけ押さえる！
Point 4

食べすぎに特に気をつけたい食品は？

糖質オフ＝甘いものをやめるだけではありません。ここからが、糖質オフの重要ポイント。前ページ同様、糖質量がイメージしやすいよう角砂糖に換算（角砂糖1個＝3・3g）。

ここが糖質オフのカギ 1 主食

主食とは、ごはん（もちを含む）、パン（ピザを含む）、めん類（パスタ、中華めん、そば、うどん、そうめんなど）で、原料でいうと米、小麦などの穀類をさします。

ごはん

玄米（茶わん１杯・150g）

糖質量 51.3g ｜ 角砂糖約 15.5個分

食物繊維が多い分、血糖値は上がりにくいが糖質量は白米と同じ。過度な期待は禁物。

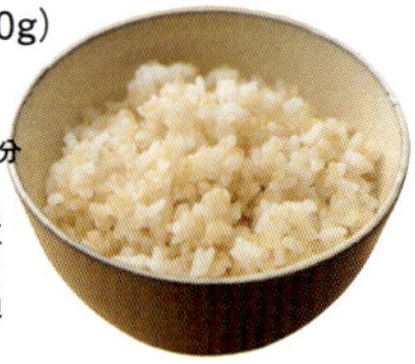

白飯（茶わん１杯・150g）

糖質量 55.3g ｜ 角砂糖約 17個分

量を減らすか、たんぱく質に置きかえることが大切。

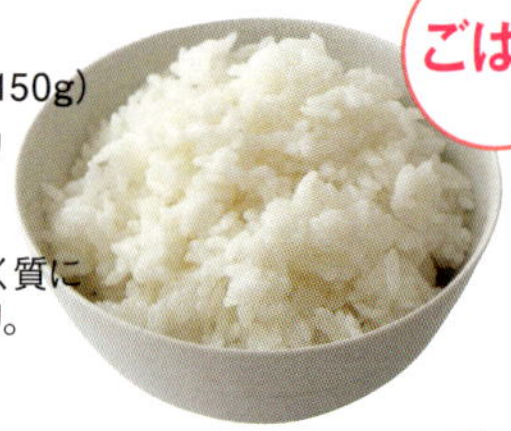

めん

スパゲッティ（乾めん・80g）

糖質量 56.9g ｜ 角砂糖約 17個分

80gは女性の1食分ほど。めんの糖質も高いが、合わせるソースによって糖質はさらに上がる。

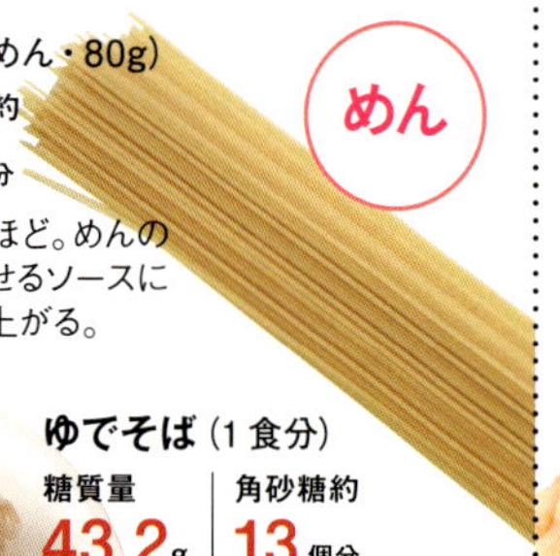

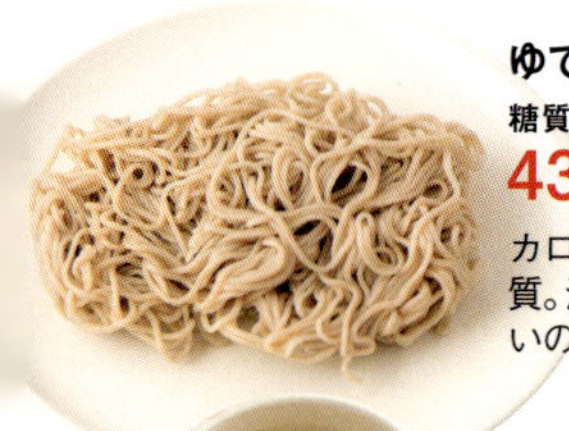

ゆでそば（１食分）

糖質量 43.2g ｜ 角砂糖約 13個分

カロリーは低いが、実は高糖質。流し込みやすいので、早食いの原因にも。

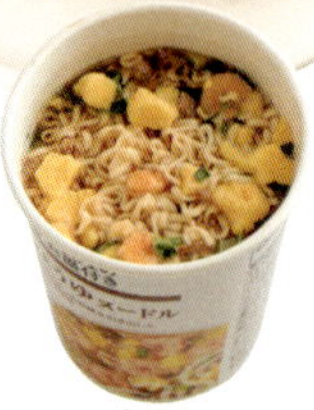

カップめん（１個）

糖質量 45.7g ｜ 角砂糖約 14個分

小さくても糖質が高いので、小腹がすいたときに食べるのはダメ。

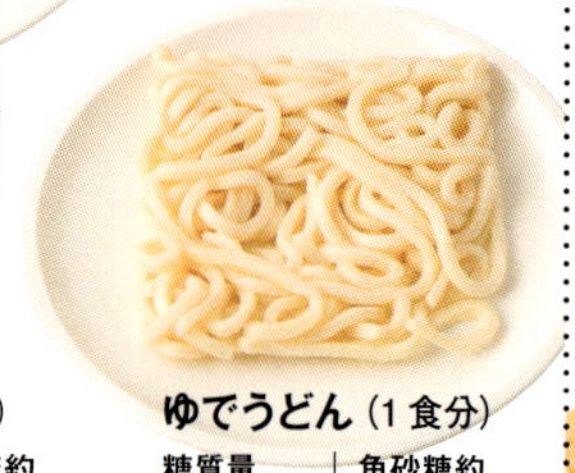

ゆでうどん（１食分）

糖質量 37.5g ｜ 角砂糖約 11個分

単品のめん料理は炭水化物中心の食事になりやすい。

パン

食パン（6枚切り・63g）

糖質量 28g ｜ 角砂糖約 8.5個分

朝はパン派の人はチェック。ちなみに8枚切りなら糖質量は21.8g。

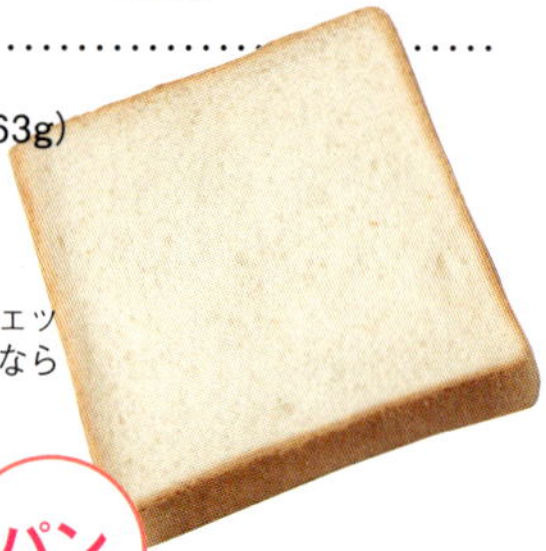

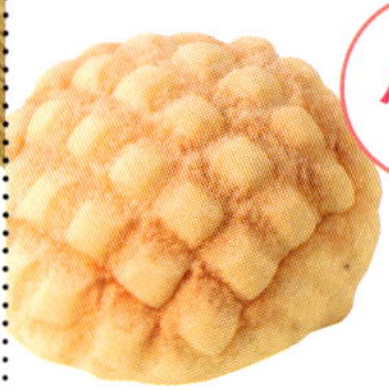

メロンパン（１個・100g）

糖質量 58.2g ｜ 角砂糖約 18個分

甘いパン生地にクッキー生地のついたメロンパンは、特に高糖質。

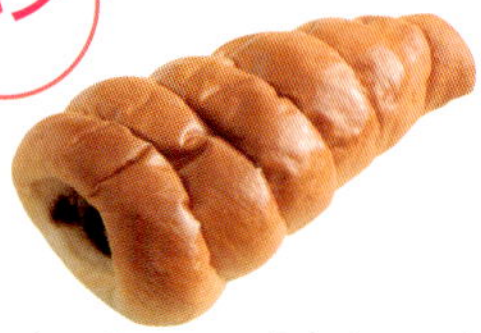

チョココロネ（１個・80g）

糖質量 33.2g ｜ 角砂糖約 10個分

パン＋砂糖のダブル糖質は絶対避けたい。特に朝の菓子パンはNG。

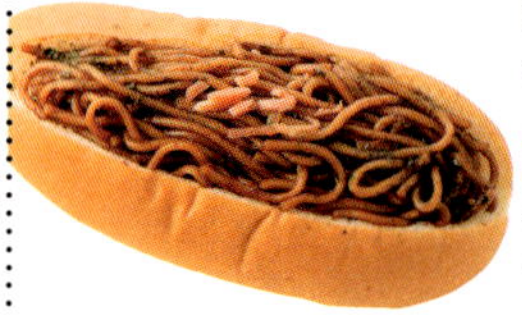

調理パン（焼きそばパン）

糖質量 48g ｜ 角砂糖約 15個分

具材によって糖質量がかなり変わる。

気がつかないうちに炭水化物過多になりがち

現代人の食事は、ごはんやパン、めん類などの主食類に偏っているといわれます。主食類を控えるというと、抵抗があるかもしれません。しかし、食事の中で占める割合が多く、毎日食べているものだからこそ、コントロールできれば効果は絶大。

いも類、糖質が高めの野菜やフルーツは、要注意な食品です。

意外に糖質をとりやすいのが調味料。和食の甘辛味はそれ自体に砂糖が使われているうえに、米飯が食べたくなりがちなので注意しましょう。

意外に見落としがちなのがココ！

3 糖質多めの野菜&フルーツ

フルーツ缶は特に糖質量が多く要注意。野菜でも根菜類は高糖質。調理後にホクホクするものも高糖質。フルーツはベリー系のみが比較的低糖質。

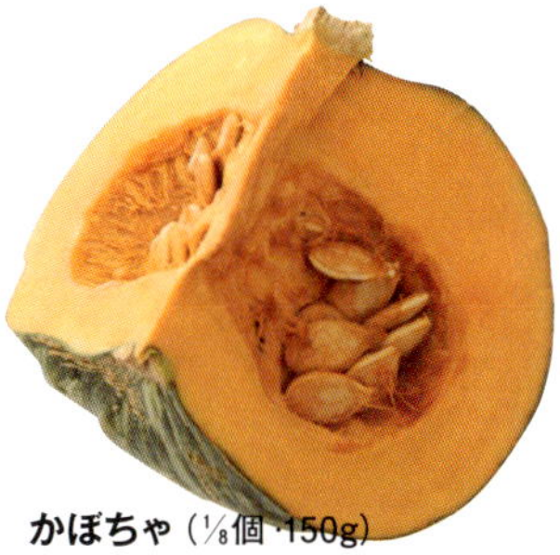

かぼちゃ（1/8個・150g）

糖質量	角砂糖約
25.6g	8個分

調理でホクホクする野菜の一つ。高糖質。

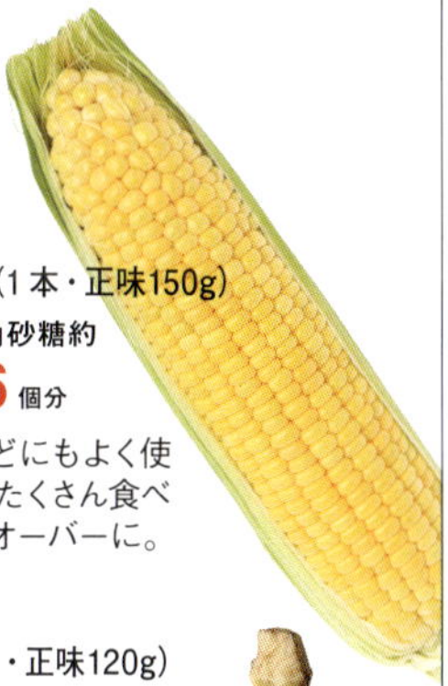

とうもろこし（1本・正味150g）

糖質量	角砂糖約
20.7g	6個分

つけ合わせなどにもよく使われているが、たくさん食べると糖質量がオーバーに。

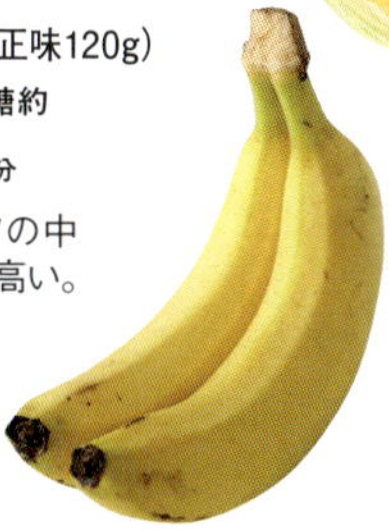

バナナ（大1本・正味120g）

糖質量	角砂糖約
25.7g	8個分

バナナはフルーツの中でもかなり糖質が高い。

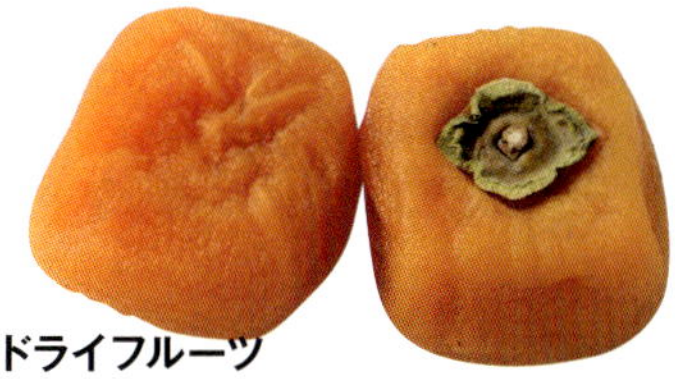

ドライフルーツ
（干し柿・40g）

糖質量	角砂糖約
22.9g	7個分

糖質量の多いフルーツを乾燥させると、さらに糖質がギュッと濃縮されます。少量でかなりの糖質量となるため注意。

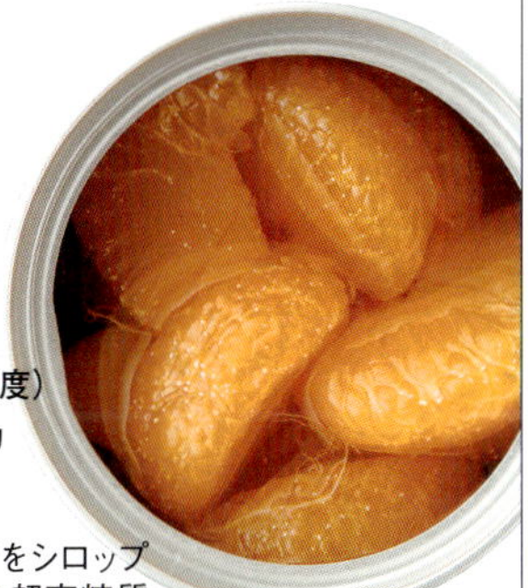

フルーツ缶詰
（内容量175g程度）

糖質量	角砂糖約
26g	8個分

高糖質なフルーツをシロップにつけているため超高糖質に。食べるなら生のベリー系フルーツを。

食物繊維が豊富だが高糖質

2 いも類

いもは炭水化物が多く、ついつい量も食べがちな食事。いも類でもこんにゃくいもと菊いもは低糖質。ほかのいも類は避けて。

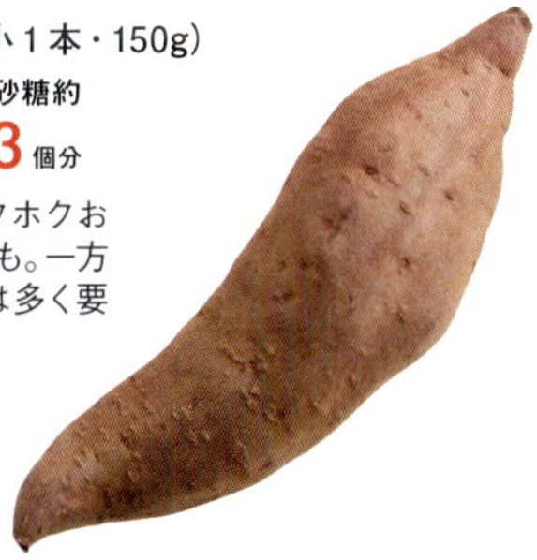

さつまいも（小1本・150g）

糖質量	角砂糖約
44.5g	13個分

調理するとホクホクおいしいさつまいも。一方でその糖質量は多く要注意。

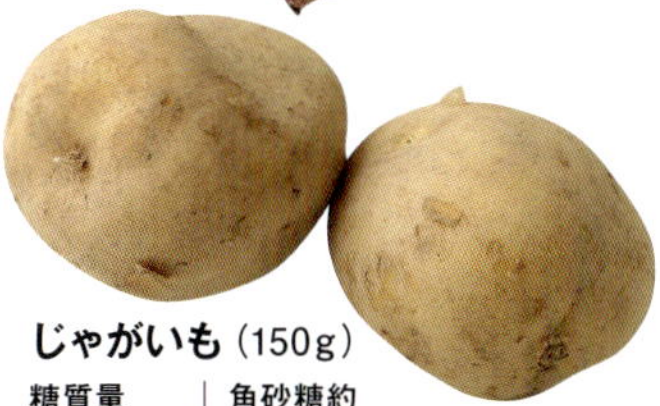

じゃがいも（150g）

糖質量	角砂糖約
24.4g	7.5個分

最も肥満の原因になりやすいものの一つ。ついついたくさん食べてしまいがち。

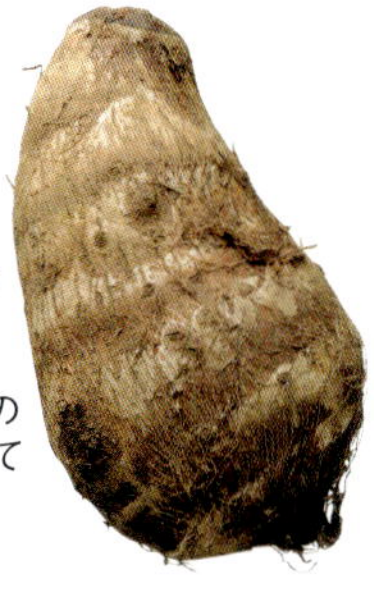

里いも（150g）

糖質量	角砂糖約
16.2g	5個分

食物繊維は多いもののやはり高糖質。避けておきたい食材。

これも注意

甘い調味料は気がつかないうちにたくさんとっている可能性がある

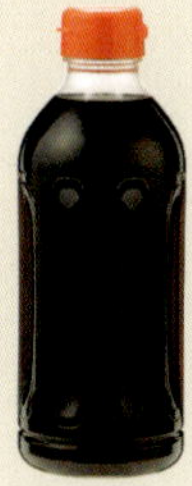

めんつゆ
（3倍希釈・大さじ1）

糖質量	角砂糖約
3.0g	1個分

きんぴらやひじきの煮物をめんつゆで作る場合、使用量は1人分大さじ1強。和食の甘辛味は要注意。

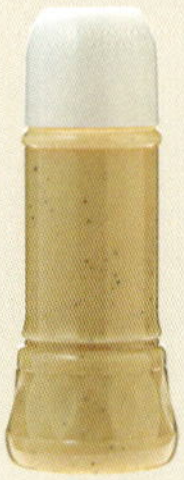

ドレッシング
（大さじ1）

糖質量	角砂糖約
3.0g	1個分

上記数値はごまドレッシング。甘い味つけは糖質が高い。フレンチドレッシングなら0.9g。

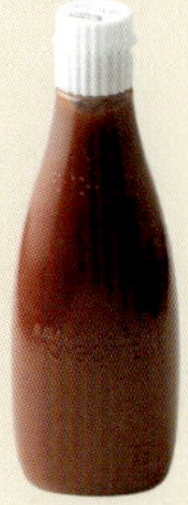

トマトケチャップ
（大さじ1）

糖質量	角砂糖約
4.6g	1.5個分

オムライスに使用されるケチャップの量は1人分大さじ2〜3。意外に多いのにびっくり！

ココだけ押さえる！
Point 5

どのくらい糖質オフすればいいの？

目的や生活スタイルによって1日にとる糖質量を決めましょう。ここではあなたの糖質オフスタイルを診断。チェックシートに答えて最適レベルを見つけてください。

レベルを決める際は、次のページから紹介する一日の食事例も参考に。レベル変更は可能ですが、頻繁に変えると、リバウンドの原因になります。一度決めたら、1カ月以上は続けてみて。不安な人、初めての人は、弱レベルから少しずつ体を慣らして徐々にレベルを強めるのがおすすめです。

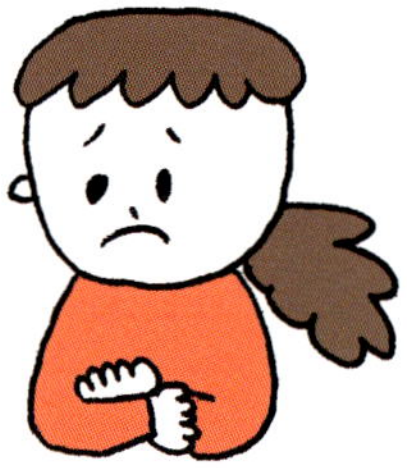

おすすめレベルです

Check!

- □ 1～2kgのちょこやせしたい
- □ 糖質オフはどんなものか様子を見たい
- □ ぽっこりおなかをへこませたい
- □ 筋肉を落とさない健康的なダイエットをしたい
- □ ダイエットできれいになりたい
- □ 肉は太ると思っていた
- □ 米、パンなど炭水化物が大好き
- □ ふだんの食事は和食
- □ 酒は飲まないので、食事はごはんが中心
- □ 今の食生活を大幅に変えるのは不安

糖質オフ **弱** 1日の糖質量 **160g** 以下

レベルがおすすめ

ゆるい糖質オフコース。お試し期間に最適です

主食は今までの⅔量に減らし、糖質量に気をつけたおかずをチョイス。これだけでも今までにとっていた糖質量よりは確実に少なくなるはず。健康を維持しながら少しやせたい人、糖質オフがどういうものか試してみたい人に最適。

全部にたくさんチェックがついたときはどうする？

p.18～23の解説や食事例を見て、これならできそうと思うレベルにチャレンジしてみましょう。不安な場合は、ゆるいレベルを選び、徐々にレベルを強めるのがおすすめ。

それぞれのチェック表に Yesの問いに ☑ チェックして多かったのが

Check!

- ☐ 10kg以上やせたい
- ☐ 短期間で体重を落としたい
- ☐ おなかまわりをがっつり落としたい
- ☐ 体脂肪を落とし、筋肉をつけたい
- ☐ 血糖値が高めなので食事で改善したい
- ☐ 肉が大好き
- ☐ 米飯を食べなくてもわりと平気
- ☐ ふだんから食事は洋風
- ☐ 夕食はお酒+つまみのことが多い
- ☐ 割り切りがよく、切りかえが早い

糖質オフ **強** 1日の糖質量 60g 以下

レベルがおすすめ

主食抜きで結果を出す本格糖質オフのコース

主食は抜いて、おかずだけを食べる設定です。大幅減量を目指している、血糖値高めを食事で改善したいなど目的がはっきりした人に。食生活ががらっと変わる可能性があるので、スパッと切りかえられるメンタルも必要です。

Check!

- ☐ 少しずつ確実に体重を落としたい
- ☐ 自分の生活に糖質オフを上手にとり入れたい
- ☐ おなかまわりのたるみをすっきりさせたい
- ☐ 筋肉もつけて太りにくい体質になりたい
- ☐ 健康のため血糖値にも気をつけたい
- ☐ 肉はふだんから食べている
- ☐ 米やパンを食べないのは無理
- ☐ 洋風、和風など気分によっていろいろ
- ☐ 夕食はそのときどきで
- ☐ 無理なく糖質オフを続けていければと思う

糖質オフ **中** 1日の糖質量 120g 以下

レベルがおすすめ

続けやすい糖質オフ。ごはんは茶わん半分が目安

ごはんは今までの半分までは食べられるので、比較的ストレスがなく、糖質オフが続けやすいとされる設定です。ゆっくりでもコツコツと確実に減量したい人、目標の体重に達して体型をキープしたい人にもおすすめのコースです。

糖質オフ 弱 レベルはこう食べる！

［やせる体重の目安］
1カ月 1〜2kg

糖質オフ初めての人向き。おかずは多く、ごはんは少なめ

一般に「ゆる糖質オフ」といわれている食べ方です。ごはんは100gで、コンビニのおにぎり1個弱に相当します。ごはんが大好きでしっかり食べていた人には、物足りないかもしれません。茶わんを小さくして見た目のボリューム感をキープ。ごはんを減らした分、肉や魚、野菜のおかずをしっかり食べることが糖質過多から脱出し、必要な栄養をとることにつながります。食べ方は、野菜の副菜が最初。次に主菜、米飯は最後にすると血糖値を上げにくく、効果が上がります。

ルール1 糖質量を守る！

［糖質オフの設定］

1食　糖質 **50〜55g** 以下

1日　糖質 **150〜160g** 以下

食べたものトータルの糖質量です。1日量の範囲内ならおやつや間食は自由。その分食事で調整を。

ルール2 たんぱく質をしっかりとる

1日の最低量：体重×1.3
(g)　(kg)

ex.）体重50kgの人は、
1日に必要なたんぱく質量は65g

体重1kgあたり1.3gのたんぱく質が必要という意味。ダイエット中は筋肉を落とさないよう、これ以上とってもOK。運動をしている人は体重×2が適当。

たんぱく質量の目安

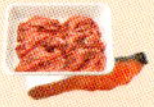
肉と魚100g＝約20g

卵1個（50g）＝約6g

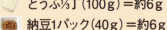

とうふ⅓丁（100g）＝約6g

納豆1パック（40g）＝約6g

デザートはやっぱりダメですか？

おやつは糖質の低いゆで卵、ナッツ類、チーズがおすすめ。甘いお菓子は基本的にはNGです。甘みがほしい場合は、食物繊維やビタミンCがいっしょにとれるフルーツを少量で。

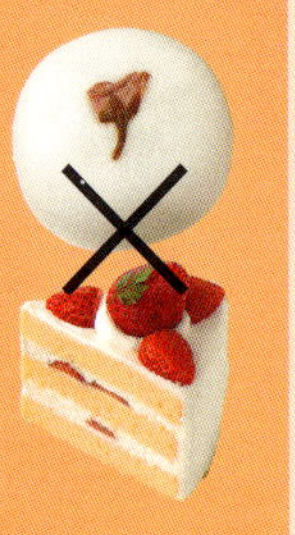

1日の食事のモデル例

朝

焼き魚と野菜たっぷり。和風の朝食

鮭は塩辛いとごはんが食べたくなるので、甘塩か生鮭に塩を振って焼いたものを。納豆や海藻類は水溶性食物繊維が豊富で、血糖値を上げにくくする効果があります。朝食におすすめ。

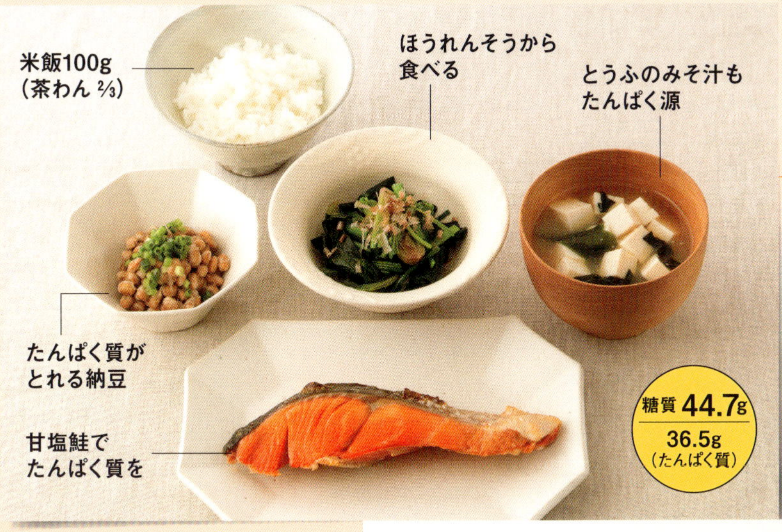
米飯100g
（茶わん ⅔）
ほうれんそうから
食べる
とうふのみそ汁も
たんぱく源
たんぱく質が
とれる納豆
甘塩鮭で
たんぱく質を
糖質 44.7g
36.5g
（たんぱく質）

昼

コンビニのお弁当は量に注意して

中レベルと同様に市販の幕の内弁当です。大きなお弁当はその分米飯の量も多いので、選ぶ際に気をつけて。甘い煮豆や卵焼きを食べる場合はごはんは半分にしたほうがいいでしょう。

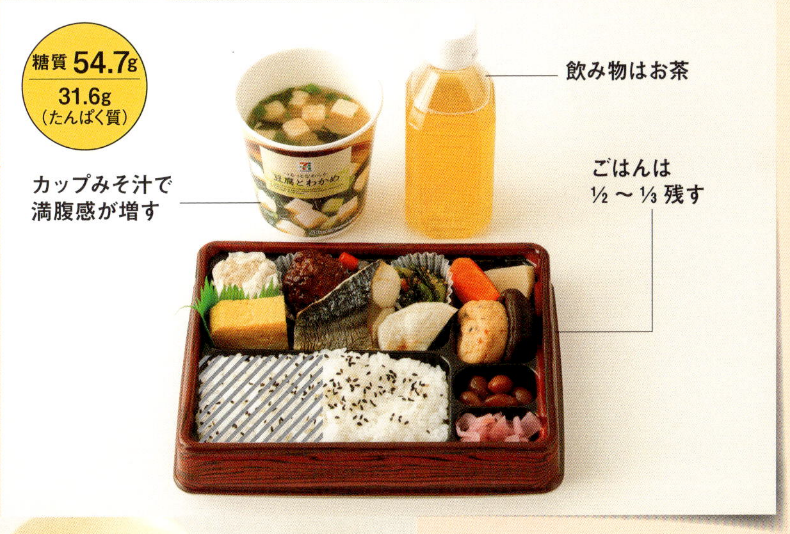
糖質 54.7g
31.6g
（たんぱく質）
飲み物はお茶
ごはんは
½ ～ ⅓ 残す
カップみそ汁で
満腹感が増す

夜

おかずをしっかり一汁三菜の和風献立

p.97の塩味チンジャオロースーが主菜の献立。通常よりごはんが少ない分、冷ややっこなど簡単な料理で品数を多くして満足感をキープ。肉や魚を交代に登場させてさまざまな食品からたんぱく質を。

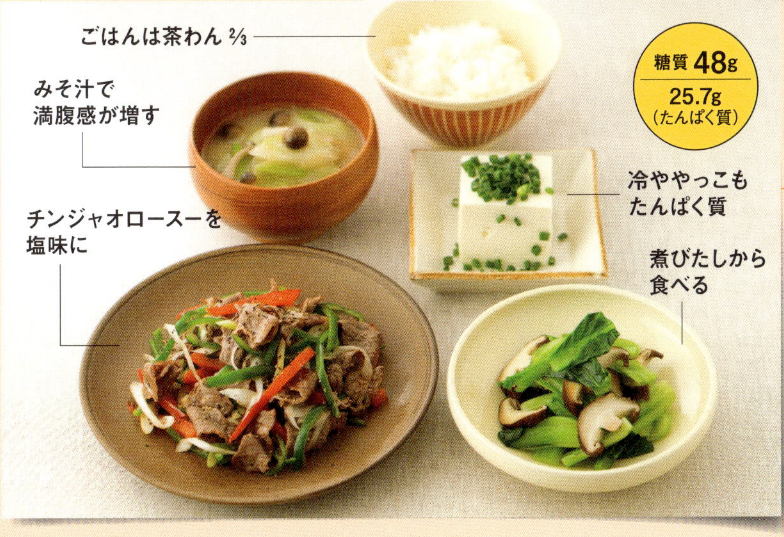
ごはんは茶わん ⅔
糖質 48g
25.7g
（たんぱく質）
みそ汁で
満腹感が増す
冷ややっこも
たんぱく質
チンジャオロースーを
塩味に
煮びたしから
食べる

糖質オフ 中 レベルはこう食べる！

［やせる体重の目安］

1カ月 1〜3kg

小さめ茶わん半分のごはんならOK。たんぱく質はもちろんしっかり

1食分が糖質40ｇ程度はOKになると、米飯50ｇ（茶わん⅓・糖質量18・5ｇ）〜70ｇ（茶わん½弱・糖質量25・8ｇ）が食べられます。米飯の量の差はおかずの味つけによります。甘い味つけは糖質が高いので、煮豆などは避けましょう。食パンなら8枚切り1枚（糖質量22・3ｇ）が食べられます。バターは糖質ゼロ食品なので、パンにたっぷり塗って大丈夫です。ここでは昼は市販のお弁当で示しましたが、残すごはんの量が多いので、できれば手作りの糖質オフ弁当にするほうが経済的でしょう。

ルール1 糖質量を守る！

［糖質オフの設定］

1食　糖質 **40g** 以下

1日　糖質 **120g** 以下

食べたもののトータルの糖質量です。1日量の範囲内ならおやつや間食は自由。その分食事で調整を。

ルール2 たんぱく質をしっかりとる

1日の最低量：体重×1.3
(g)　(kg)

ex.）体重 50kgの人は、
1日に必要なたんぱく質量は 65g

体重1kgあたり1.3ｇのたんぱく質が必要という意味。ダイエット中は筋肉を落とさないよう、これ以上とってもOK。運動をしている人は体重×2の量が適当。

たんぱく質量の目安

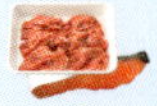
肉と魚100ｇ＝約20ｇ

卵1個（50ｇ）＝約6ｇ

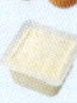
とうふ1/3丁（100ｇ）＝約6ｇ

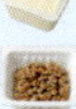
納豆1パック（40ｇ）＝約6ｇ

酒は、飲んでもいいですか？

強中弱どのレベルも共通して、酒は種類を選べば、飲んでかまいません。飲める種類は、ウイスキー、焼酎など、蒸留酒が基本。水、炭酸水、湯など甘くないもので割ること。

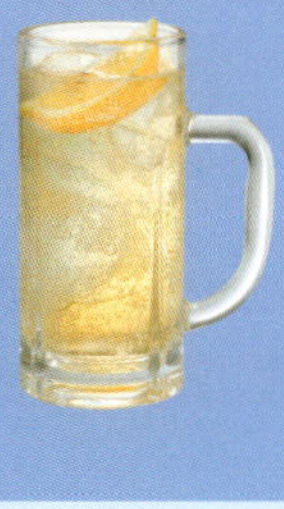

1日の食事のモデル例

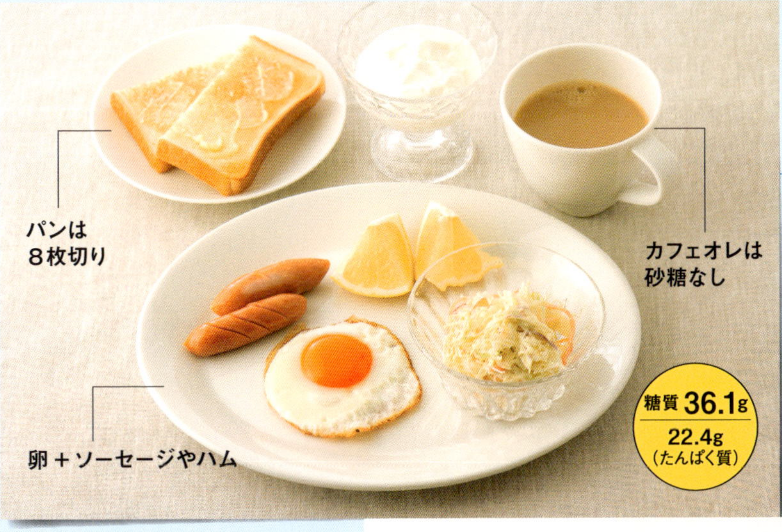
パンは
8枚切り
カフェオレは
砂糖なし
卵＋ソーセージやハム
糖質 36.1g
22.4g
(たんぱく質)

朝

8枚切りなら食パンも範囲内

食パン8枚切りは糖質量22.3g。低糖質のおかずと組み合わせ、喫茶店のモーニング風朝食に。ただしパンから食べると血糖値の急上昇を招くので、サラダ、卵やソーセージを先に食べて。

昼

よくある幕の内弁当の糖質オフ的食べ方は？

まず、お弁当は小さめのものを選びましょう。ごはんは⅓〜½ほど食べ、あとは残すと、糖質量範囲内におさまります。おかずは基本的には何でもいいですが、甘い煮豆や甘い卵焼きは避けて。

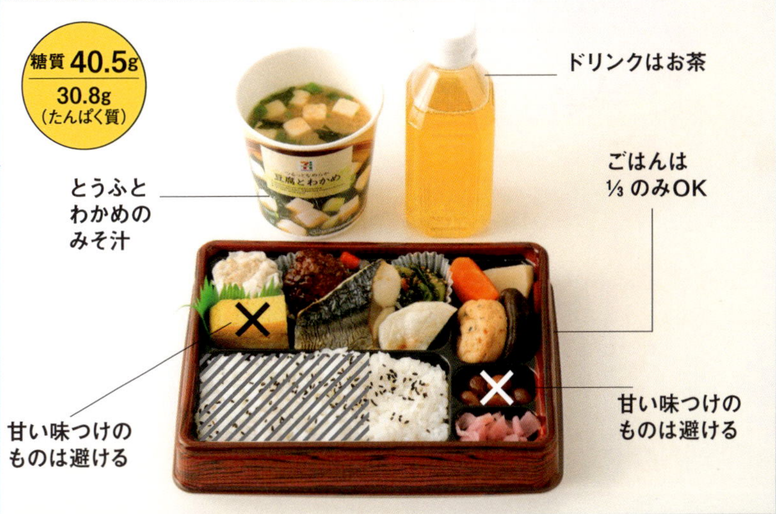
糖質 40.5g
30.8g
(たんぱく質)
ドリンクはお茶
とうふと
わかめの
みそ汁
ごはんは
⅓ のみOK
甘い味つけの
ものは避ける
甘い味つけの
ものは避ける

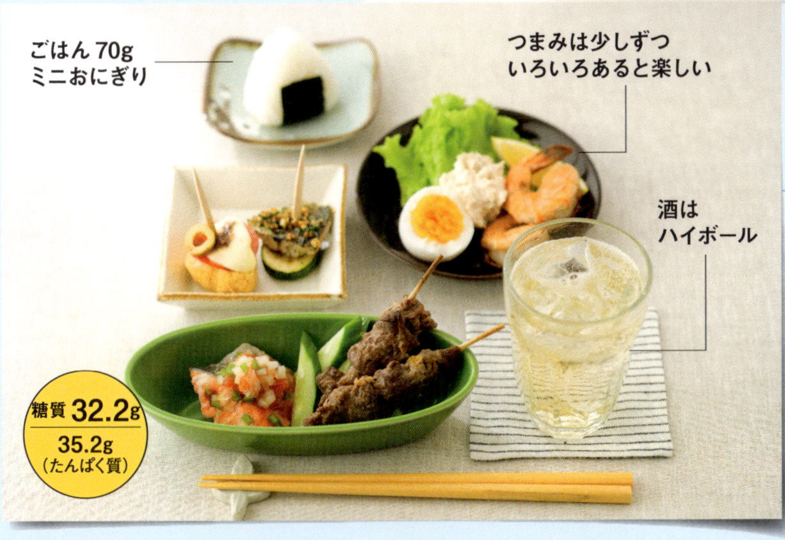
ごはん 70g
ミニおにぎり
つまみは少しずつ
いろいろあると楽しい
酒は
ハイボール
糖質 32.2g
35.2g
(たんぱく質)

夜

糖質オフ料理をつまみに居酒屋スタイル

糖質オフは飲酒OK。糖質オフ料理をあれこれ並べ、晩酌を楽しみましょう。つまみの内容は肉や魚たっぷり、豪華で食べごたえあり。レベル中なら〆でミニおにぎりを食べても。

糖質オフ

強 レベルはこう食べる！

［やせる体重の目安］

1カ月 2〜5kg

3食ともに主食抜き。たんぱく質はしっかりとる

ごはん、パン、めんなどの主食は食べません。「おかずだけを食べる」スタイルです。おかずは低糖質な食材、調味料を選べば、なんでもよし！

糖質オフはカロリーを気にしなくてよいので、ステーキや焼き肉のがっつり料理もＯＫ。メニューを考える際のポイントは「洋風」です。和食はごはん中心に献立や味つけが考えられているので、主食なしは物足りなさがなかなか解消されません。強レベルの場合は、フレンチやイタリアンなどの洋風料理をイメージして切りかえるとスムーズに移行しやすいでしょう。

ルール1 糖質量を守る！

［糖質オフの設定］

1食　糖質 **20g** 以下

1日　糖質 **60g** 以下

食べたもののトータルの糖質量です。1日量の範囲内ならおやつや間食は自由。その分食事で調整を。

ルール2 たんぱく質をしっかりとる

1日の最低量(g)：体重(kg) ×1.3

ex.）体重 50kgの人は、
1日に必要なたんぱく質量は 65g

体重1kgあたり1.3gのたんぱく質が必要という意味。ダイエット中は筋肉を落とさないよう、これ以上とってもOK。運動をしている人は体重×2の量が適当。

たんぱく質量の目安

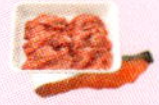
肉と魚100g＝約20g

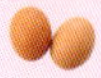
卵1個（50g）＝約6g

とうふ1/3丁（100g）＝約6g

納豆1パック（40g）＝約6g

ハードな糖質オフでおなかがすいたときは

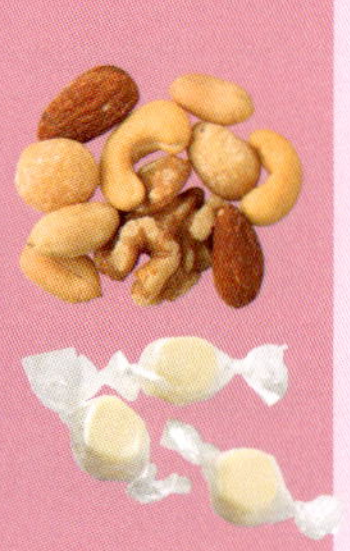

糖質の低いものであれば間食は自由。ゆで卵、ナッツ類、チーズなどp.13のおすすめおやつを参考に。食事自体を3食にこだわらず、5食に分けるなどちょこちょこ食いもOK。

1日の食事のモデル例

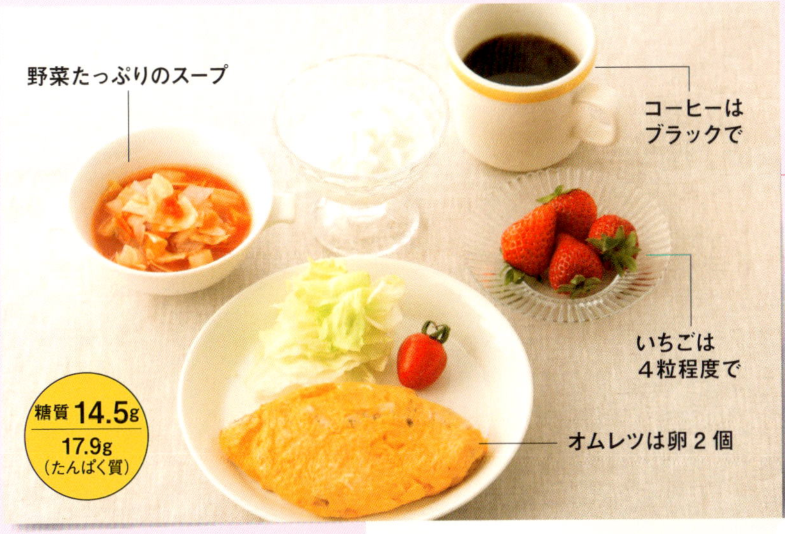
野菜たっぷりのスープ
コーヒーは
ブラックで
いちごは
4粒程度で
オムレツは卵2個
糖質14.5g
17.9g
（たんぱく質）

朝

ホテルのパンなしの朝食をイメージして

卵料理を中心にすると献立が組み立てやすい。卵料理は具材でボリュームがでるオムレツがおすすめ。写真はきのこ入りオムレツ。パンのかわりに具だくさんスープをつけると満腹感が増す。

昼

コンビニでそろえる低糖質ランチはこれ！

サラダチキンは糖質量が0.4gとゼロに近いので、安心して食べられる。ここにサラダを組み合わせるのが基本スタイル。即席みそ汁やおでんなど、あたたかいものを足すと満足感が増す。

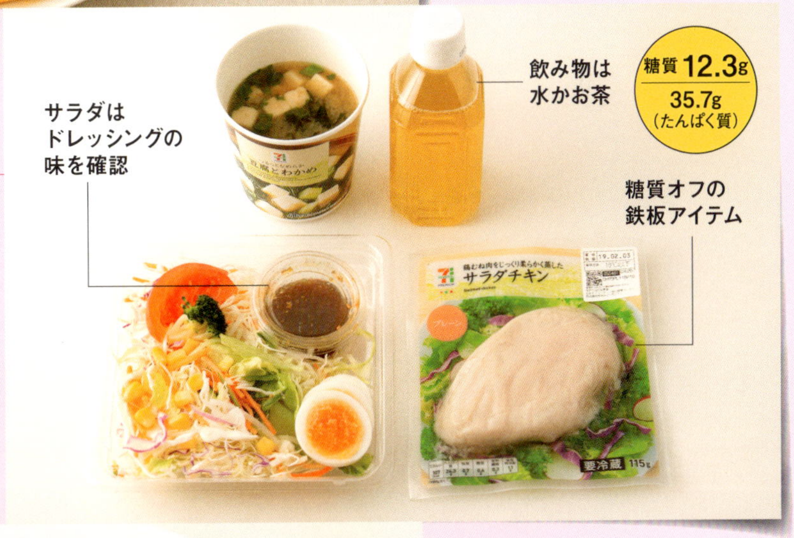
サラダは
ドレッシングの
味を確認
飲み物は
水かお茶
糖質12.3g
35.7g
（たんぱく質）
糖質オフの
鉄板アイテム
サラダチキン

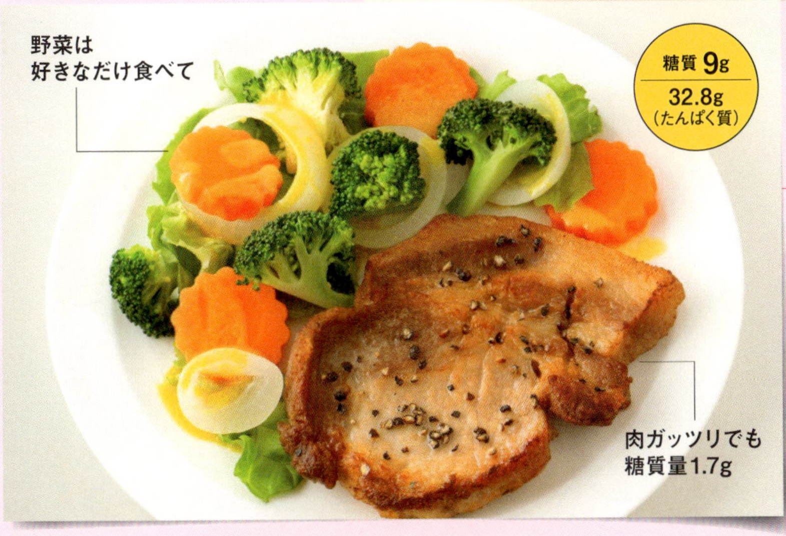
野菜は
好きなだけ食べて
糖質9g
32.8g
（たんぱく質）
肉ガッツリでも
糖質量1.7g

夜

たんぱく質＆野菜のワンプレートが◎

コースメニューのメイン料理をイメージし、さらにナイフ＆フォークで食べれば、ごはんがなくてもさほど気にならないはず。野菜は増量しても。p.54～紹介するワンプレート料理も参考に。

ココだけ押さえる!
Point 6

ラクして主食を減らすには?

炭水化物を食べたいときは、市販品を利用したり、ごはんをかさ増ししたりするなど一工夫を。ごはんに代替食品をミックスしても。量に気をつけて楽しみましょう。

idea 1 便利な市販品を活用

どうしても炭水化物が食べたい! やめられない! そんなときは、糖質オフの市販品を活用するのも手。糖質を減らす工夫がされた商品が、続々出ています。

\ みんな大好き /

めん

スパゲッティ、ラーメン、うどん、冷やし中華……。 バリエーション豊富にあります。

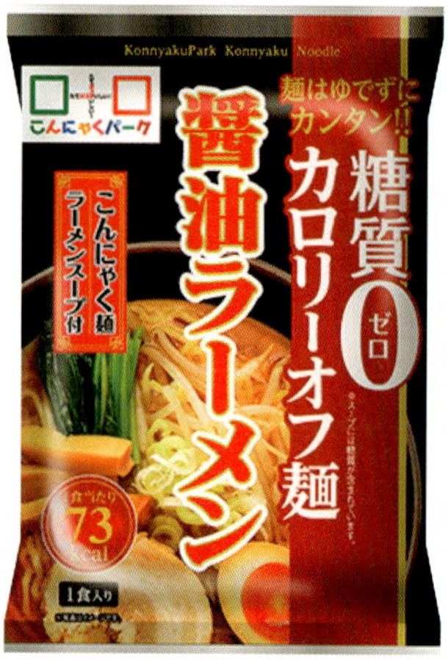

特製スープつき。糖質0《ゼロ》カロリーオフ麺 醤油ラーメン/ヨコオデイリーフーズ

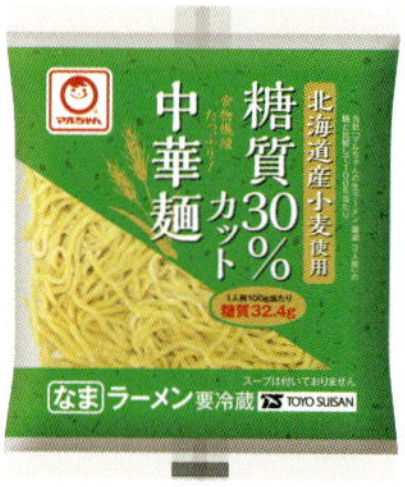

人気のマルちゃんの低糖質めん。マルちゃん 糖質30%カット 北海道産小麦使用 中華麺 1食入/東洋水産

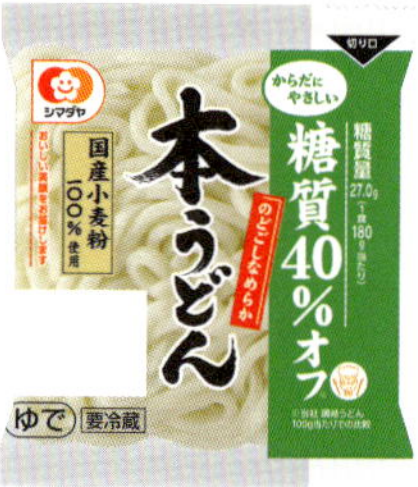

国産小麦粉100%使用。「本うどん」糖質40%オフ1食/シマダヤ

パリパリした食感で、サラダや酢の物、スープの具などに。海藻麺/関越物産

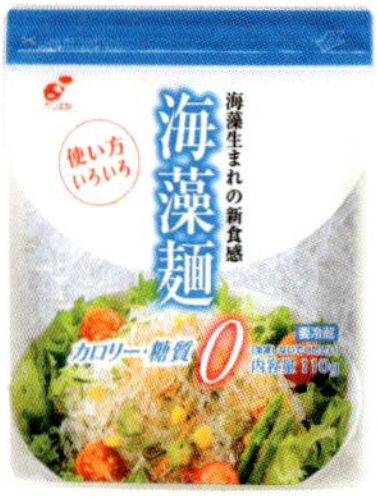

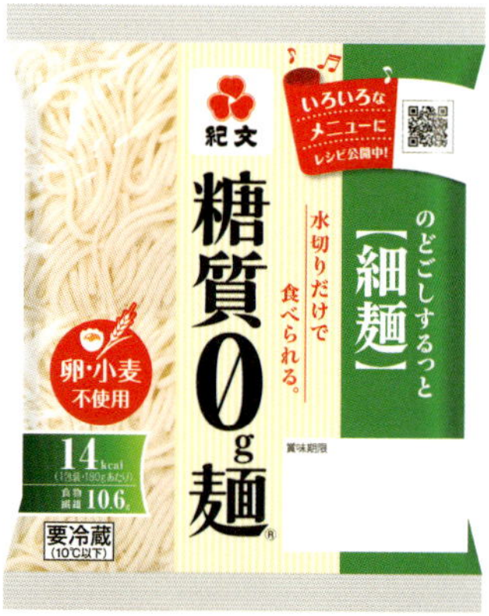

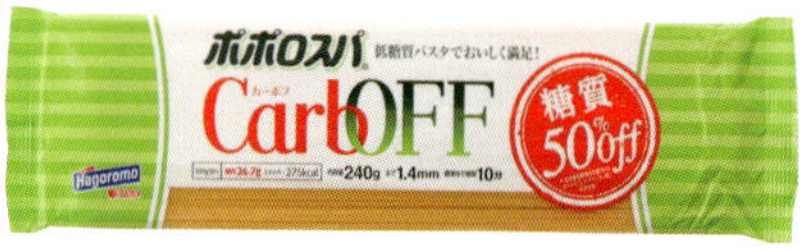

おいしくて低糖質。ポポロスパ®CarbOFF® 1.4mm /はごろもフーズ

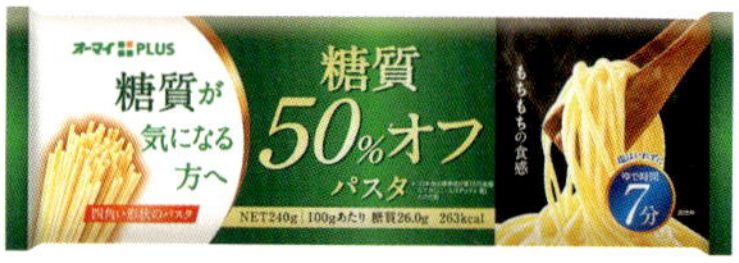

どんなソースとも好相性。オーマイPLUS 糖質50%オフパスタ/日本製粉

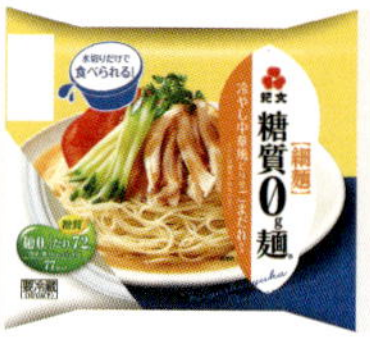

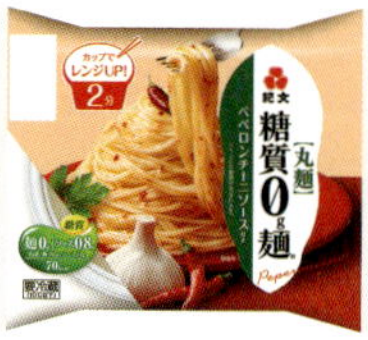

いろいろな味が楽しめる「糖質0g麺シリーズ」。糖質0g麺 細麺、糖質0g麺 丸麺 ペペロンチーノソース付き、糖質0g麺 細麺 冷やし中華ごまだれ付き/紀文食品

＼ やっぱり食べたい ／

ごはん

糖質をカットしたごはんもあります。上手に頼りたい。

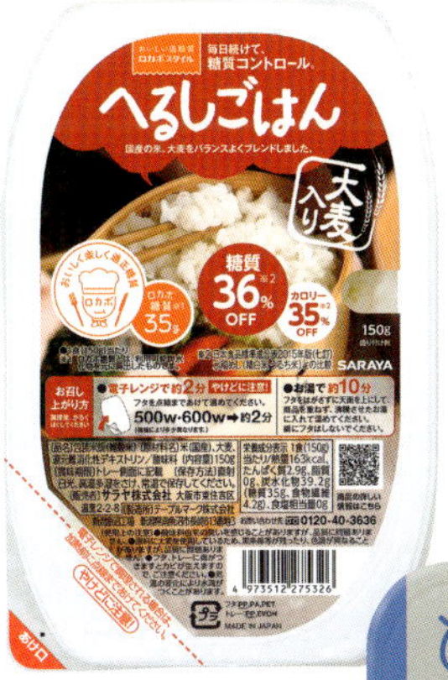

腸内環境を整えるのに一役買ってくれる大麦入り。国産米を使用。へるしごはん/サラヤ

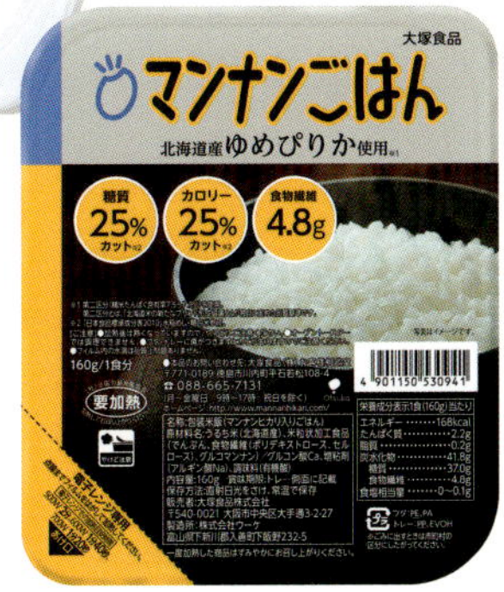

食物繊維4.8g入りで、不足しがちな食物繊維が手軽に摂取できます。マンナンごはん/大塚食品

ブロッコリーライス＆カリフラワーライスに注目！

ごはんにブロッコリーやカリフラワーをミックスする食べ方に注目が集まっています。市販品も出ているのでチェック。

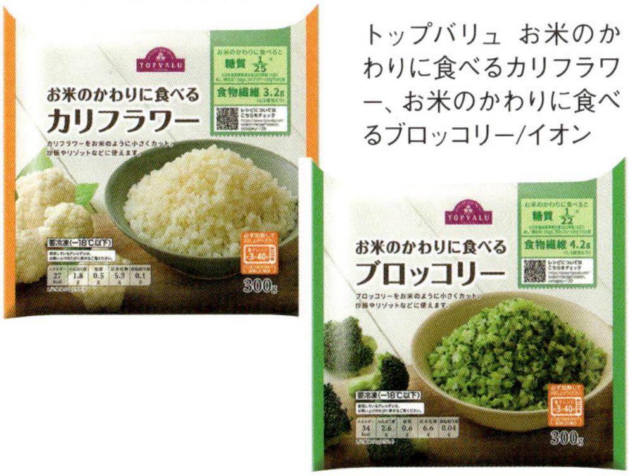

トップバリュ　お米のかわりに食べるカリフラワー、お米のかわりに食べるブロッコリー/イオン

＼ やめられない人が多い ／

パン

糖質オフ生活に慣れても、どうしても食べたい人が多いのがパン。

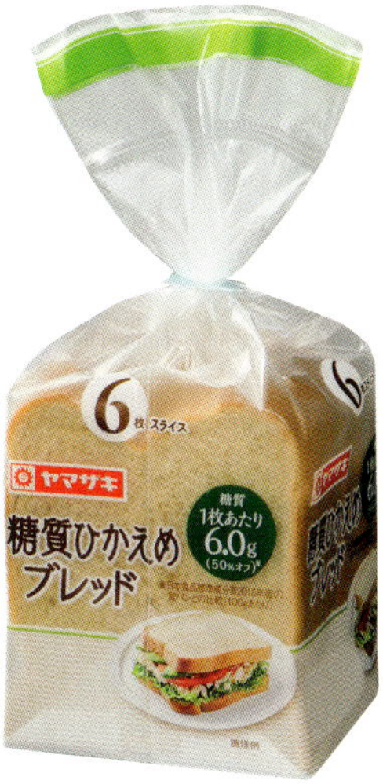

糖質オフをしていても食パンが食べられると人気。糖質ひかえめブレッド/山崎製パン

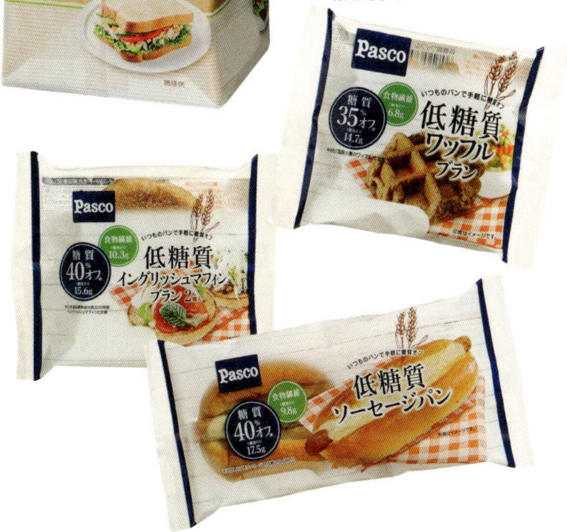

食物繊維も含んだうれしい低糖質パンのラインアップ。低糖質イングリッシュマフィンブラン2個入、低糖質ワッフルブラン、低糖質ソーセージパン/敷島製パン

グラノーラにも低糖質タイプが

食物繊維が豊富で、腸内環境のためには毎日でも食べたいグラノーラ。低糖質タイプを上手に活用して。

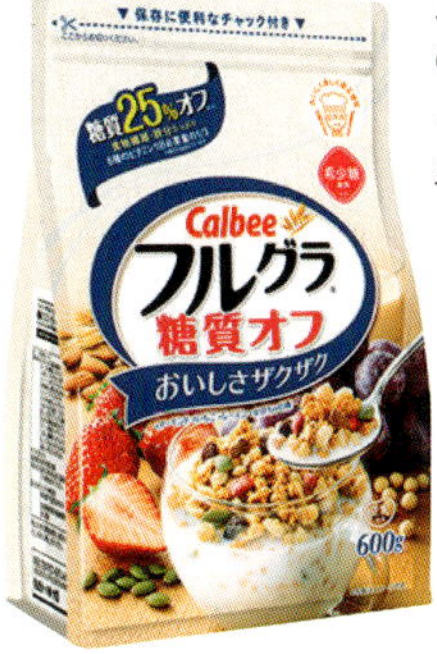

フルグラ　糖質オフ/カルビー

idea 2
ごはんに代替食品をミックス

ごはんにカリフラワー、おから＆糸こんにゃく、鶏ひき肉をまぜるアイディアを紹介。
おいしいからといって食べすぎないように注意して。

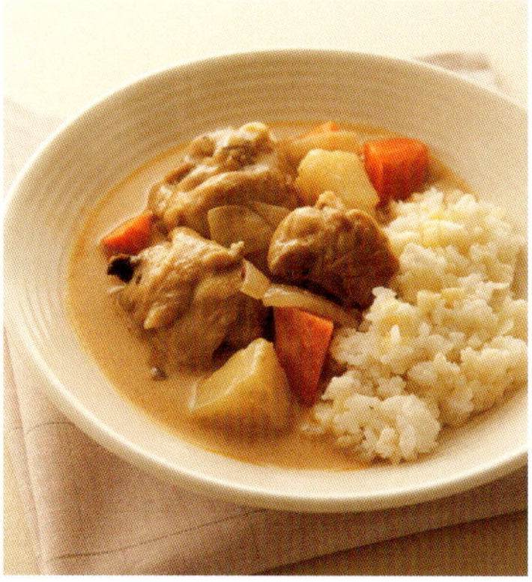

カリフラワー入りごはん

カリフラワー60gを刻んで、電子レンジで30秒ほど加熱。たきあがったごはん60gに手早くまぜて。食感が楽しくて、洋食とあわせるのに、ぴったり。

カレーと好相性

カリフラワー入りのごはんに、プロセスチーズを刻んでまぜるとさらに満足度がアップ。

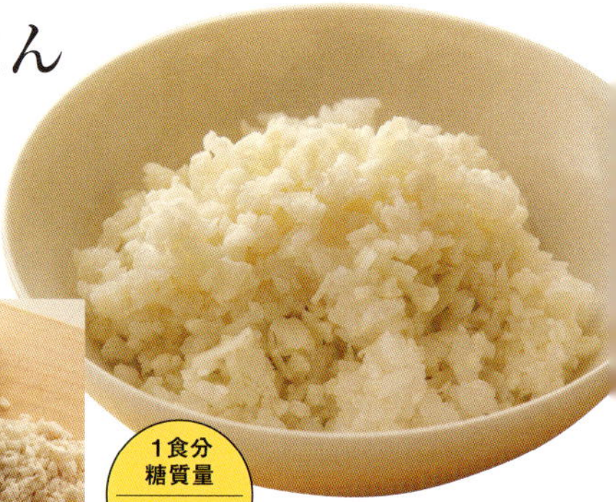

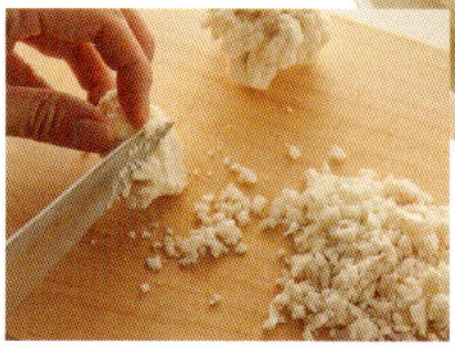

1食分
糖質量
23.5g

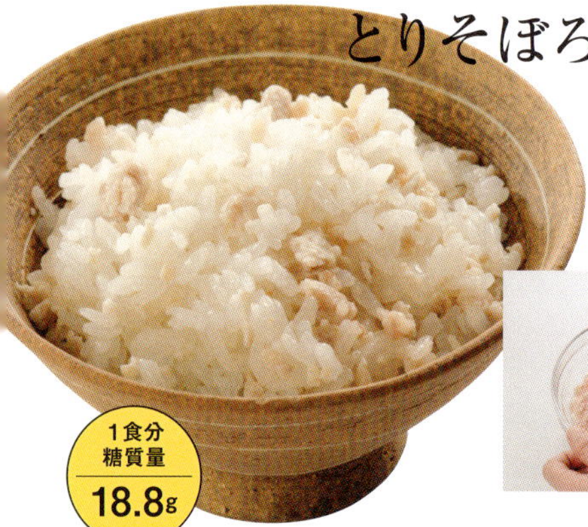

とりそぼろでかさ増しごはん

卵白3個分と鶏ひき肉50gをまぜ合わせてからいためる。白飯50gとまぜる。鶏のうまみがじんわり感じられて、満足度も高い一品。

1食分
糖質量
18.8g

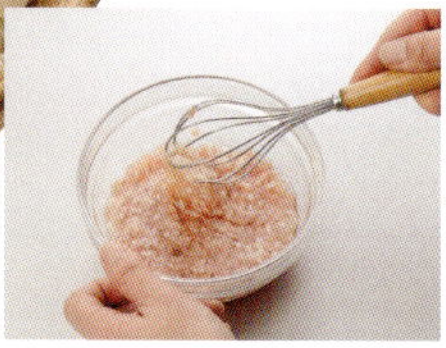

うまみ抜群

納豆や卵黄といっしょに食べると、たんぱく質がしっかりとれる。

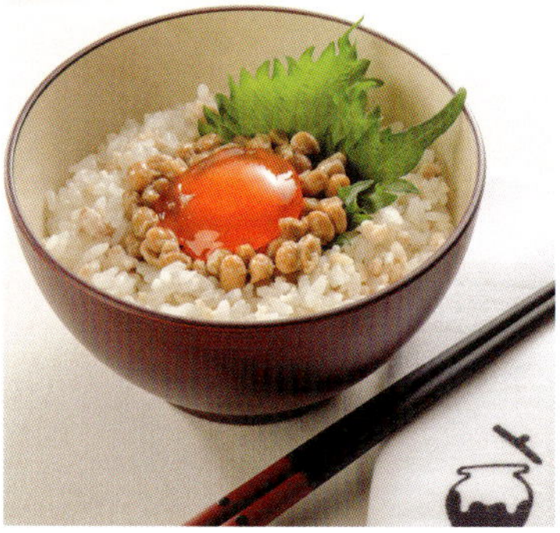

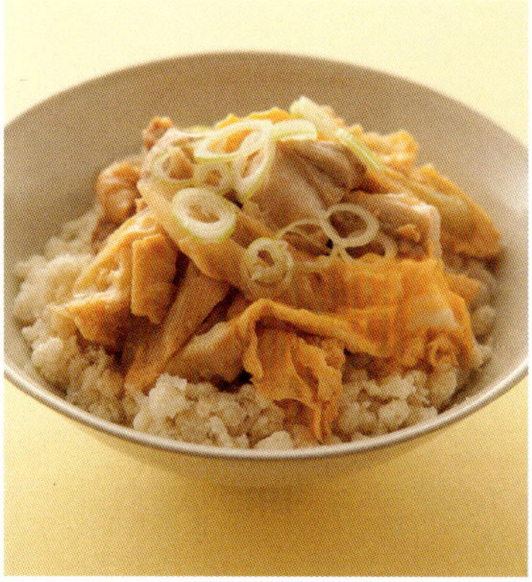

おから＆糸こん入りごはん

おからと糸こんにゃくの、おなかにやさしいダブル食材でかさ増し。ごはん1合（350g）をたき、下ゆでして刻んだ糸こんにゃく175gとおから350gを加えてまぜる。全量6食分。

和食にあわせて

卵と肉類をたっぷり入れて。みりんや砂糖を多く使わないように注意。

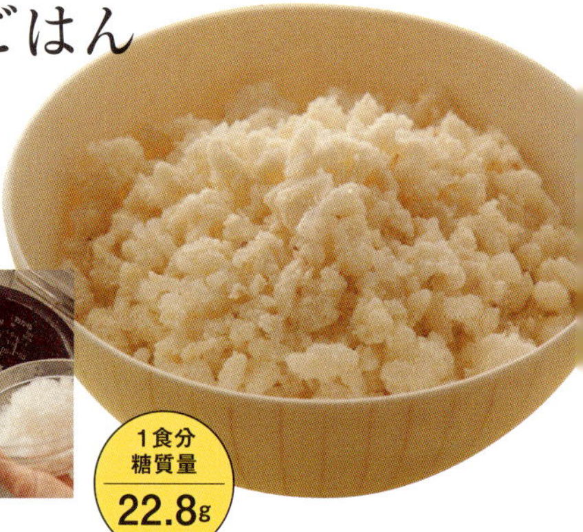

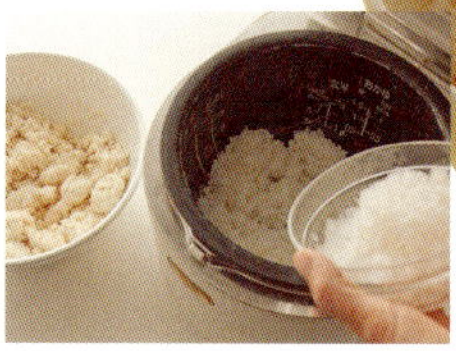

1食分
糖質量
22.8g

idea 3 かさ増し食材が活躍

いろいろな食材をまぜて、かさ増しすれば、炭水化物を少なめにしても満足に。
もちろん、食べすぎには注意したい。

そばには糸こんにゃくをまぜる

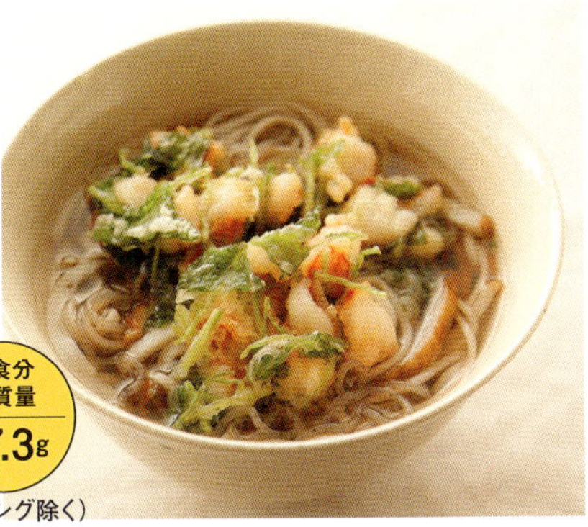

1食分
糖質量
27.3g
（トッピング除く）

そばに糸こんにゃくとさつま揚げをミックス。そば（ゆで）90g、糸こんにゃく60g、さつま揚げ40gが目安。汁にうまみがしみ出すのがたまらない。

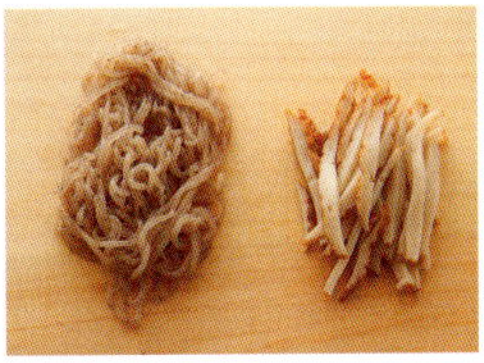

かまぼこと油揚げをうどんに

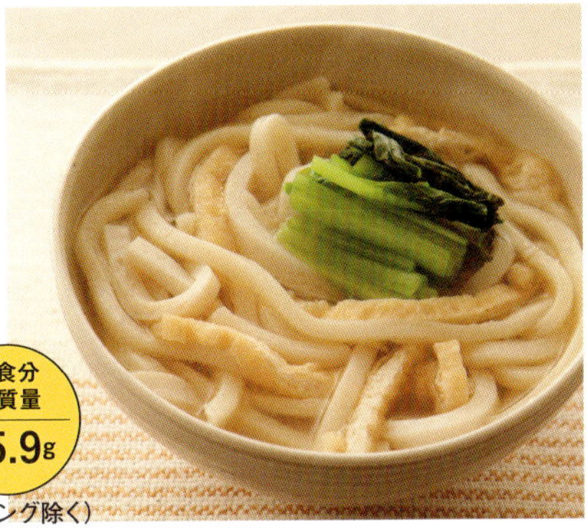

1食分
糖質量
35.9g
（トッピング除く）

かまぼこと油揚げをうどんと同じ太さに切ってミックス。うまみも加わり、じんわりおいしい。目安は、うどん（ゆで）150g、かまぼこ50g、油揚げ1/2枚。

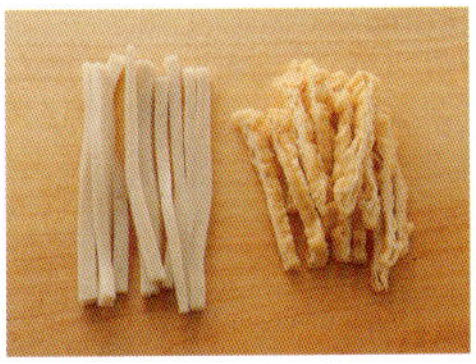

卵と牛乳でパンをボリュームアップ

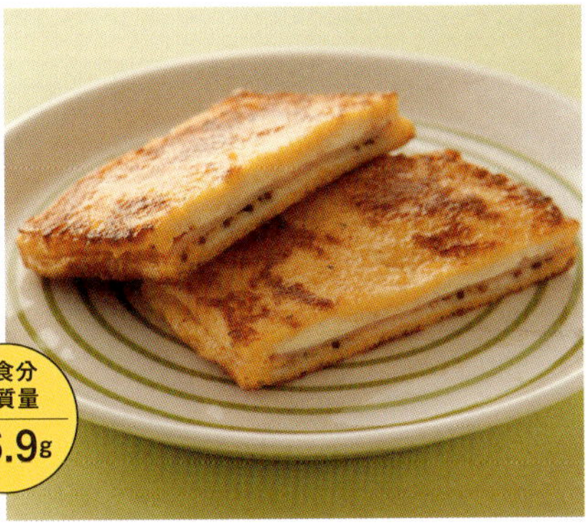

1食分
糖質量
16.9g

パンはサンドイッチ用の12枚切りを2枚使用。卵1個、牛乳大さじ1をしみ込ませます。

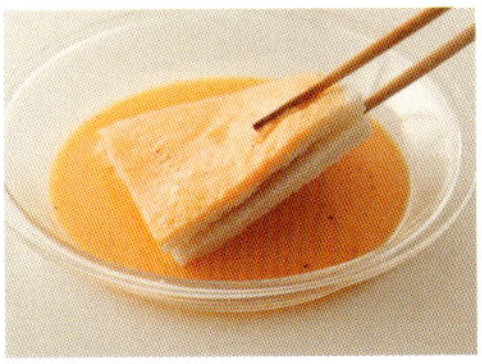

マスタードを塗ってハムとクリームチーズをのせて、パンではさんでも。

もやしはかさ増しの救世主

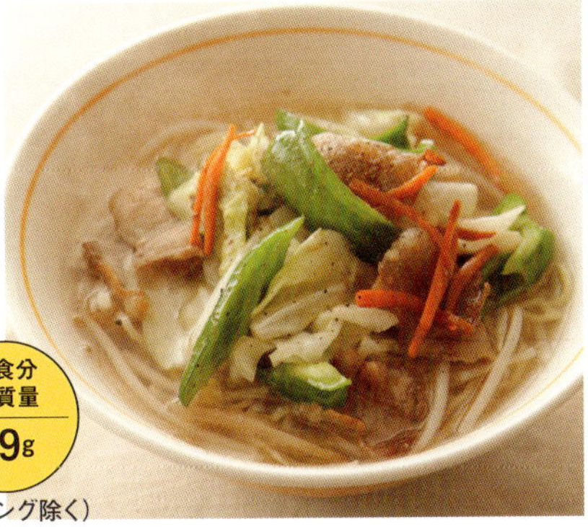

1食分
糖質量
19g
（トッピング除く）

ラーメン60g+もやし100g、ザーサイ40g、水煮たけのこ40g。めんと同じ太さに切るのがポイント。にんじんやキャベツを除くと糖質量20gほど。

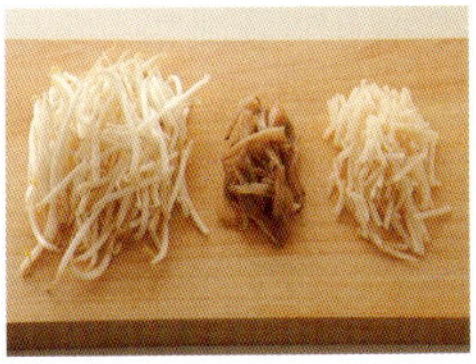

（レシピ／カリフラワー入りごはん、おから＆糸こん入りごはん、p.27・ダンノ　とりそぼろでかさ増しごはん・落合）

ココだけ押さえる！
Point 7

コンビニ・外食の選び方

コンビニと外食について賢い利用法を伝授。今までのカロリー制限ダイエットとはちょっと違う糖質オフならではのテクニックをマスターしましょう。

コンビニでは決まったものだけ。外食は居酒屋でストレス発散！

コンビニの商品は、おにぎりやパン、お菓子類と糖質量が高いものがほとんど。低糖質のものはごく一部。「限られた商品のみを買う」と割り切ってしまうと迷いません。

外食の場合は、昼はファミレス、夜は居酒屋がおすすめ。ファミレスでは、単品だけで注文が可能。気兼ねなく糖質オフスタイルでオーダーしましょう。居酒屋はごはんやめん料理さえ除けば、あとは比較的好きな料理を食べられるのでストレスフリーのはず。

単品でたんぱく質をメインに選ぶ コンビニエンスストア

Check 1 たんぱく質を基準にチョイスすれば安心

コンビニでは、肉、卵、チーズ、大豆製品を目安に選んで。左で紹介する5点なら糖質も高くなく、小腹がすいたときにさくっと食べられ、満足感もあります。

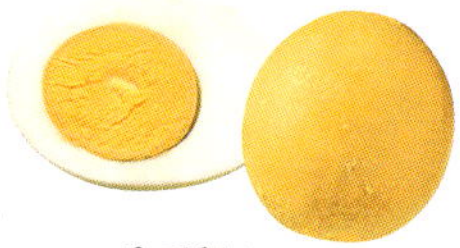

ゆで卵（1個・50g）
糖質量 0.1g
たんぱく質量 6.5g
手軽にバランスよく栄養がとれる。

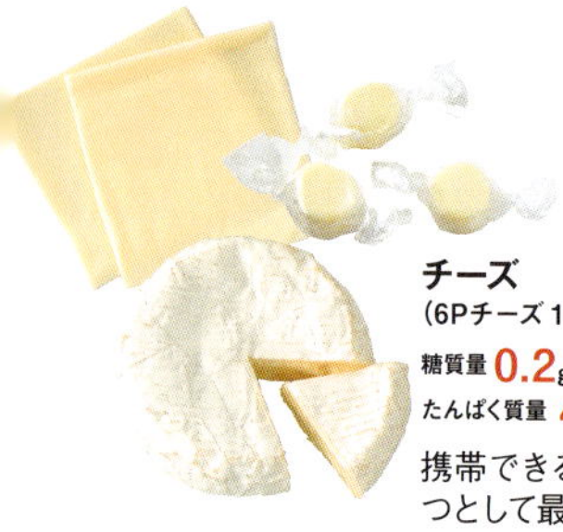

チーズ（6Pチーズ1個・18g）
糖質量 0.2g
たんぱく質量 4.1g
携帯できるのでおやつとして最適。

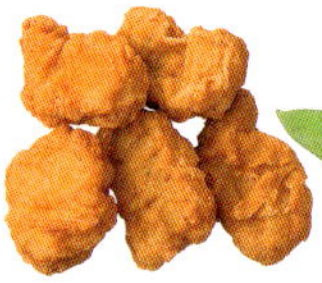

から揚げ（5個分）
糖質量 8g
たんぱく質量 14g
焼き鳥、フランクフルトも可。

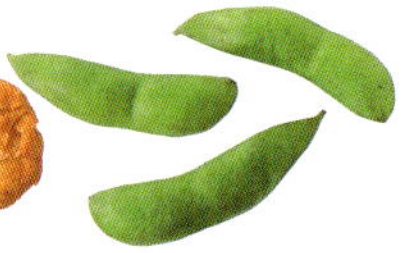

ゆで枝豆
（1食分・140g（正味70g））
糖質量 3g
たんぱく質量 8.1g
枝豆は低糖質でたんぱく質が豊富。

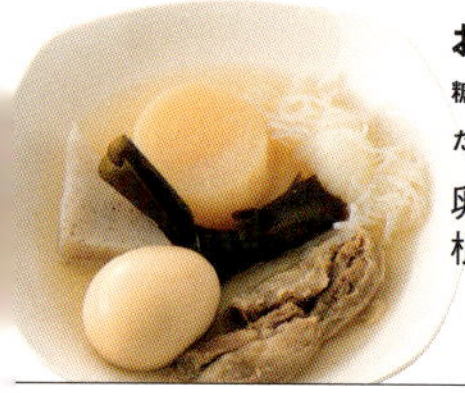

おでん（1食分）
糖質量 9.3g
たんぱく質量 12.1g
卵、こんにゃく、大根、すじ肉も◎。

ファミレスや居酒屋がおすすめ 外食

Check 1 ごはん抜きで注文する

多くのファミレスでは、ハンバーグだけ、フライだけなど単品の料金設定があります。ごはんやパンをつけずに注文をするのがいいでしょう。

ミックスフライ
糖質量 16.4g たんぱく質量 22g
気になる人は衣をはずすとぐっと低糖質に。

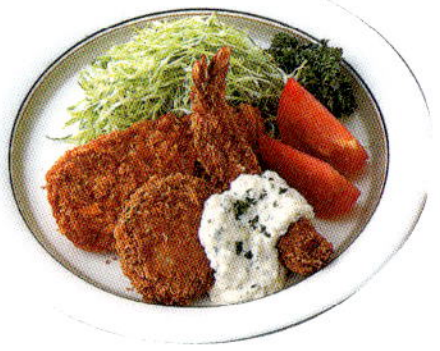

ハンバーグ
糖質量 13g たんぱく質量 16g
糖質量はデミグラスソースの場合。

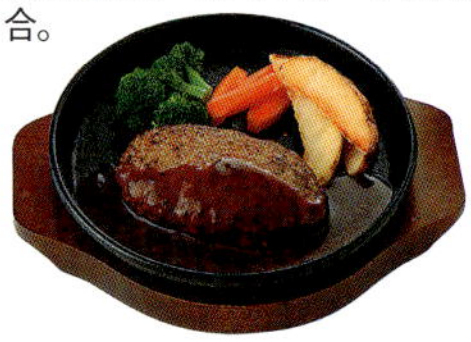

Check 2 主食とおかずがセットになった専門店は避ける

丼物、ラーメン、パスタ、ピザ、すし、そば、うどんなど、主食とおかず（具材）を分けて食べることがむずかしい店は、候補からはずして考えましょう。

食品成分ラベルを見れば糖質量がわかる

糖質と記載がある場合はそこをチェック。ほとんどの場合は、炭水化物、食物繊維の2つで糖質が割り出せます。

＜表示例＞

栄養成分（100gあたり）	
エネルギー	300kcal
たんぱく質	15.2g
脂質	1.6g
炭水化物	32.8g
食物繊維	8.1g
ナトリウム	330mg
カルシウム	30mg

糖質量の計算は……

炭水化物－食物繊維＝糖質量

Point 1

炭水化物の数値をチェック

正確にいうと、糖質とは炭水化物から食物繊維を引いたもの。まずは炭水化物をチェック。食物繊維は微量なので、炭水化物の数値でだいたいの見当がつきます。

Point 2

食物繊維の量を引く

炭水化物から食物繊維を引いたものが正確な糖質量。食物繊維の記載がない場合は、炭水化物量を糖質量と考えてしまっても問題ありません。

栄養成分表示って何？

栄養成分の数値を表示することが義務づけられています

食品の表示について定めた法律「食品表示法」が2015年4月に施行され、消費者向けに包装されたすべての加工食品などへの、栄養成分表示が義務化されています。

Check 2 お弁当はごはんを残す or 食べない

おかずだけを食べるか、ごはんを食べる場合は1/3量から1/2量にとどめて。弁当箱が大きいものはごはんの量が多いので、小さいものを選ぶのもポイント。

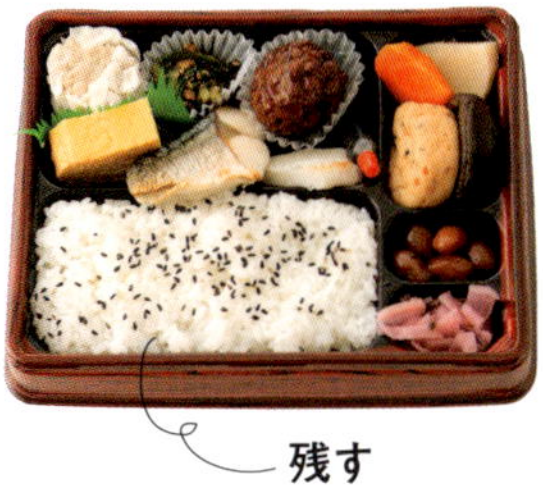

コンビニ one point advice

滞在時間を短くするのがおすすめ

魅力的な炭水化物の商品が多く、店内をうろうろすると、ついついお菓子に手がのびがち。目的のものだけを買い、ほかのものを見ないようにして。

居酒屋 one point advice

たんぱく質＆野菜のおかずをセレクト

〆のごはんやめんはNG。肉、魚介、卵、野菜料理など好きなものを食べてOK。ただし、照り焼きなど甘い味つけは避けたほうがベター。

ミートソーススパゲッティ

糖質量 75.3g たんぱく質量 21.7g

パンがつくとさらに糖質量アップ。

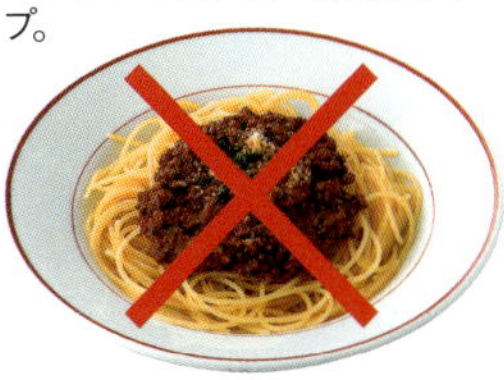

ファミレス one point advice

ソースやドレッシングの選び方に気をつけて

ソースやサラダのドレッシングは、糖質が高いことがあるのが盲点。注文前に、味つけを必ずお店の人に確認して。甘くないものを選びましょう。

きつねそば

糖質量 55g たんぱく質量 19.7g

ギョーザ、チャーハンも避ける。

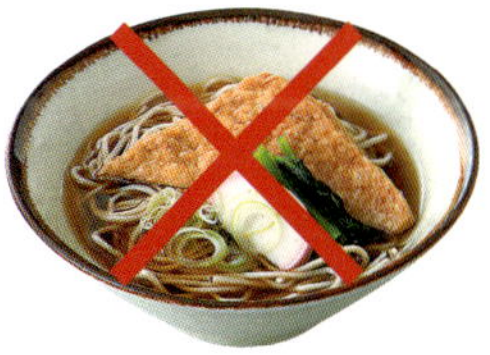

要注意

人工甘味料にも気をつけて

＜表示例＞

○清涼飲料水
○果糖ぶどう糖
液糖、カラメル
色素、酸味料、
保存料、香料

使用量の多いものから表示されています

最初のほうに人工甘味料の名前が出ていないかチェックを。糖質甘味料はカロリーゼロのものも、血糖値やインスリンの機能を乱れさせる作用がある場合があります。

人工甘味料の種類

アスパルテーム、果糖ぶどう糖液糖、スクラロース、ステビア、アドバンテーム、ソルビトールなど

＼糖質オフ生活で／
積極的に食べたい 1

肉類

食べても太らない！最重要食材

肉には、筋肉や血液など、体をつくる材料となる良質なたんぱく質が豊富です。肉のたんぱく質は、体内では合成できない9種類の必須アミノ酸がすべてバランスよく含まれています。

point 1

どんな肉でもOK

肉はカロリーが高いからと気にする人も多いですが、糖質オフではカロリーは気にしなくていいので、しっかり食べてください。牛、豚、鶏など肉の種類は問いません。まんべんなく食べることで、さまざまな栄養素をとり入れることができます。部位はもも、ロース、ヒレなど、好みに応じてどこでもかまいませんが、特におすすめなのは赤身です。赤身には脂肪燃焼に効果的なカルニチンが豊富に含まれています。

糖質量 0.3g

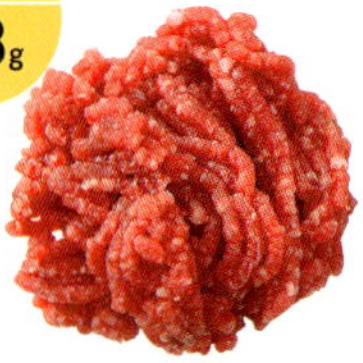

牛ひき肉
(100g)

食べやすく、消化がよいので、肉を敬遠しがちな年配の人におすすめ。

糖質量 0.3g

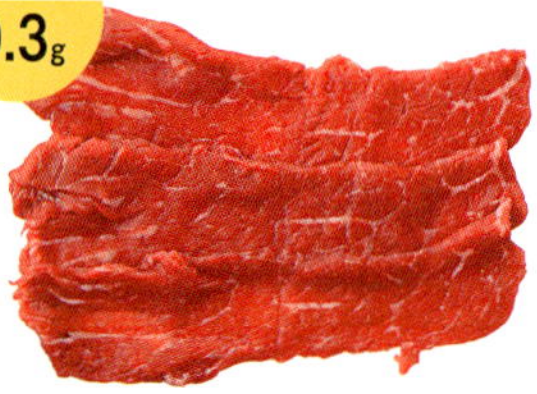

牛ヒレ赤身肉
(100g)

貧血予防に効果的な鉄やビタミンB_{12}、脂肪燃焼を促進するカルニチンが豊富。

糖質量 0.1g

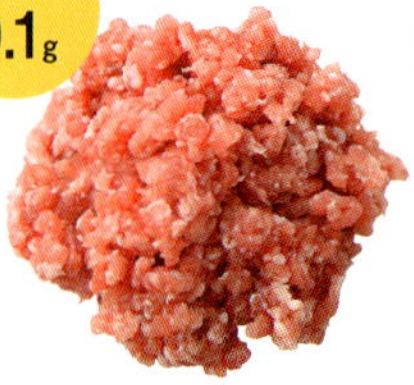

豚ひき肉
(100g)

適度に脂があって、肉だんご、マーボーどうふに。

糖質量 0.2g

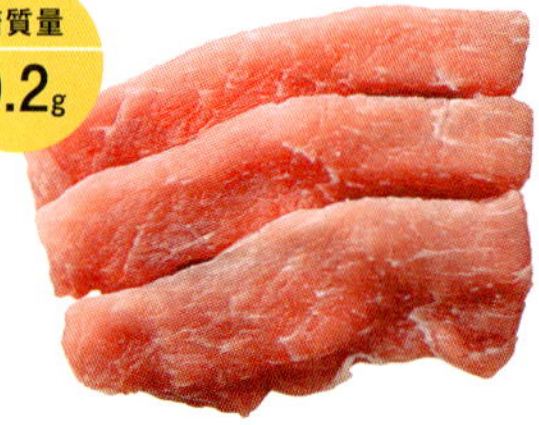

豚もも肉
(100g)

薄切りで3〜4枚が100g。豚肉は糖の代謝に欠かせないビタミンB_1が豊富。

糖質量 0g

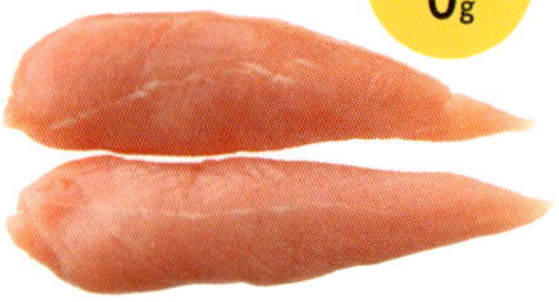

鶏ささ身
(100g)

火を通しすぎるとぱさぱさに。高温で長時間の加熱に注意。

糖質量 0.1g

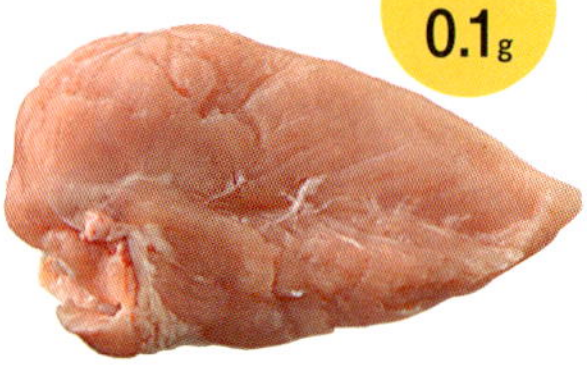

鶏胸肉
(100g)

鶏肉は皮膚粘膜を守るビタミンA、血液サラサラ効果のビタミンKが多い。

糖質量 1.3g

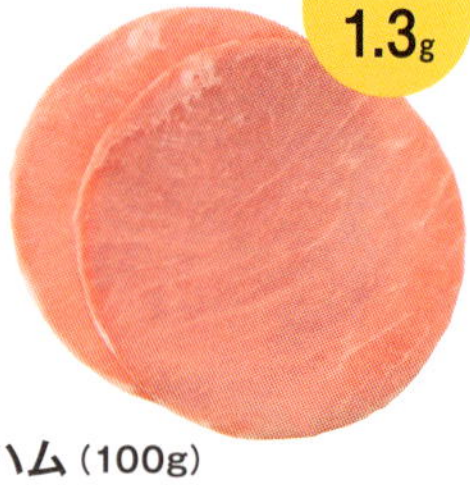

ハム (100g)

数値はロースハム約6枚分。塩分が高めなので食べすぎ注意。

糖質量 3g

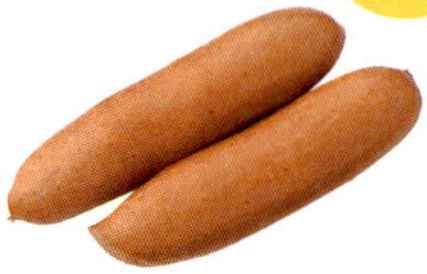

ソーセージ (100g)

上記の数値はウインナソーセージ約6本分。朝食や間食にも。

糖質量 0.3g

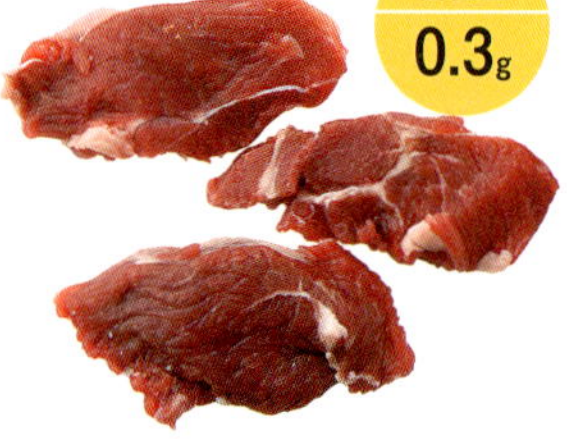

ラム肉 (100g)

脂肪燃焼を助けるカルニチンが肉類の中で最も豊富。

point 2 たんぱく質が効率よくとれる

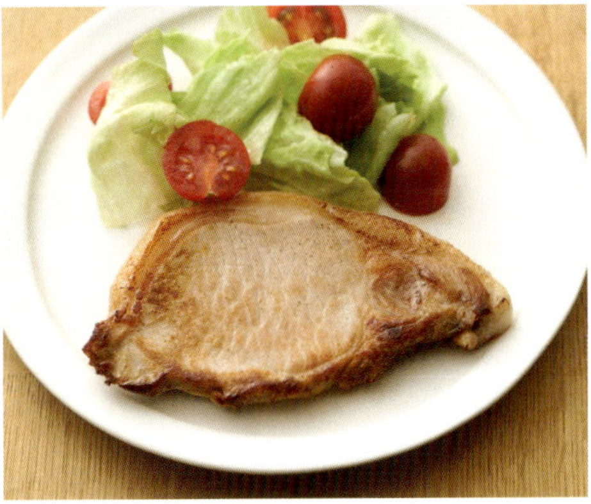

たんぱく質の食品を選ぶ際、低カロリーでヘルシーなイメージからとうふを好む人も多いですが、肉はとうふにくらべて約3倍のたんぱく質が含まれており、効率よく栄養がとれます。またビタミンB_{12}など動物性食品にしか含まれていない栄養素も豊富。

point 3 甘い味つけにしない

焼き鳥や焼き肉のたれ、すき焼きのように、砂糖を使った甘辛しょうゆ味は糖質量が多くなるので、できるだけ避けましょう。糖質オフでは、塩、こしょうのシンプルな味つけを習慣に。

糖質量 8.3g

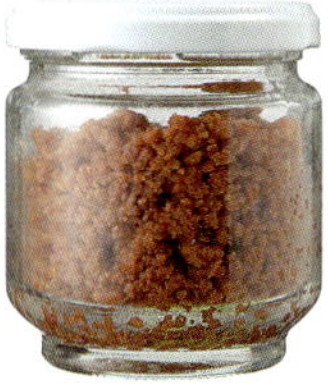

鶏そぼろ（甘辛味・1人分）

しょうゆを使うとどうしてもみりんや砂糖を使いがち。塩にチェンジするのがおすすめ。

糖質量 6.5g

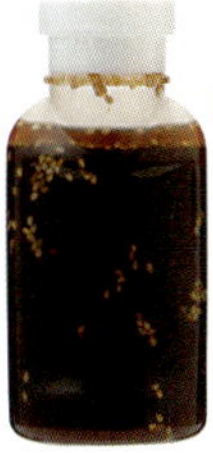

焼き肉のたれ（大さじ1）

市販の焼き肉のたれは甘いので注意。使う場合は、食べるときに少しつける程度に。

どっちが糖質オフ？

ざるそばより、ステーキのほうが太らない！

カロリーが低いので太らないと思っている人も多いざるそばですが、実は高糖質で、ステーキの約30倍！ ランチはそばという人は、今日からステーキにチェンジ！

糖質量 68.7g

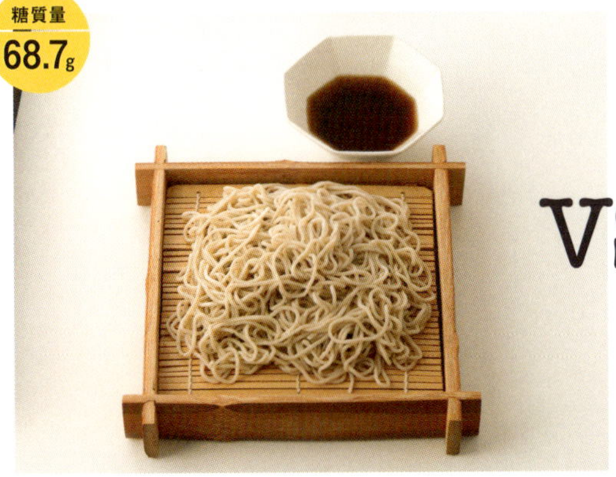

VS.

糖質量 1.9g

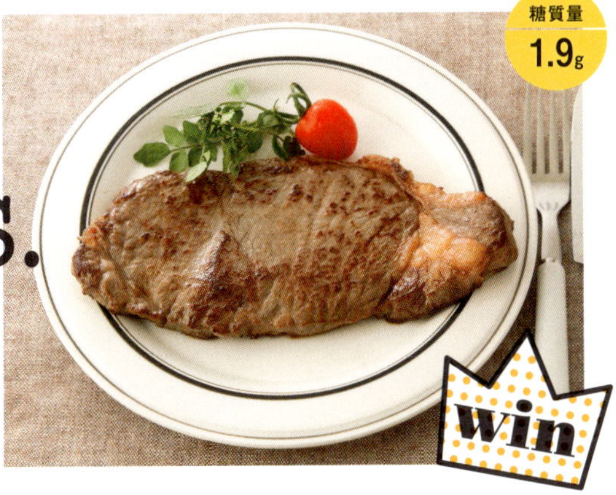

ざるそば

カロリーは約400kcalと低いが、糖質は高いのがそば。勘違いしやすいので要注意。

ステーキ

カロリーは約800kcalなので、太ると敬遠しがちだが、実は糖質オフ料理の代表選手。

＼糖質オフ生活で／
積極的に食べたい②

魚介類

たんぱく質とミネラルの宝庫

魚は肉と並ぶ、効率のよいたんぱく源。ぶり、さば、まぐろなどの青魚には血液サラサラ効果が期待できるＥＰＡなど、必須脂肪酸であるオメガ3がたっぷり。やわらかく消化がよいので、シニア世代にもおすすめ。

point 1 刺し身&塩焼き。シンプル調理で味わおう

砂糖としょうゆで甘い煮つけにすると糖質量が多くなります。食べるときは塩焼きや刺し身が◎。特に、青魚のオメガ３系脂肪酸は熱に弱いので、生のまま食べる刺し身が最も効率よく栄養が摂取できます。しょうゆをつけるとごはんがほしくなってしまうので、オリーブ油と塩でイタリア料理風に食べるのがいいでしょう。

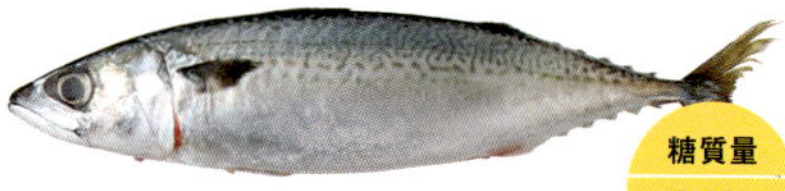

糖質量 0.3g

さば（100g）

さばも青魚のひとつ。EPAやDHAのオメガ３系脂肪酸が豊富。造血作用のあるビタミンB_{12}も多い。

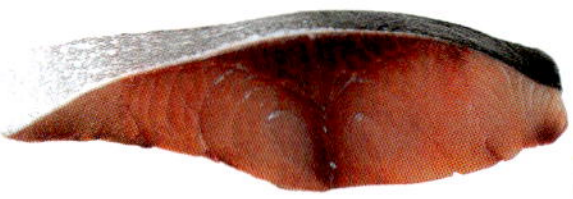

糖質量 0.3g

ぶり（100g）

ぶりなどの青魚には、血液サラサラ効果の高いEPAなどオメガ３系脂肪酸が豊富に含まれている。

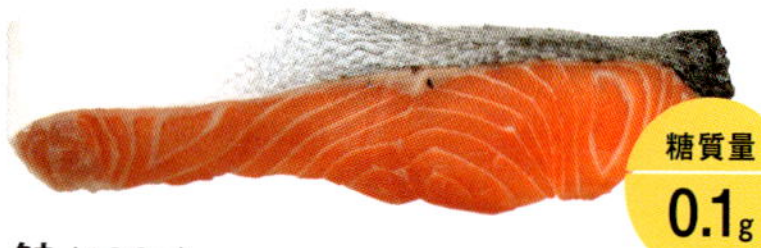

糖質量 0.1g

鮭（100g）

血液サラサラ効果のEPAなどオメガ３系脂肪酸のほか、骨の健康を保つビタミンDの含有量が多い。

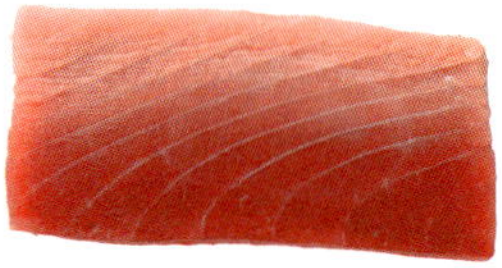

糖質量 0.1g

まぐろ（100g）

EPAなどのオメガ３系脂肪酸を含む。貧血予防に役立つ鉄や骨の健康に役立つビタミンDも多い。

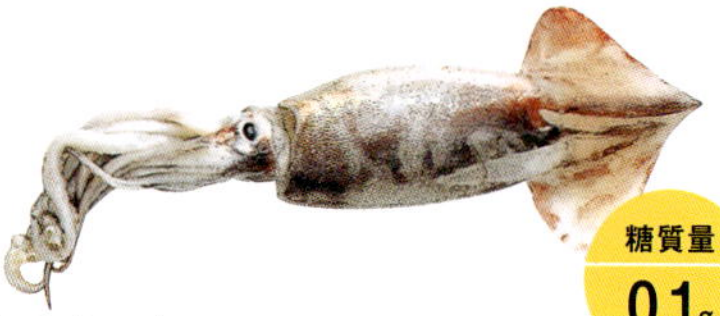

糖質量 0.1g

するめいか（正味 100g）

低脂肪高たんぱく質。骨の代謝を高めるマグネシウム、美肌を保つ亜鉛などミネラルが豊富。

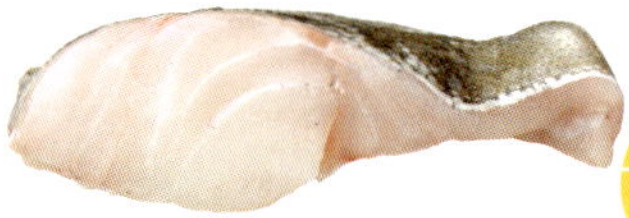

糖質量 0.1g

たら（100g）

低脂肪高たんぱく食品。身がやわらかいので、煮物、なべ物に向く食材。

糖質量 4.7g

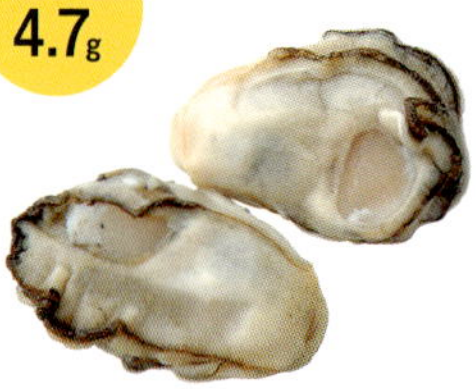

カキ（正味 100g）

たんぱく質の代謝を促すミネラル、亜鉛の含有量は食品一。肌や髪のトラブル解消に。

糖質量 0.4g

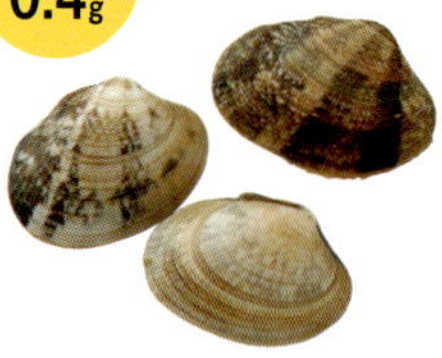

あさり（正味 100g）

赤血球の成分となる鉄、造血作用のあるビタミンB_{12}がともに豊富で、貧血予防に効果大。

糖質量 0.3g

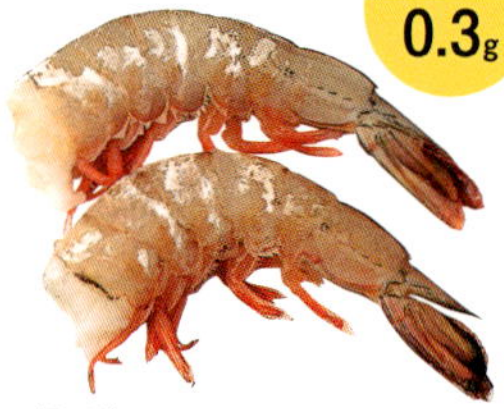

えび（正味 100g）

低脂肪高たんぱく。骨や歯を作るカルシウムのほか、造血作用のある鉄や葉酸も多い。

point 2 缶詰利用でぐっと手軽に！

缶詰はコンビニでも手に入り、常温で長期保存がきき、開ければそのまま食べることもできるため、魚の日もちが心配、調理が苦手という人でも手軽に栄養が摂取できて便利。特にさば缶はたんぱく質のほかカルシウム源としても優秀。

ツナ油漬缶（100g）

原料はまぐろやかつおなので、血液サラサラ効果の脂肪酸EPAが豊富。

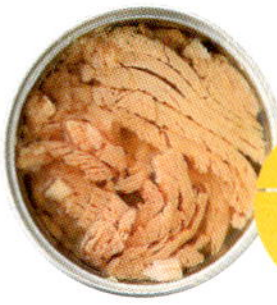

糖質量 0g

さば水煮缶（100g）

さばを骨ごと缶詰にして加熱処理しているため栄養をまるごと摂取できる。汁にも成分がとけているので捨てずに利用を。

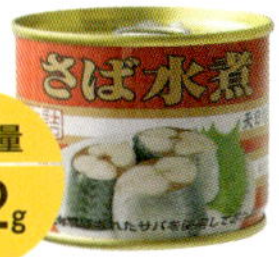

糖質量 0.2g

いわしの味つけ缶

甘いので注意

味つけが甘いものがあるので、避けたほうがよい。ちなみにかば焼き缶（100g）は糖質9.6g。

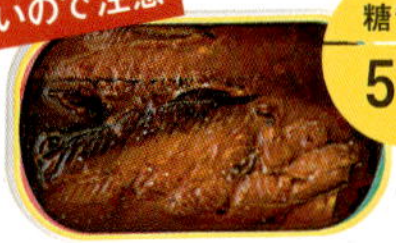

糖質量 5.7g

point 3 ねり物は糖質高めなので、量に注意！

ねり物は白身魚のすり身が原料ですが、つなぎに小麦粉、味つけに砂糖が使われているため、注意。魚肉ソーセージもつなぎで意外と糖質高め。

ちくわ（100g）

通常サイズのもので1本約30g。上記は3本強の数値。食べるときは1本程度を目安に。

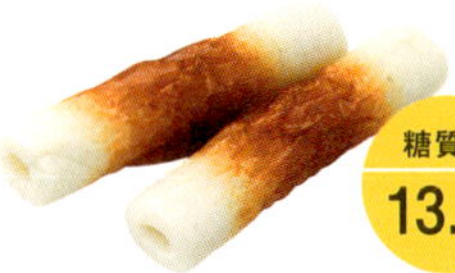

糖質量 13.5g

さつま揚げ（100g）

1枚40〜45gなので、左記は約2枚強の数値。甘い味つけのものがあるので、購入時に注意を。

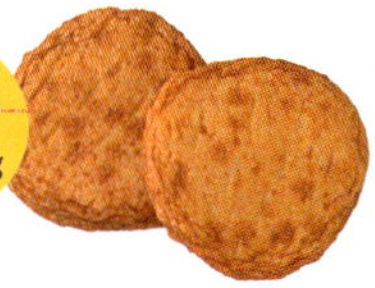

糖質量 13.9g

かまぼこ（100g）

厚さ1㎝程度のもの7〜8枚で約100g分。食べるときは2〜3枚にとどめて。

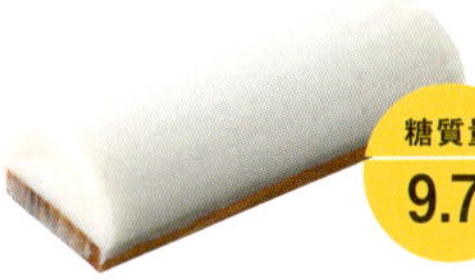

糖質量 9.7g

どっちが糖質オフ？

塩焼きなら糖質はほぼゼロ。食べても太らない料理

魚は塩焼きが調理が簡単で、糖質を気にせずに食べられて安心です。煮物にするなら塩とオイルで煮るイタリア料理のアクアパッツァや、ナンプラーやオイスターソースでエスニック風に。

糖質量 8.4g

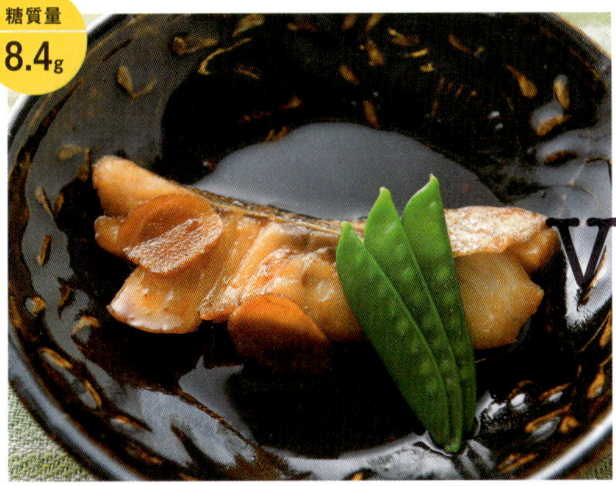

VS.

糖質量 0.7g

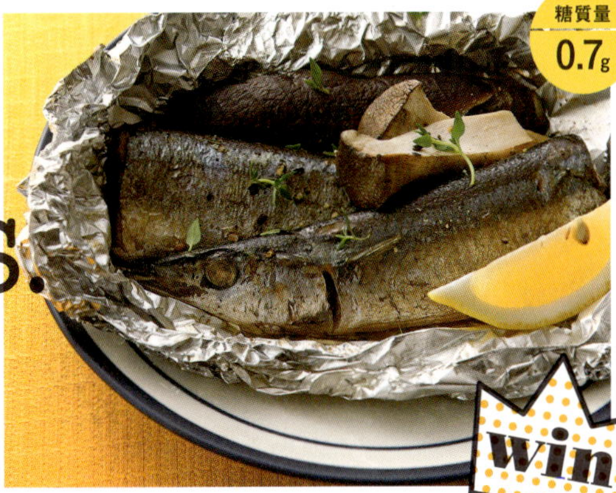

win

魚の煮つけ 砂糖やみりんの使用量が多く、甘い味つけの魚の煮つけ。糖質も高く、ごはんがほしくなるので避けて。

塩焼き 塩焼きがおすすめ。飽きたら一味や七味とうがらし、粉ざんしょう、レモン汁などで風味を加えて。

＼糖質オフ生活で／
積極的に食べたい③

野菜類

point
1 緑の野菜を選択すればまちがいなし

根菜類は比較的糖質を多く含むので、食べてもかまいませんが、食べすぎには気をつけましょう。迷ったら緑の野菜を中心に、赤や黄、白などの野菜を組み合わせて食べると、糖質量が多くなりにくく安心。緑の野菜は緑黄色野菜の一種で、ビタミンC、β-カロテンなどのビタミンのほか、強い抗酸化力をもつ機能性成分を豊富に含んでいます。

糖質少なめ

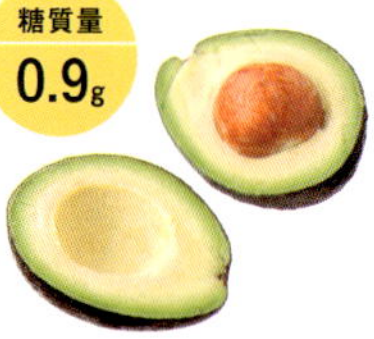

糖質量 0.9g

アボカド

肌にうるおいを与えるビタミンE、食物繊維を多く含む。

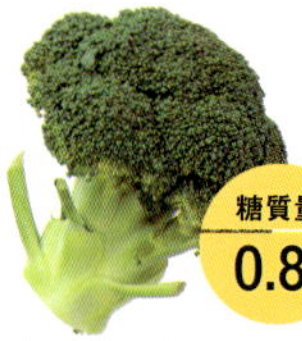

糖質量 0.8g

ブロッコリー

½個程度で1日に必要なビタミンCをクリアできる優秀野菜。

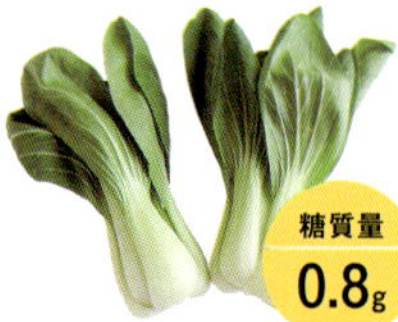

糖質量 0.8g

チンゲンサイ

ビタミンC、β-カロテンなど各種ビタミンをバランスよく含む。

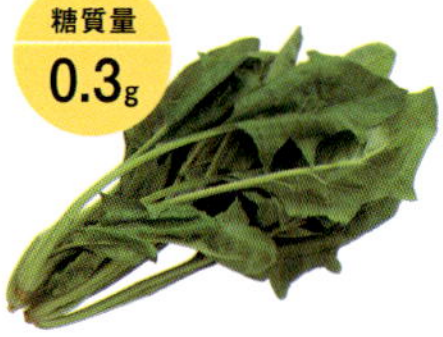

糖質量 0.3g

ほうれんそう

貧血予防に役立つ鉄、肌を丈夫にするβ-カロテンが豊富。

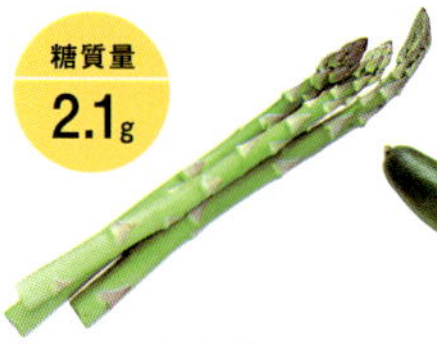

糖質量 2.1g

アスパラガス

疲労回復に役立つアミノ酸、アスパラギン酸を含む。

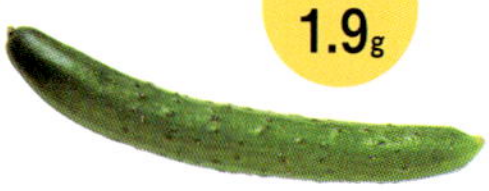

糖質量 1.9g

きゅうり

調理が簡単で、生で食べられる。サラダに最適。

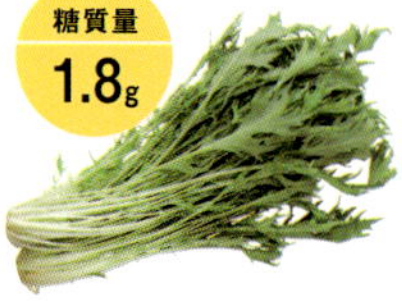

糖質量 1.8g

水菜

ビタミンCと鉄が多い。サラダとして生で食べても。

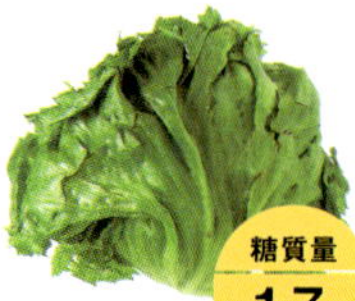

糖質量 1.7g

レタス

生で食べられ、調理不要なので、気軽に野菜不足の解消に。

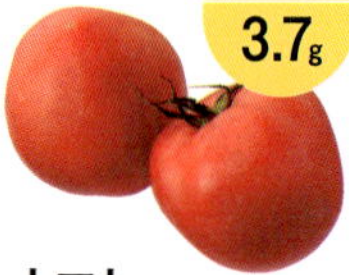

糖質量 3.7g

トマト

赤い色素・リコピンは強い抗酸化作用がある。

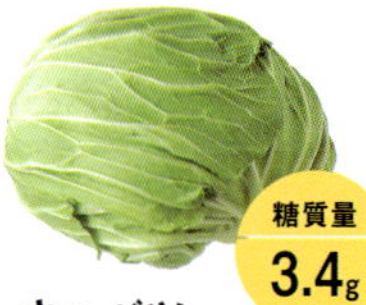

糖質量 3.4g

キャベツ

胃を守り、働きを助けるビタミンUを豊富に含む。

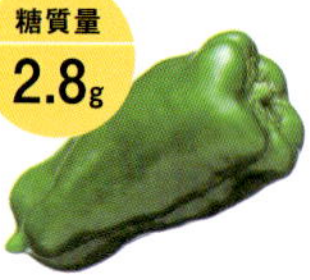

糖質量 2.8g

ピーマン

ビタミンCが豊富。3個程度で1日の必要量をとれる。

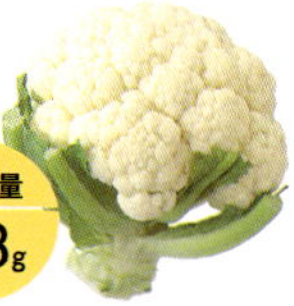

糖質量 2.3g

カリフラワー

白い色を生かし、米飯の代用として食べることも。

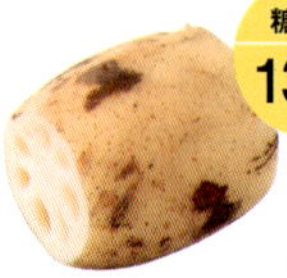

糖質量 13.5g

れんこん

切り口の成分は水溶性食物繊維。腸内環境改善に。

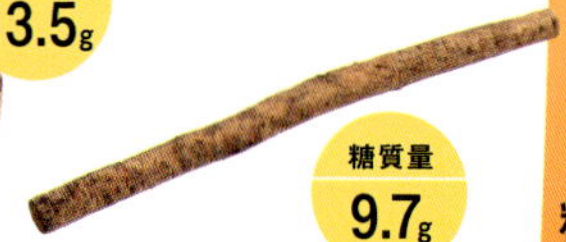

糖質量 9.7g

ごぼう

ごぼうの食物繊維には善玉腸内細菌を増やすイヌリンが豊富。

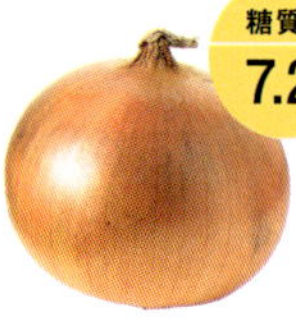

糖質量 7.2g

玉ねぎ

独特の香り成分・アリシンはビタミンB_1の吸収をアップ。

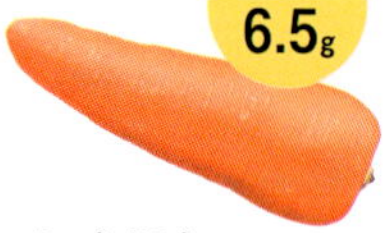

糖質量 6.5g

にんじん

肌や粘膜を守り、免疫を高めるβ-カロテンの宝庫。

糖質多め

意外と糖質量に差がある

野菜には、ビタミンCなど、体の機能を正常に働かせるために必要なビタミン、ミネラルが豊富です。また、豊富に含まれる食物繊維が、急激な血糖値の上昇を抑えたり、便秘を予防するのに大いに役立ちます。

※糖質量：100g中含有量を表示

point 2

野菜を初めに食べるベジタブルファースト

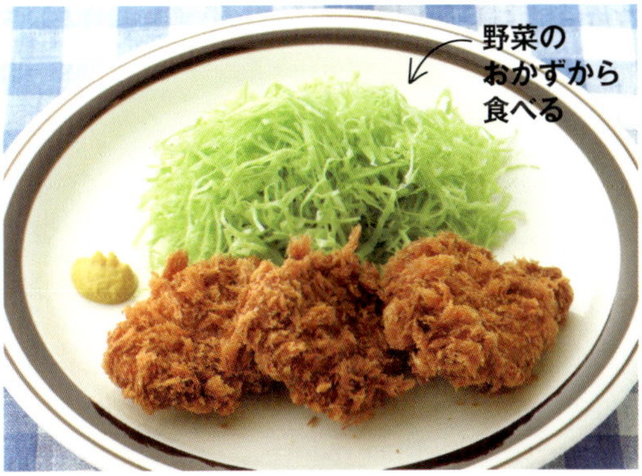

食事の最初に野菜を食べることで、野菜の食物繊維が、あとから食べた糖を包んでゆっくりと移動。血糖値の急上昇を抑える働きがあります。この食べ方をすることで、糖質オフの効果がさらに上がります。また食物繊維をたくさんとることができ、便秘予防にも役立ちます。糖質(炭水化物)は最後に食べるように気をつけて。

point 3

きのこ、海藻類もおすすめ

きのこ、海藻類はどちらも低糖質で食物繊維が豊富。たんぱく質は少ないので、メイン食材というよりは、つけ合わせなどかさ増し食材として使うと、見た目のボリュームや満腹感がぐんと増します。

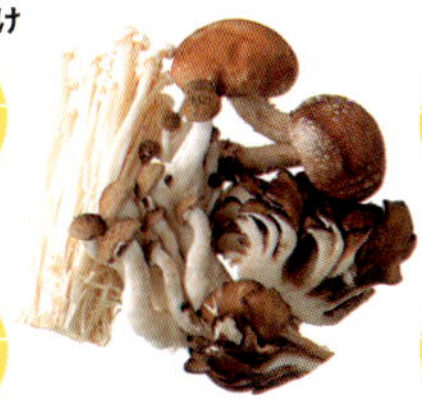

えのきだけ 糖質量 3.7g

エリンギ 糖質量 2.6g

しいたけ 糖質量 1.4g

しめじ 糖質量 1.3g

きのこ類いろいろ

きのこは食物繊維のほか、カルシウムの吸収率を上げるビタミンDを含む。通年、価格が安定して値段が手ごろなのもうれしい。

海藻類いろいろ

カルシウム、マグネシウムなどミネラルが豊富。海藻類の食物繊維は腸内細菌のエサとなる水溶性食物繊維が豊富で、腸内環境改善に◎。

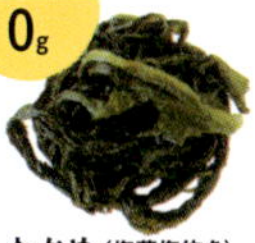

わかめ(塩蔵塩抜き)(1食分10g) 糖質量 0g

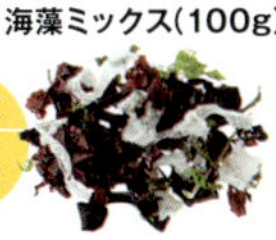

海藻ミックス(100g) 糖質量 0.5g

焼きのり(全形1枚) 糖質量 0.3g

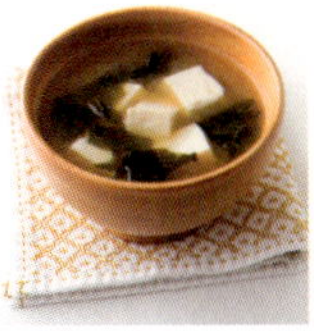

とうふとわかめのみそ汁。海藻の食物繊維＋発酵食品で腸にいいダブル効果。

どっちが糖質オフ?

かぼちゃ、豆、さつまいもなど和食の煮物は要注意

かぼちゃは100g(約1/10個)で糖質量約17gと多め。砂糖などで甘く味つけると糖質はさらに上がります。肉野菜いためは、肉や油は太ると思いがちですが、実は低糖質の安心おかず。

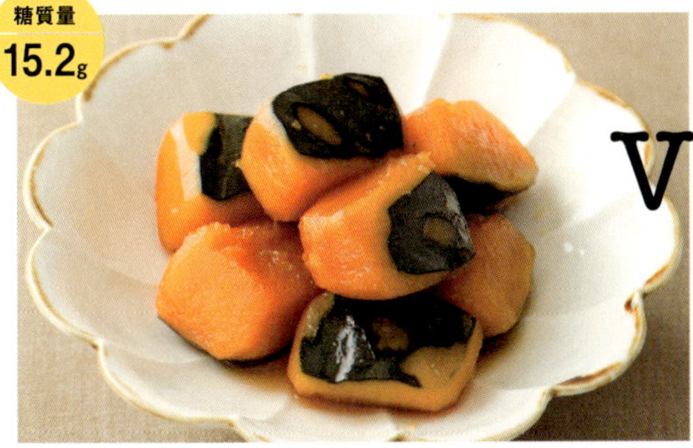

糖質量 15.2g

かぼちゃ煮

かぼちゃは糖質が高い野菜なので量には注意。砂糖、しょうゆなどを使うのも避けて。

VS.

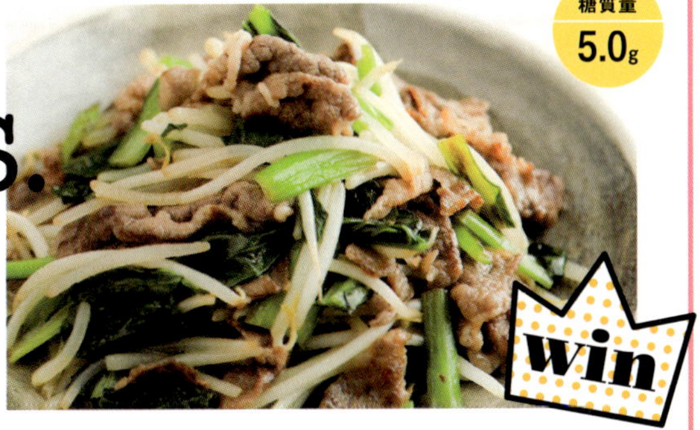

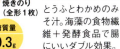

糖質量 5.0g

肉野菜いため

肉野菜いためは、味つけは塩、こしょうを基本に。市販のたれやソースは糖質が高めなので避ける。

＼糖質オフ生活で／
積極的に食べたい 4

卵

栄養豊富で、安くて調理も簡単

たんぱく質、ビタミンAなど、ビタミンCと食物繊維以外の栄養素が含まれている卵。卵のたんぱく質には、人が体内で合成できないため食事からとらなくてはいけない9種類の必須アミノ酸すべてが含まれています。

point 1 栄養の優等生。1日何個食べてもOK

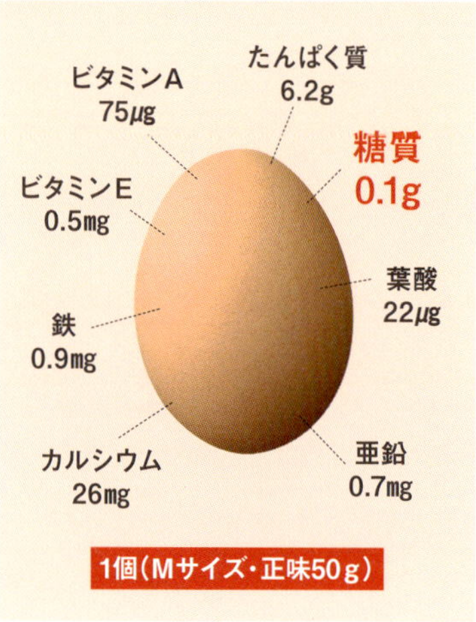

卵にはコレステロールが多い（1個・210mg）ため、以前の「日本人の食事摂取基準」には、コレステロールの1日の摂取目標量（男性750mg未満、女性600mg未満）が設定されていました。疾病との関連が認められないとの理由から、2015年版より上限値が撤廃。食物のコレステロール値が高くても関係ありません。体内のコレステロールの量は常に一定になるよう調整されているため、血中コレステロール値が高くなるわけではありません。

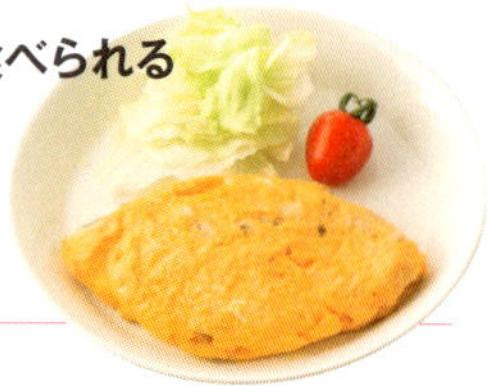

オムレツなら2～3個食べられる

きのこやほうれんそうなど低糖質の具材を包むと、ボリュームが出て、食べごたえ満点。

point 2 加熱時間を変えるだけでいろいろ楽しめる

ゆで卵、目玉焼き、卵焼き、オムレツ……。卵を使った料理はさまざまありますが、砂糖や小麦粉を使ったものは避けましょう。おすすめはゆで卵。調理がラクで、加熱時間によって、味わいや食感が変わり、いろいろ楽しめるのも魅力のひとつ。

卵は冷蔵庫から出し、10分ほどおいて常温にもどす。なべに入れ、かぶるほどの水を加え、沸騰したら中火で右記の時間ゆでる。

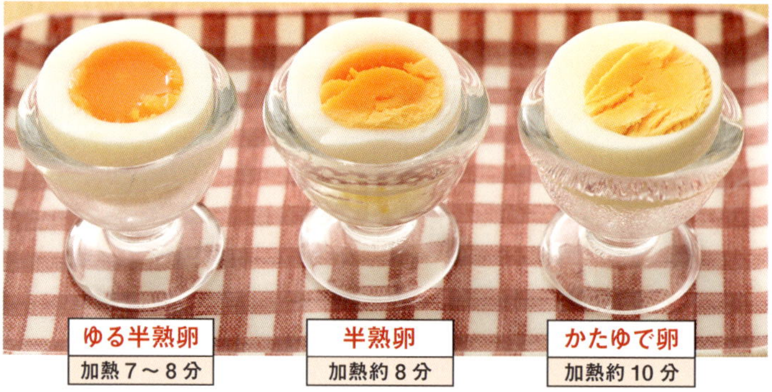

ゆる半熟卵
加熱7～8分
半熟卵
加熱約8分
かたゆで卵
加熱約10分

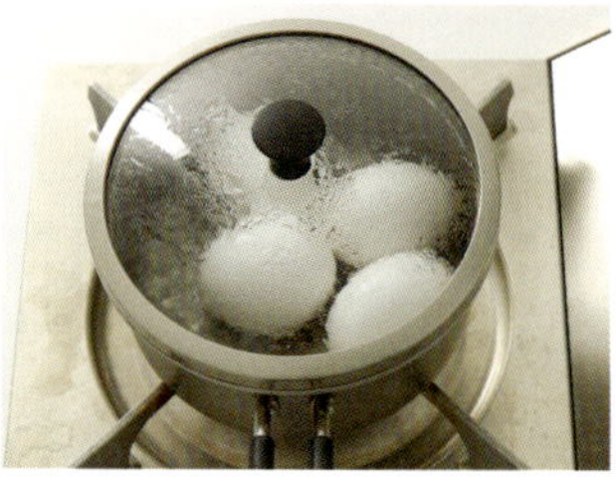

蒸し卵ならさらに簡単！

湯を沸かすのがめんどうという場合は、少ない水とともに蒸しても、上記と同様の時間で蒸し卵ができる。

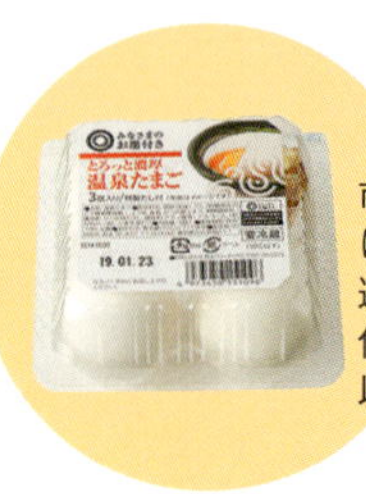

市販品の温泉卵は、賞味期限1週間ほど。家で作ったら2～3日以内に食べて。

＼糖質オフ生活で／
積極的に食べたい 5

乳製品

たんぱく質が手軽にとれる

乳製品は手軽にとれるたんぱく源です。調理なしでそのまま食べられるので、朝食、間食に最適。チーズはどんな種類でもいいので、おやつに重宝します。生クリームとバターも低糖質。

point 1 糖質量が少ないのはチーズ

代表的な乳製品の中では、糖質が低い順にチーズ、ヨーグルト、牛乳。牛乳には乳糖と呼ばれる糖分が多く含まれています。重さあたりの糖質量はヨーグルトと変わりませんが、牛乳は液体なので量が多くなり、結果として糖質が高くなる傾向があります。

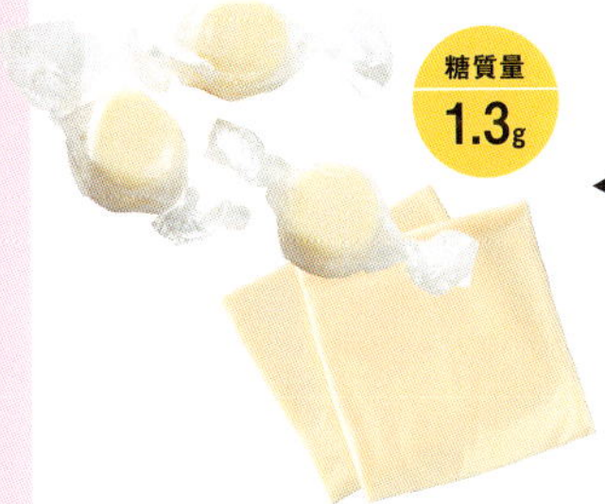

糖質量 1.3g

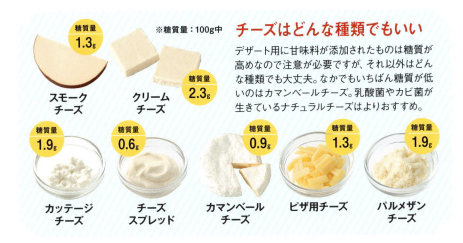

＜

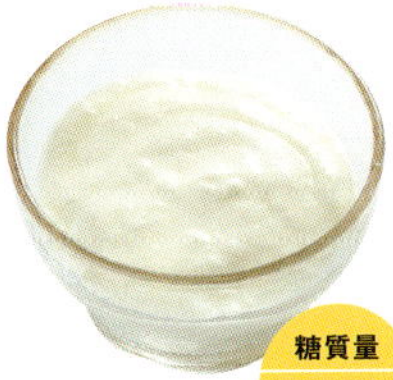

糖質量 4.9g

＜

糖質量 10.1g

プロセスチーズ（100g）
チーズは乳糖を発酵・熟成により分解しているため、糖質が低い。1ℓの牛乳から100gのチーズといわれ、栄養が凝縮。

ヨーグルト（1食分・100g）
無糖のプレーンタイプを選んで。発酵している分、乳糖不耐症の人でも摂取できる。冬などは人肌程度にあたためて食べるのも◎。

牛乳（コップ1杯・200mℓ）
牛乳は量に注意。牛乳を飲料としてがぶがぶ飲むのは避け、紅茶やコーヒーに加えたり、料理に利用するなどが無難。

チーズはどんな種類でもいい

※糖質量：100g中

デザート用に甘味料が添加されたものは糖質が高めなので注意が必要ですが、それ以外はどんな種類でも大丈夫。なかでもいちばん糖質が低いのはカマンベールチーズ。乳酸菌やカビ菌が生きているナチュラルチーズはよりおすすめ。

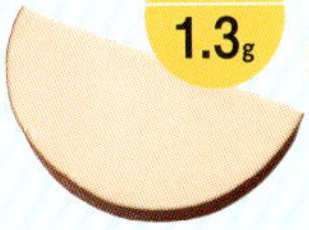

糖質量 1.3g
スモークチーズ

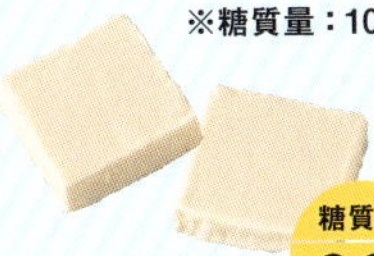

糖質量 2.3g
クリームチーズ

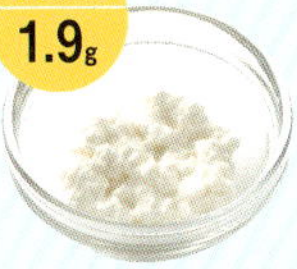

糖質量 1.9g
カッテージチーズ

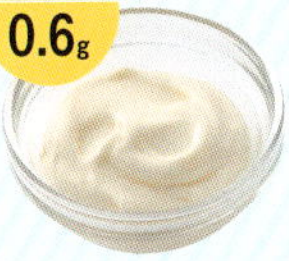

糖質量 0.6g
チーズスプレッド

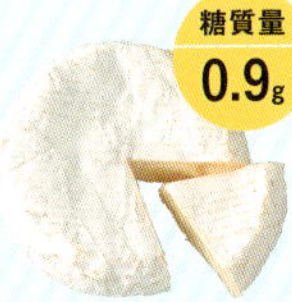

糖質量 0.9g
カマンベールチーズ

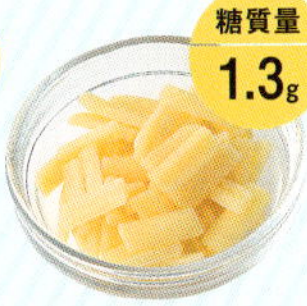

糖質量 1.3g
ピザ用チーズ

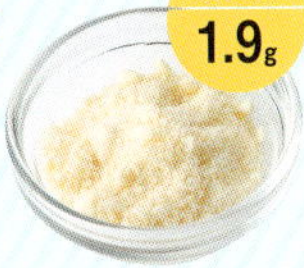

糖質量 1.9g
パルメザンチーズ

point 2 生クリームとバターはどんどん食べて大丈夫

生クリームとバターはカロリーが高いと敬遠されがちですが、低糖質で太りません。ただ、体内に入った脂肪から燃焼するため、体に蓄えられていた脂肪が燃焼するのは後まわしになってしまうため、やせづらくなることも。やせ気味の人は積極的にとりたい。

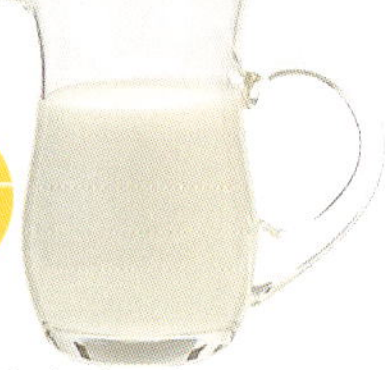

糖質量 0.5g
生クリーム（大さじ1）

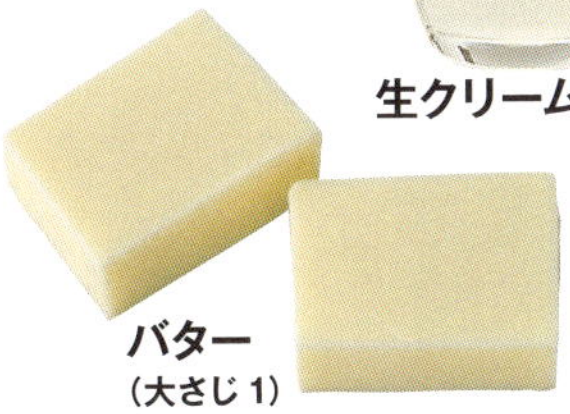

糖質量 0g
バター（大さじ1）

＼糖質オフ生活で／
積極的に食べたい⑥

大豆製品

腹もちをよくする救世主

大豆は「畑の肉」とも呼ばれ、植物性のたんぱく源。大豆（ゆで大豆１００g）の糖質量は１・８gと低く、とうふ、納豆、油揚げ、高野どうふなどさまざまな加工品も同様に低糖質・高たんぱく食品。価格も手ごろです。

point 1 とうふや厚揚げはごはんがわりになる

とうふや厚揚げはくせがない味で、ボリュームと食べごたえがあるため、米飯のかわりに食べると満足感が得られます。とうふ1丁を食べても、糖質量は茶わん1杯分のごはんの約1/15。油揚げはチーズや具をのせて焼くとピザ生地がわりに、高野どうふは湯でもどして焼くとパンのような食感になり、小麦粉製品の代替品として利用できます。

油揚げ（1枚）

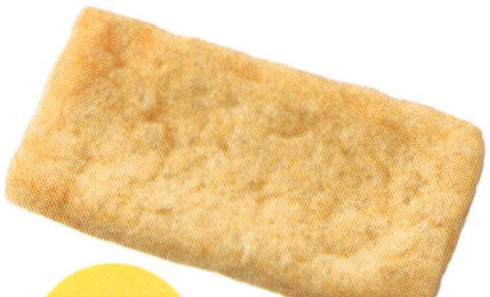

糖質量 0g

薄く切ったとうふを油で揚げたもの。カルシウムなどミネラル豊富。

厚揚げ（1個）

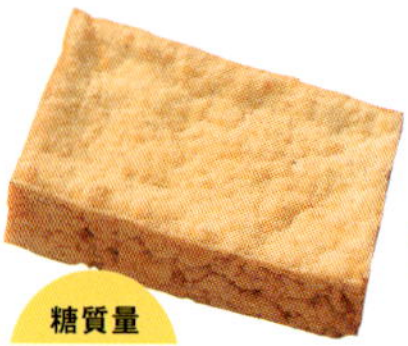

糖質量 0.3g

厚切りのとうふを油で揚げてあるので、食べごたえと満足感がある。

高野どうふ（3枚）

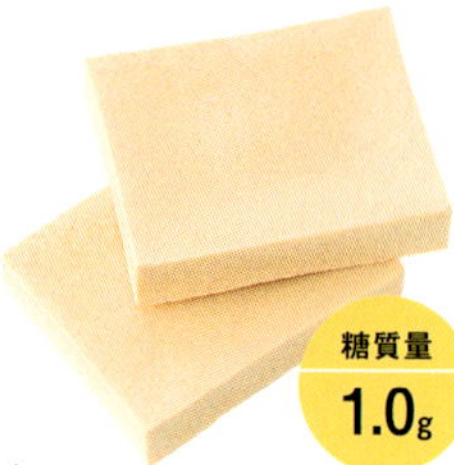

糖質量 1.0g

とうふを凍結したあと、乾燥させたもの。お湯でもどすとふわふわに。

とうふ（1丁・300g）

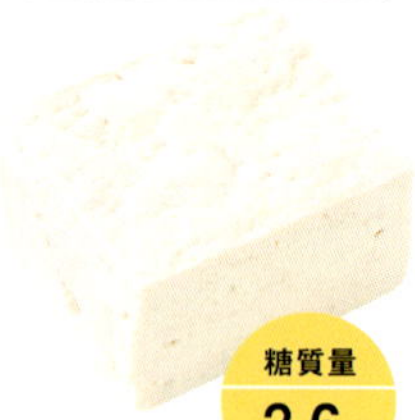

糖質量 3.6g

上記の数値は木綿どうふ。絹ごしどうふは1丁で糖質量5.1g。

point 2 おなかの調子を整える納豆は毎日食べたい

蒸した大豆を納豆菌によって発酵させたもの。大豆の栄養を引き継ぎ、発酵により栄養が分解され、吸収されやすくなっているのが長所。食物繊維も豊富なため、発酵とのダブルの作用で腸内環境を整える効果が高い食品。

納豆（1パック・40g）

糖質量 2.1g

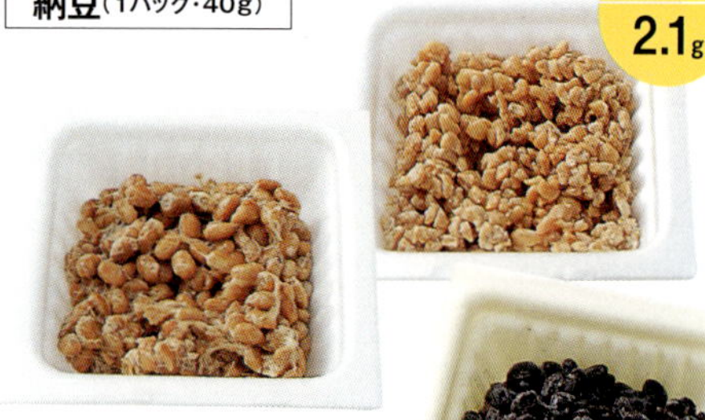

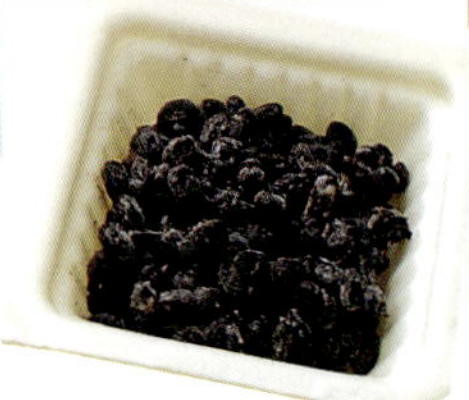

納豆の種類によって糖質量にほぼ差はないので好みのもので。添付のたれより、しょうゆをかけたほうがより糖質をカットできる。

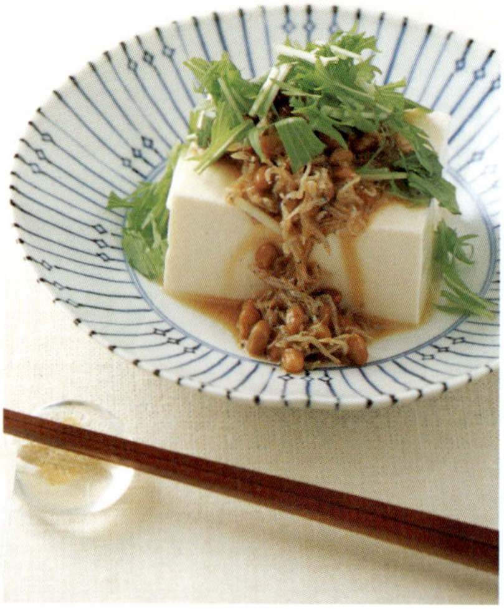

point 4

かさ増しにもなる、おからに注目

糖質が低く、食物繊維が多いのが特徴。味に比較的くせがないため、かさ増し食材として使えます。たとえば、ポテトサラダの場合、半分をおからにチェンジすることで、糖質量を抑えることが可能。

糖質量 2.3g

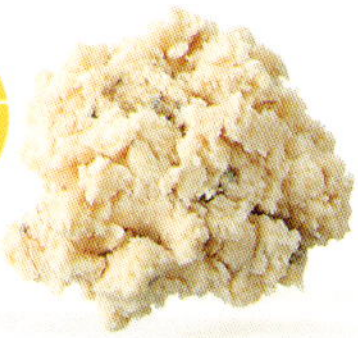

おから（100g）

蒸してつぶした大豆から豆乳をしぼったあとのもの。

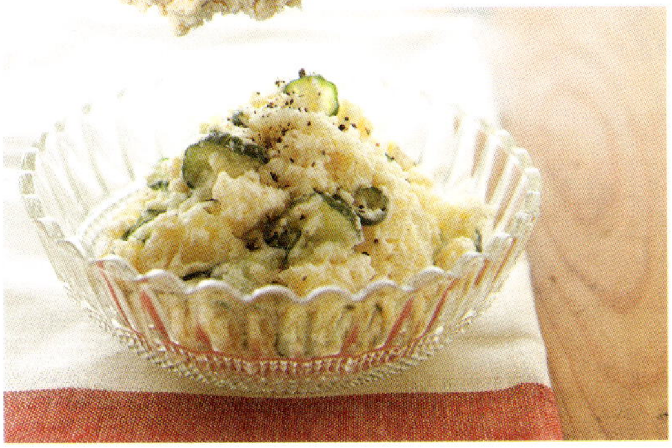

point 3

豆乳と牛乳では豆乳が低糖質

牛乳は乳糖を含むので、豆乳のほうが糖質は低め。豆乳は植物由来のたんぱく質を含み、マグネシウムや鉄などのミネラル、女性ホルモンと似た働きをするイソフラボンも豊富です。牛乳と同じように飲んだり、調理に使って。

豆乳（200mℓ）

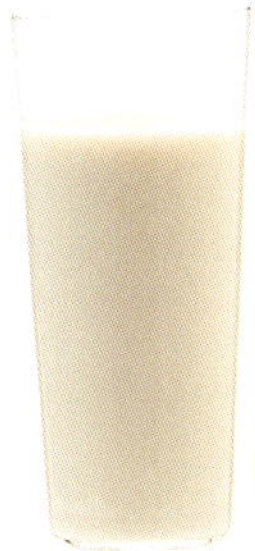

糖質量 6.6g

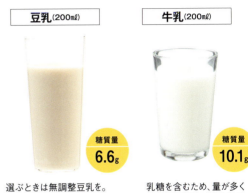

選ぶときは無調整豆乳を。調整豆乳は甘味料が添加されていることも。

牛乳（200mℓ）

糖質量 10.1g

乳糖を含むため、量が多くなると糖質量が高くなる。量には注意を。

どっちが糖質オフ？

和食の甘辛味は糖質が高くなる傾向に。味つけに注意を

砂糖やみりんなどの甘い味つけはNG。シンプルに焼いて塩やしょうがじょうゆで食べるほか、具材をのせて焼くなど、ピザ生地の代用として使うと利用範囲が広がる。

糖質量 7.5g

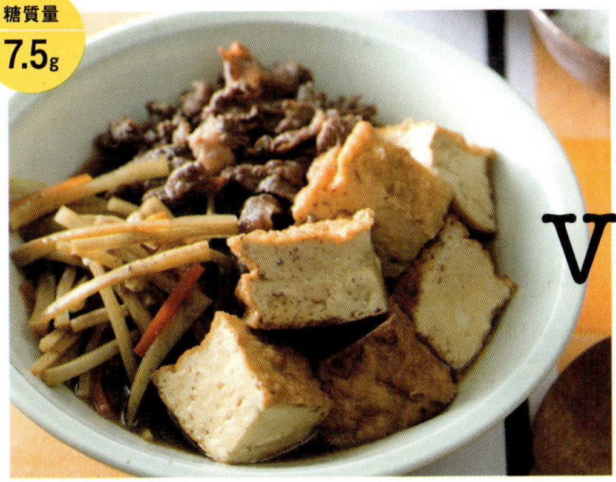

VS.

糖質量 0.9g

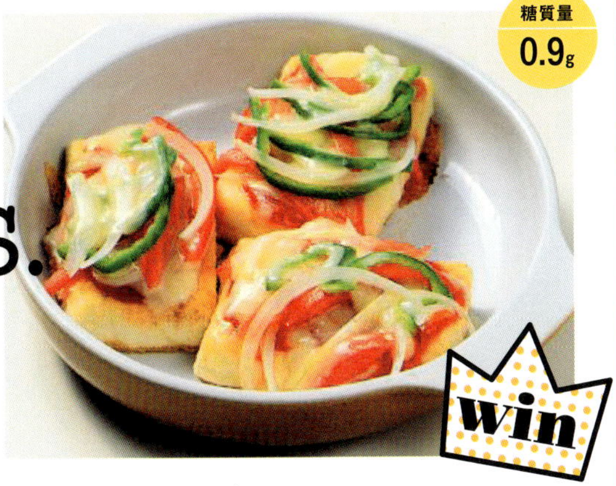

厚揚げ煮物

和風の煮物は糖質が高くなりがち。煮物の場合は糖質オフの甘味料を使うなど工夫を。

とうふのピザ風

写真の具材は、明太子、チーズなど低糖質食品。ほかにツナ、ゆで卵、ハムなどでも。

＼糖質オフ生活で／
積極的に食べたい 7

調味料

糖質オフの落とし穴

ごはんを少なく、糖質の少ない食材を選んでも、調味料しだいで努力は水の泡！　調味料にも糖質は含まれています。ふだんから甘い味つけ、濃い味つけが好きという人は要注意。

point 1 砂糖を使わないことが基本。大さじ1で糖質量 8.9g

糖質オフでは砂糖そのものを調理に使うことを控えましょう。照り焼きなどの和食の甘辛味は砂糖を使うので注意を。めんつゆ、みりん、ケチャップ、とんかつソース、市販のドレッシングも糖質が高めの調味料です。使う場合は少量にする、煮汁は飲まないなどの工夫を。また、小麦粉、かたくり粉の粉類にも糖質は含まれています。NGではありませんが、使用量に注意。

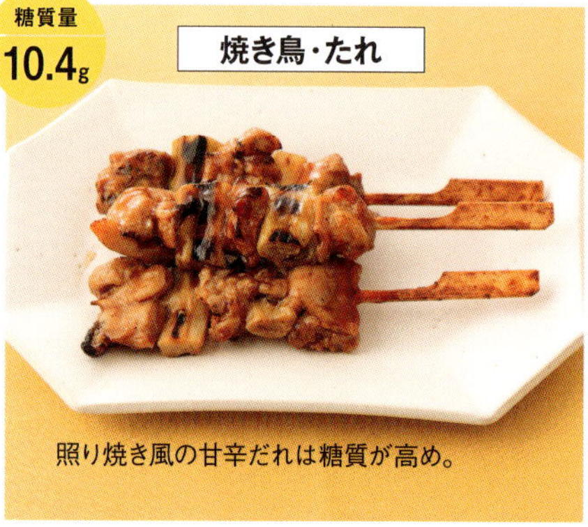

糖質量 10.4g
焼き鳥・たれ
照り焼き風の甘辛だれは糖質が高め。

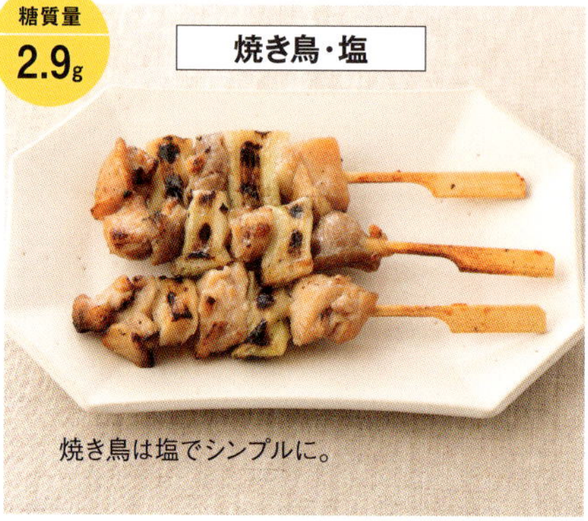

糖質量 2.9g
焼き鳥・塩
焼き鳥は塩でシンプルに。

point 2 迷ったら、塩、こしょうで味つけ

和食では塩のほか、しょうゆや砂糖、みそなどさまざまな調味料を使用しますが、イタリアンやフレンチでは味つけは塩が基本。塩で味つけすると、食材のもち味が生きるので、かえって一辺倒の味つけになりません。

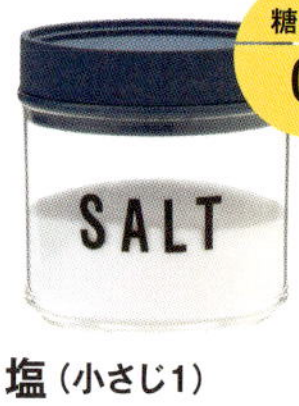

糖質量 0g

塩（小さじ1）

にんにく塩などを使うのも◎。塩分が高くなりすぎない程度に活用を。

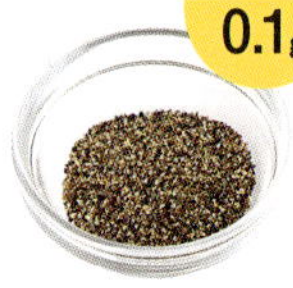

糖質量 0.1g

こしょう（ふた振り・0.1 g）

使用量がごく少量なので、糖質は気にしなくてよい。

point 3 酢には血糖値を下げる働きも

食事のときに酢大さじ1程度をとると、食後の血糖値の上昇を抑えられるという研究結果があります。この理由のひとつが、酢の成分が糖の分解酵素の働きを抑えるからだとか。ただしすっぱすぎると砂糖を加えたくなって逆効果。酸味がやわらかなりんご酢がおすすめ。

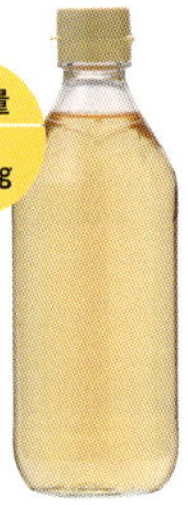

糖質量 0.4g

酢（穀物酢・りんご酢・大さじ1）

同量での糖質量は、米酢が1.1g、黒酢は1.3g。ワインビネガーは0.2g。

すし酢に注意！

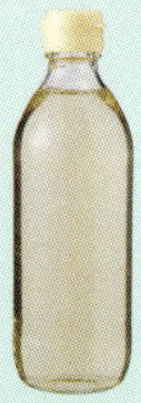

糖質量 6.3g

すし酢（大さじ1）

砂糖、塩を加えた合わせ酢。甘いので避けたほうが無難。

point
5 みそはおなかの調子を整える

「腸に有効な菌を届ける」プロバイオティクスであるこうじ菌、「腸の善玉菌を育てる」プレバイオティクスである食物繊維。この両方をいっしょにとると、腸に非常によい相乗効果があるとされています。みそにはこの両方が含まれ、腸内環境を整える効果が高い食品。

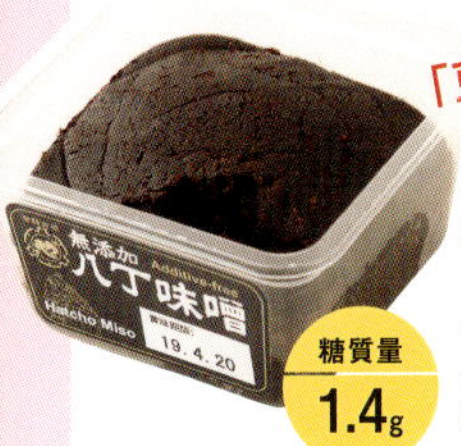

「豆みそ」がベスト

糖質量 1.4g

大豆に菌をつけた大豆こうじで発酵させたみそ。八丁みそとも呼ばれ、みその中でも特に糖質が低い。

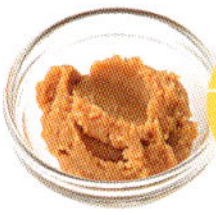

糖質量 3.0g

一般的なみそ
(米こうじみそ・大さじ1)

こうじの種類によって含まれる糖質量は異なる。ちなみに麦こうじみそは4g。

point
4 マヨラーに朗報！

糖質量 0.3g

マヨネーズはカロリーが高いからとダイエット中は敬遠されがちですが、糖質オフの観点から見ると、低糖質な優秀食品。トランス脂肪酸が入っていますが、抗酸化作用のあるビタミン・ミネラルをとってカバーすれば大丈夫。

マヨネーズ(大さじ1)

上記数値はふつうのマヨネーズ。カロリーハーフタイプは糖質0.5gなので、ふつうのマヨネーズを選んで。

point
7 糖質オフタイプの調味料もある

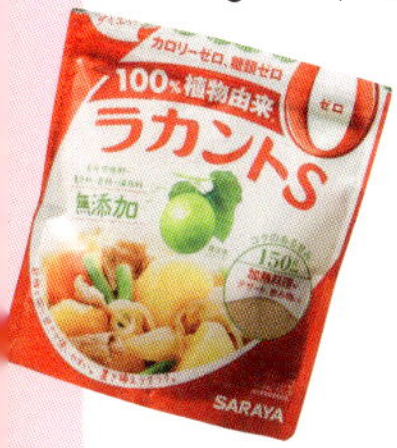

ラカントS

ウリ科の果実ラカンカと甘み成分エリスリトールでできた甘味料。

糖質を気にせず、糖質オフ料理に利用できる調味料が増えています。甘味料、酒のほか、糖質カットタイプのめんつゆ、みりん、ケチャップ、ドレッシング、お好み焼き用ソースなど。

糖質オフ酒

料理用ではないが、糖質が気になる人は糖質オフの清酒を調理に使うとよい。

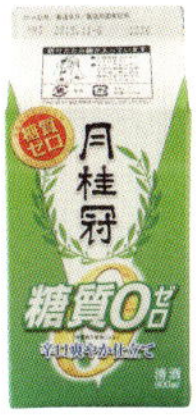

point
6 アレンジは豆板醤やナンプラーなどで

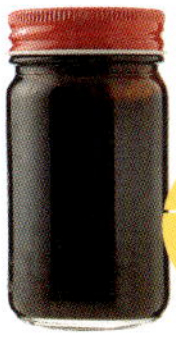

豆板醤
(大さじ1)

糖質量 0.6g

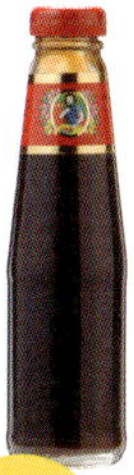

オイスターソース
(大さじ1)

糖質量 2.7g

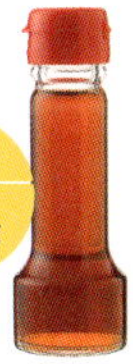

糖質量 0.5g

ナンプラー
(大さじ1)

アクセントがほしいときは、豆板醤や一味とうがらしなどで辛味、ナンプラーやしょうゆでうまみ、オイスターソースでコクをプラス。ほかにハーブやスパイス類で香りをつけると飽きずにいろいろな味を楽しめます。

使う量に注意 気をつけたい調味料

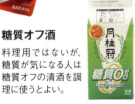

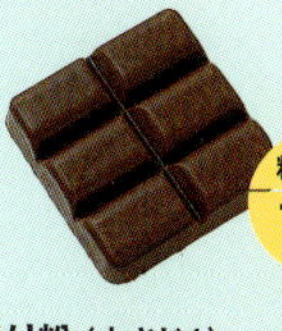

カレールウ(1食分)

小麦粉が入っているため糖質が高め。カレー粉を使って。

糖質量 7.8g

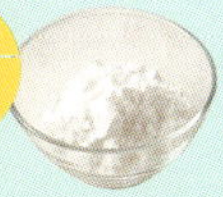

糖質量 7.3g

かたくり粉(大さじ1)

流通しているものは、じゃがいも由来がほとんど。

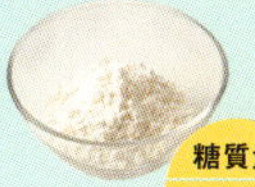

小麦粉(大さじ1)

揚げ物の衣など下ごしらえは、きな粉や大豆粉を。

糖質量 5.9g

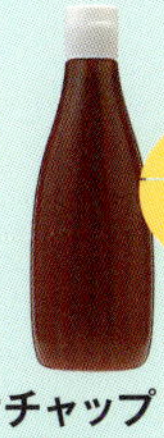

糖質量 4.6g

ケチャップ
(大さじ1)

トマトピューレに酢、砂糖、塩、香辛料を合わせた調味料。

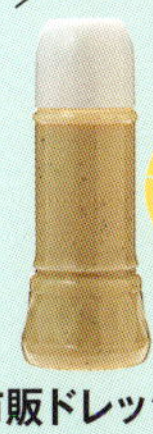

糖質量 2.6g

市販ドレッシング
(ごま・大さじ1)

商品によって糖質量に差があるので、ラベルを必ず確認。

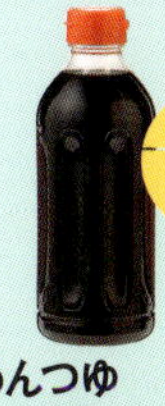

糖質量 3.0g

めんつゆ
(3倍濃縮・大さじ1)

だしに砂糖、みりん、しょうゆを加えたもの。

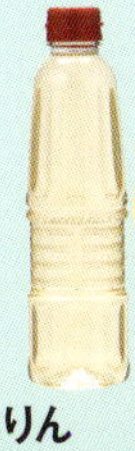

糖質量 7.8g

みりん
(本みりん・大さじ1)

みりん風調味料は糖質がさらに高く、大さじ1で9.9g。

＼糖質オフ生活で／
積極的に食べたい 8
酒・飲み物

種類を選べば、酒だって楽しめる！

飲料の基本は水またはお茶、ブラックコーヒーにすれば迷いません。酒はOKですが、どんなものでもいいわけではありません。糖質量が多くNGのもの、糖質オフで飲んでOKのものを紹介します。

要注意！ 糖質量が多い飲料＆酒

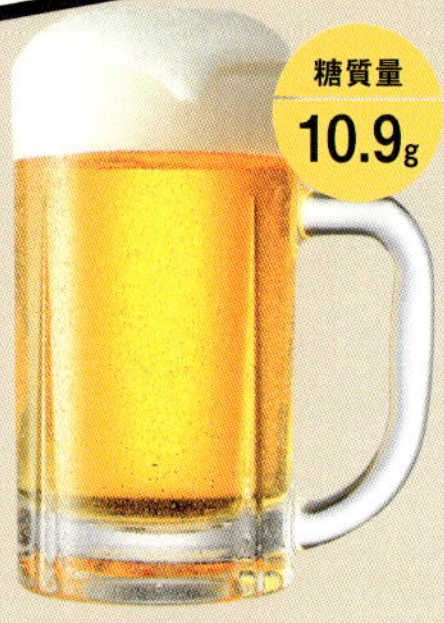

糖質量 10.9g

ビール（350㎖）

糖質が高めなので、糖質オフタイプにかえて。

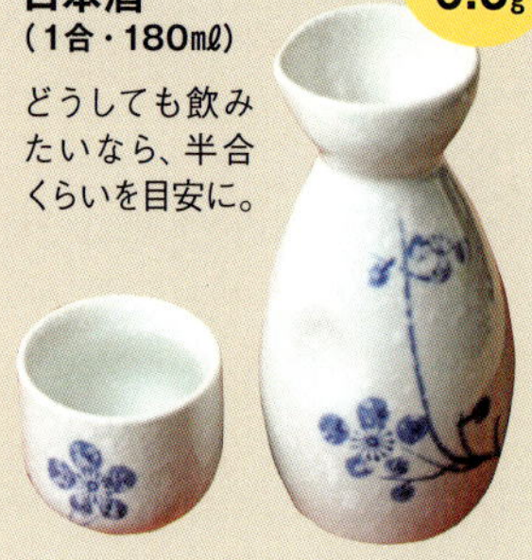

糖質量 6.5g

日本酒（1合・180㎖）

どうしても飲みたいなら、半合くらいを目安に。

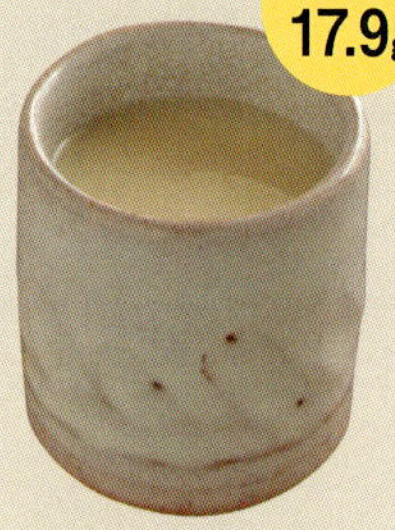

糖質量 17.9g

甘酒（100㎖）

腸にいい甘酒だが、糖質は高い。使うならヨーグルトにかけるなど少量を。

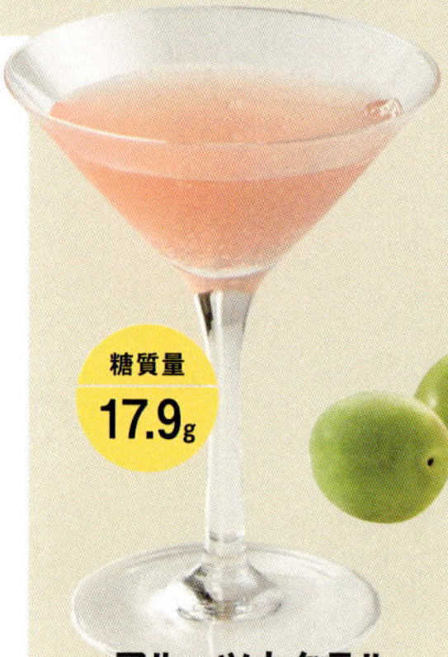

糖質量 17.9g

フルーツカクテル（100㎖）

甘い酒はNG。高いものは1缶（350㎖）糖質30以上のものも。

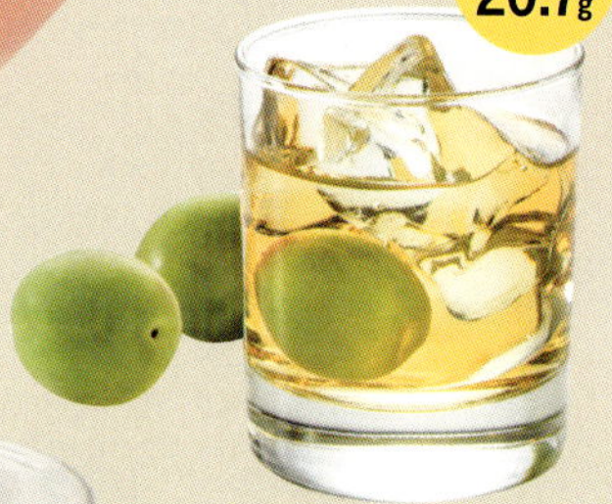

糖質量 20.7g

梅酒 ロック（100㎖）

梅、焼酎、砂糖でつくる梅酒は高糖質なのでNG。

糖質高めの飲み物リスト

- 炭酸飲料
- スポーツドリンク
- 果汁飲料（オレンジジュース、りんごジュースなど）
- 野菜ジュース（フルーツの配合が多いもの）
- 飲むヨーグルト
- 缶コーヒー（砂糖入り）
- コーヒー飲料（砂糖入りカフェオレなど）
- ビール
- 日本酒
- 甘酒
- 梅酒
- カクテル（フルーツサワーなど）
- 紹興酒
- リキュール類（カンパリなど）

酒は蒸留酒が基本。糖質オフビールはOK。ワインは量に注意して飲んで

今までのダイエットの常識では、カロリーが高いアルコール類はNGでした。しかし、糖質オフでは飲酒はOK。糖質量が低い酒は「蒸留酒」と覚えましょう。蒸留酒の糖質はゼロで、ウイスキー、焼酎、ジン、ウオッカなどです。飲むときは、水や炭酸割りなど、甘くない飲み方で。ジュース割りや甘いカクテルはNGです。醸造酒は糖質が高めですが、その中でも、ワインは比較的低糖質なので、2杯程度はOK。そしてビールですが、ビール1缶（350㎖）で糖質量10・9gと高いので、糖質オフのタイプを選ぶようにしましょう。

糖質オフで飲んでいい飲料&酒

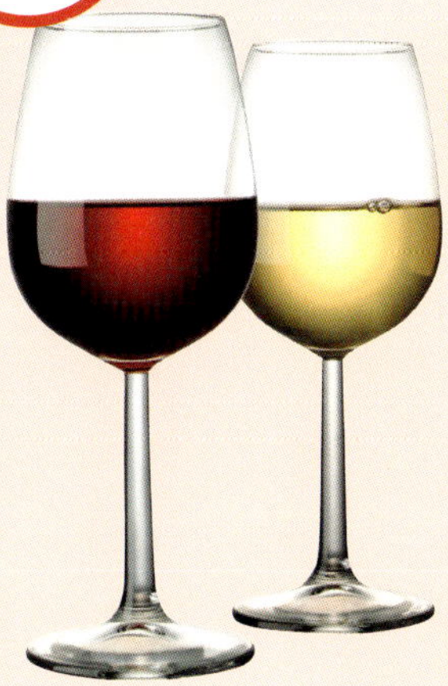

糖質量 1.9g

赤ワイン
（グラス1杯・125mℓ）

白ワインは125mℓで糖質2.5g。ワインは赤白ともにグラス2杯程度まで。

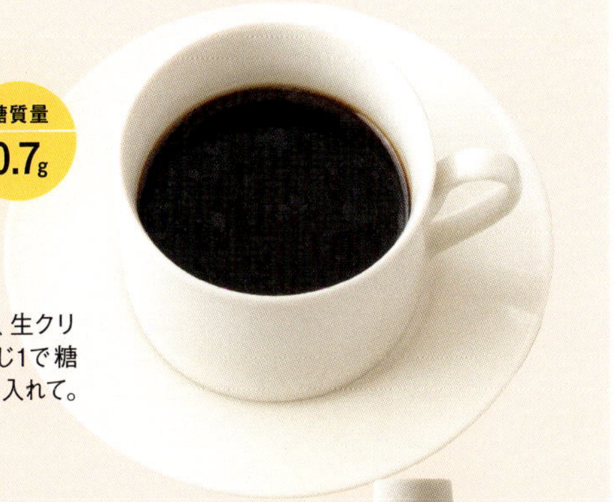

糖質量 0.7g

コーヒー
（100mℓ）

ブラックか、生クリーム（小さじ1で糖質0.2g）を入れて。

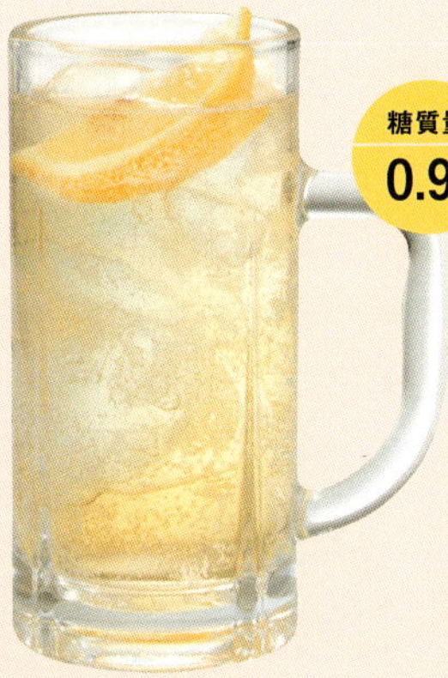

糖質量 0.9g

ハイボール
（250mℓ）

ウイスキーは糖質ゼロなので、水割りや炭酸割りなら糖質ゼロ。ハイボールはレモン果汁の分、糖質がプラス。

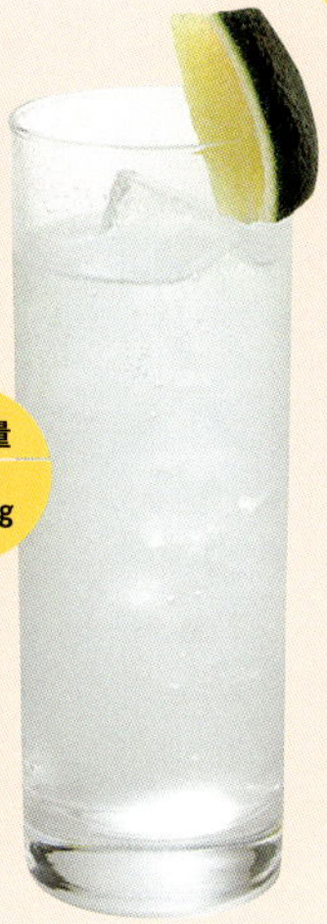

糖質量 0.9g

ジン炭酸割り
（200mℓ）

糖が添加されているトニックウォーターで割ると糖質量14.5g。

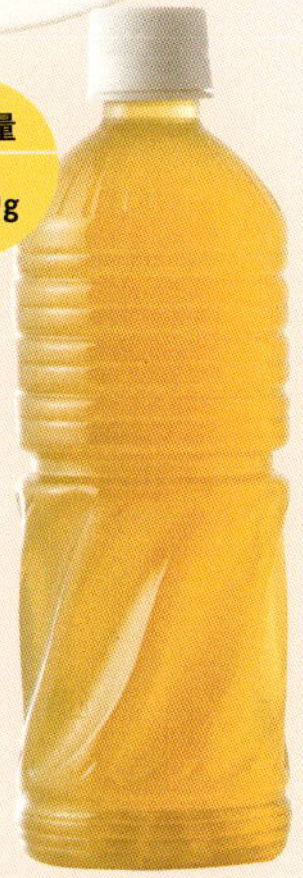

糖質量 0.5g

お茶
（500mℓ）

緑茶、麦茶、ウーロン茶などのペットボトルは糖質量は同じ。

糖質低めの飲み物リスト

- 水、炭酸水
- 紅茶（無糖）
- ブラックコーヒー
- 緑茶
- ウーロン茶
- ハーブティー
- 豆乳
- ウイスキー
- 焼酎
- 泡盛
- ブランデー
- 糖質オフビール
- ワイン（特に赤ワイン）
- ウオッカ
- ジン

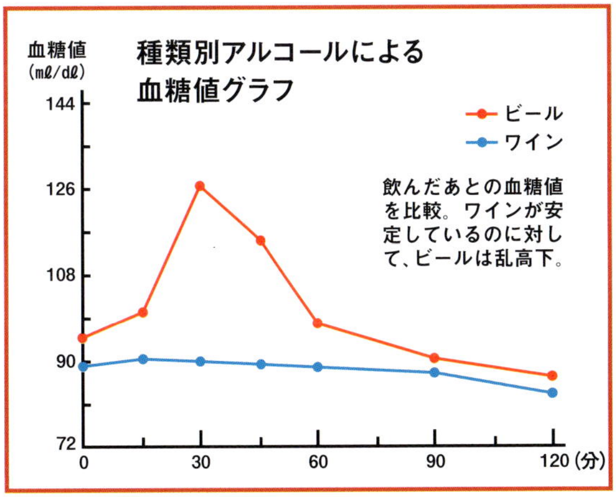

飲んだあとの血糖値を比較。ワインが安定しているのに対して、ビールは乱高下。

糖質を気にせず楽しめる糖質オフタイプのお酒

糖質ゼロビールや糖質ゼロチューハイなど、最近は各メーカーからさまざまなタイプが発売されている。必ず表示や成分表で確認を。

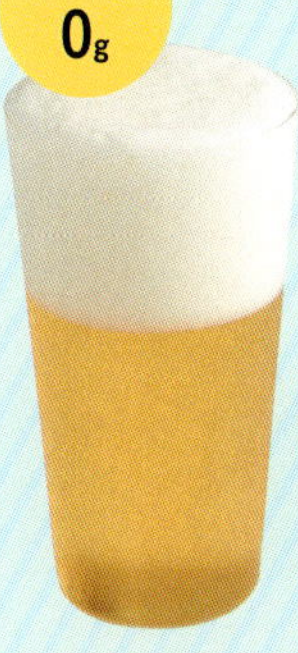

糖質量 0g

糖質オフ発泡酒
（糖質ゼロタイプ・350mℓ）

上記は糖質ゼロタイプの数値。糖質70%オフタイプなどもある。

＼糖質オフ生活で／
積極的に食べたい 9

油

きれいにやせるには良質の油が必要

油の主な役割はエネルギー源。良質な脂質をとることで、体脂肪の燃焼を加速させます。また、細胞を包む細胞膜の材料になる、ホルモンをつくる、ビタミンの吸収に関わるなど、体になくてはならない栄養素。

point 1 調理にはオリーブ油が万能

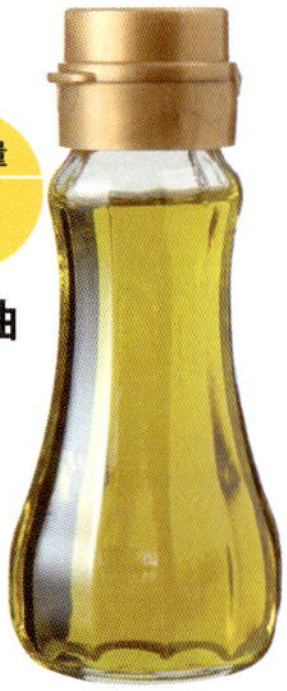

糖質量
0g

オリーブ油

常温で液体なので使いがってがよく、植物油（ココナッツオイルを除く）の中では比較的酸化に強いため、加熱調理にも向く油です。成分の約70%がオレイン酸。調理油で一般的なサラダ油は、オメガ6系の油を混ぜたもの。市販の食品からオメガ6をとる機会が多いため、家庭ではオメガ9のオリーブ油を使用すると、オメガ6系のとりすぎによる炎症などを防ぐことができます。また製造方法もいろいろなのがオリーブ油。できるだけ自然に近い製法のものがおすすめです。

油にはどんな種類があるの？

脂肪酸

飽和脂肪酸

●酸化しにくい
●常温で固形
バター　ラード　ヘッド
ココナッツオイル

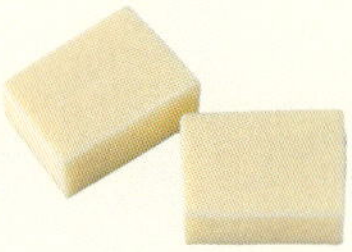

安定した科学的構造であるため、劣化や加熱に強い。肉や乳製品の脂肪、ココナッツオイルに多く含まれる。

不飽和脂肪酸

●酸化しやすい
●常温で液体

不安定な科学的構造であるため、劣化しやすい。植物油や魚に多く含まれ、体ではつくれない必須脂肪酸を含む。

オメガ9系脂肪酸

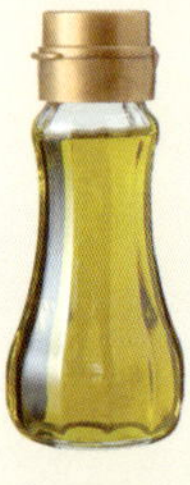

オリーブ油

善玉コレステロールはそのまま、悪玉コレステロールのみを減らす作用があるとされるオレイン酸がその代表。

オメガ6系脂肪酸

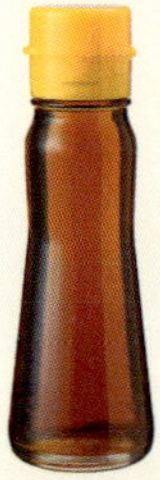

ごま油　コーン油　大豆油　綿実油　グレープシードオイル

必須脂肪酸で悪玉コレステロールを減らす働きがあるとされるリノール酸が代表。とりすぎはアレルギー症状の原因になるとも。

オメガ3系脂肪酸

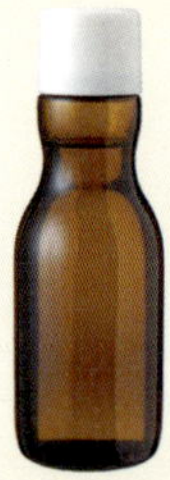

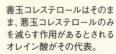

アマニ油　えごま油　魚油

血液中の中性脂肪を下げる、アレルギー症状の緩和など健康効果が期待されるEPA、DHA、α-リノレン酸が代表。必須脂肪酸。

必須脂肪酸……生きていくのに欠かせない栄養素。体内で合成できない。

point 3 動物性脂肪は どんどん食べていい

動物性脂肪はコレステロール値が高いと敬遠されがちですが、「日本人の食品摂取基準」2015年版から、コレステロールの摂取上限が撤廃。食品のコレステロールが直接、血中のコレステロール値を上げるわけではないため、動物性油脂もしっかり食べましょう。酸化しにくいのも◎。

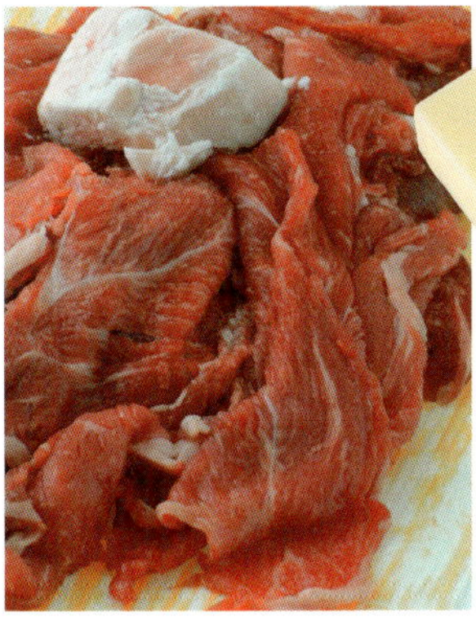

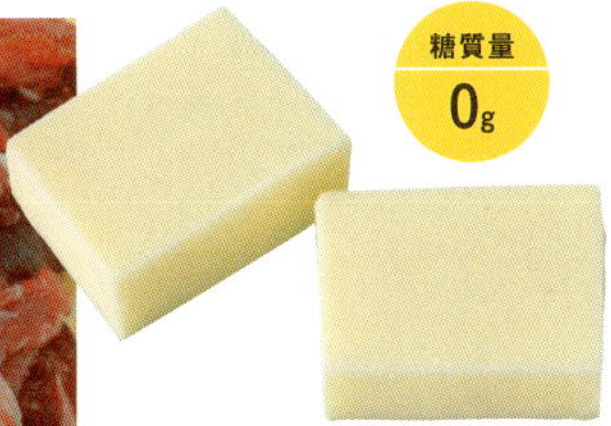

糖質量 0g

バターもOK

動物性脂肪は乳製品のバターのほか、豚脂のラード、牛脂のヘッドが一般的。熱に強いので、加熱用調理油に。

point 2 オメガ3は 生で使うのがコツ

必須脂肪酸のオメガ3は積極的にとりましょう。オメガ6とオメガ3が1：1になるようとるのが理想。市販品で手に入れやすいのは、α-リノレン酸が豊富なアマニ油、えごま油。オメガ3は熱に弱いので、ドレッシングなど非加熱で使うのがコツ。

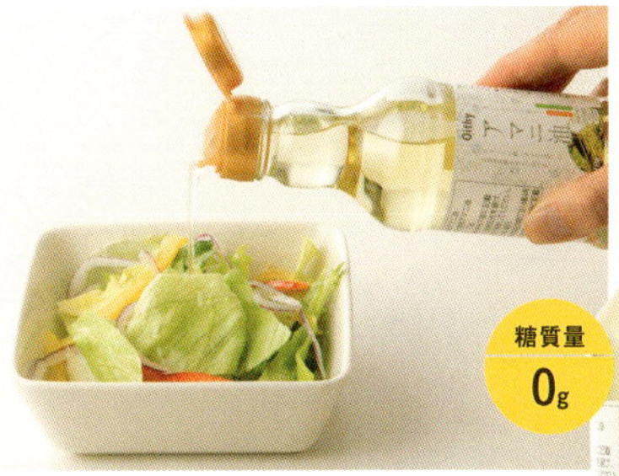

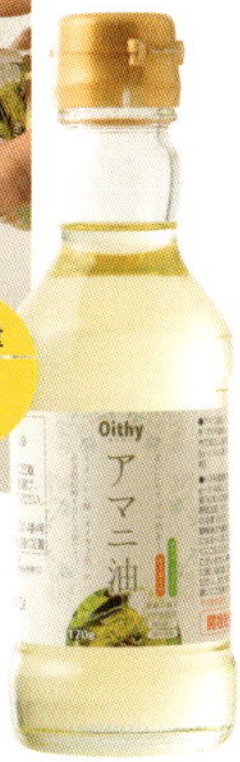

糖質量 0g

アマニ油

亜麻という植物の種子からとれ、フラックスオイルの名でも流通。加熱せず1日小さじ1程度の摂取を。

point 5 マーガリンは 要注意！

マーガリンやショートニングなどに含まれるトランス脂肪酸は心臓病や動脈硬化などの生活習慣病につながるおそれがあるため、とらないほうがベター。クッキーやスナック菓子などにも使われているので、成分表をよく見て購入するようにしましょう。

トランス脂肪酸って何？

水素添加で人工的につくられた油脂に注意

諸外国の研究結果によると、トランス脂肪酸の過剰摂取により、心筋梗塞などの冠動脈疾患が増加する可能性が高いとされている。また、肥満やアレルギー性疾患についても関連が認められている。

糖質量 0g

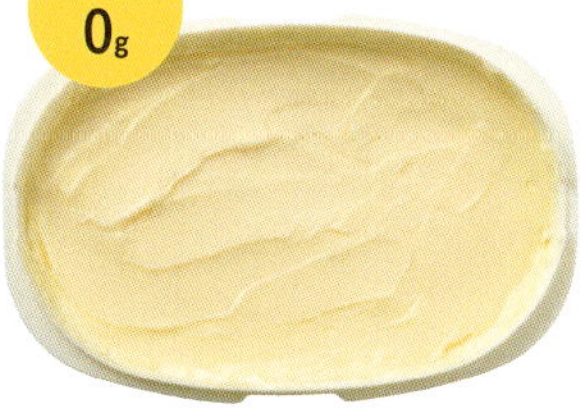

マーガリン

最近は、トランス脂肪酸フリーのものも。表示を確認して購入を。

point 4 ココナッツオイルを 利用する

ココナッツオイルは、すぐにエネルギー（ケトン体）に変わる中鎖脂肪酸を約60％も含む。食べると約2時間後にはエネルギーがつくられ始め、そのスピードはふつうの油脂の約5倍。糖質オフでココナッツオイルを利用すると、炭水化物への飢餓感が薄れ、体脂肪を燃焼する回路にスムーズに移りやすい。

独特のココナッツの甘い香りがあるため、初めて使う場合は、コーヒーに入れる、みそ汁に加えるなど、あたたかい飲み物や汁ものに入れると摂取しやすい。

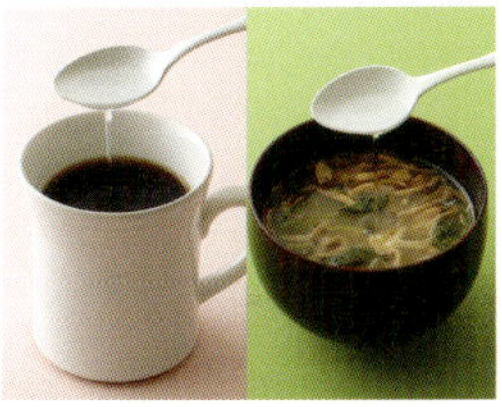

糖質量 0g

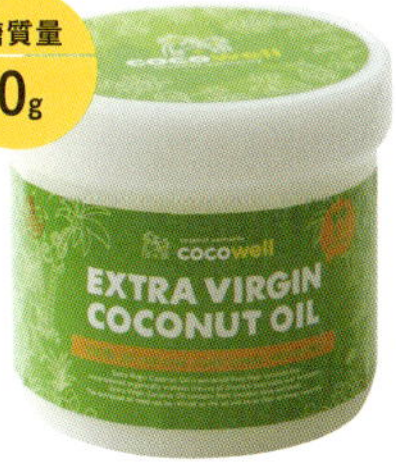

ココナッツオイル

ココナッツオイルは約20度以下で固体に。酸化しにくく、熱に強いので、加熱調理向き。1日大さじ2杯が目安。

糖質オフの不安を解消

糖質オフは、言葉は聞いたことがあるけれどよく知らない。ほんとに体にいいの……？　初めて糖質オフを実行する人の「わからない」を全部解決。

よくある疑問

1 糖質オフは厳格にするとよくないと聞きましたが本当ですか？

これで不安解消

ごはんを食べずにおかずをしっかり食べれば大丈夫

糖質オフでいちばん多いのが、「どの程度まで糖質を制限すればいいのか？」という質問です。お菓子などの甘いものをやめるだけでいいのか？　ごはんを減らせばいいのか？　3食ともに抜くのか？　それ以上なのか？

実際、糖質オフを実践している人の中でも、受けとり方はさまざまで、制限しているレベルもまちまちです。この質問のように、「厳格」を追求していくと、最終的には「断糖」に行きつきます。野菜にも糖は含まれているので、ストイックになりすぎると、野菜の微量な糖までも気にしなければなりません。健康な人で、ダイエットや健康維持が目的という場合は、神経質になるのはおすすめしません。

この本では、弱・中・強と三つの糖質オフレベルを提案していますが（p.18～23参照）、そのどれもに共通するのは、「おかずをしっかり食べる」ということです。まずは、肉、魚、卵、大豆製品などのたんぱく質と、野菜をたっぷり使ったおかずを、献立の中心にしておなかいっぱい食べましょう。ごはんは主食ではなく、副菜くらいに考えるのが、ちょうどいいと思います。

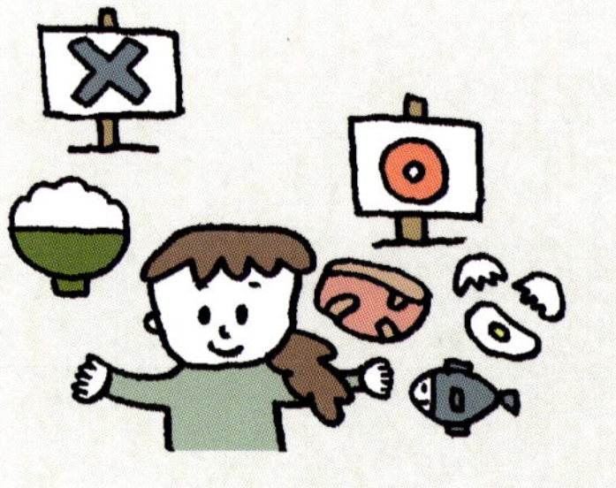

よくある疑問

2 筋肉量は落ちませんか？

これで不安解消

たんぱく質をしっかりとれば筋肉量は落ちません

糖質オフというと、オフ＝制限で、引き算のイメージばかりが先行しているのがとても残念です。

日本の食生活は、米飯を主食におかずを食べる和食の献立です。ですから、糖質オフといっても、今まで食事から単純にごはんを抜いただけの人がとても多いのです。これでは完全にエネルギー不足です。さらに、カロリー神話が依然として残っているため、おかずの内容も、野菜やとうふなどが中心という人も少なくありません。これでは必要な栄養素が不足してしまいます。

このケースは「まちがった糖質オフ」。糖質オフをして筋肉量が落ちる、力が入らないなどの自覚症状がある人は、食事内容を今すぐチェックしてください。

「正しい糖質オフ」は、糖質を控えた分、肉や魚、卵、大豆製品のたんぱく質たっぷりのおかずをプラス。正しい糖質オフは足し算のイメージなのです。この本では、1日に必要なたんぱく質量は体重×1・3g（体重50kgの人は65g）としています。糖質オフの食事なら、筋肉が落ちるどころか、引き締まった美しい筋肉をつけることも可能です。

たんぱく質の食事摂取基準（推奨量 /g）

年齢 ＼ 性別	男性	女性
10-11 才	50	50
12-14 才	60	55
15-17 才	65	55
18 才以上	60	50
70 才以上	60	50

「日本人の食事摂取基準」2015 年版より

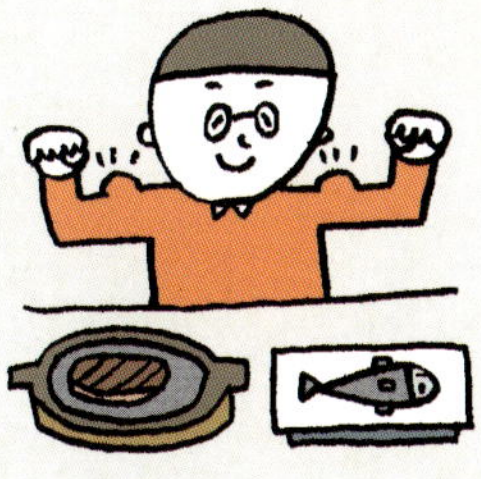

よくある疑問

3 糖質オフで栄養不足になりませんか？ 栄養バランスは大丈夫？

これで不安解消

糖質オフにすると、むしろ栄養バランスがよくなります

まったく心配はいりません。糖質オフの食生活にすることで、以前よりも栄養がしっかりとれると思います。その理由は、たんぱく質を含んだ食品をたくさん食べるから。糖質オフでは糖質を控える分、体重1kgに対してたんぱく質1・3gをとるように指導しています（体重50kgの人はたんぱく質65g）。

たんぱく源となる食品には、肉、魚、卵、乳製品、大豆製品がありますが、これらの食品を組み合わせることで、たんぱく質はもちろん、脂質、ビタミンやミネラルまでカバーすることができます。

ところで、炭水化物中心の食事は、実は栄養不足になりやすいというのをご存じでしょうか？ 炭水化物（糖質）を体内で消化・分解するには、ビタミンB群などほかの栄養素の助けが必要で、体内の栄養素を消費します。

しかし、炭水化物の多くにはビタミンやミネラルが実はあまり含まれていません。その栄養素の補給には、レバーや豚肉、まぐろ、牛乳、鮭などのたんぱく質が豊富な食品が必須です。

糖質を控えて、たんぱく質をしっかりとることは、体に必要な栄養を満たす効率のいい食事法といえるでしょう。

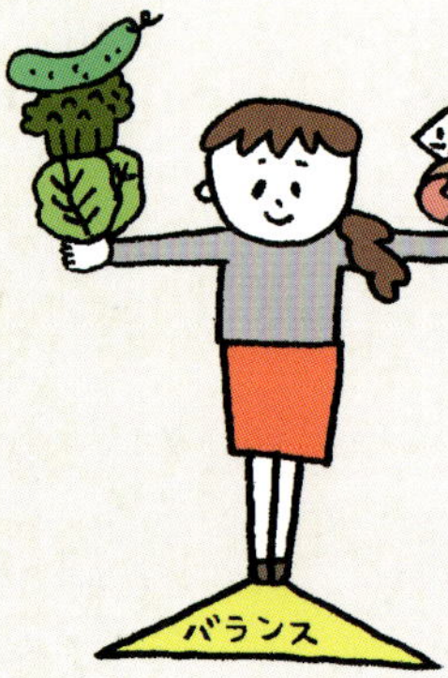

よくある疑問

4 糖質オフはリバウンドしやすいと聞きますが……

これで不安解消

体重を糖質オフの目標にしない。これがリバウンドしないコツ

ダイエットのリバウンドは、糖質オフに限ったことではないと思いますが、そう言われることが多いのは、とりあえずは減量に成功する人が多い証しの裏返しかもしれません。

しかし、目標体重を達成すると、多くの人が「ごほうび」と称して一気に甘いものを食べ始め、それを機に炭水化物中心の生活に戻ってしまう場合もあります。

糖質オフはダイエットメソッドではありません。一生続けられる健康のための食生活スタイルと考えてください。

ですから、体重の数値だけを目標にしないほうがいいかもしれません。

糖質オフは、減量のほかにさまざまな健康メリットがあります。体形、肌の調子などを見ながら、体調をコントロールするために糖質オフを利用すると、リバウンドとは無縁になるのではと思います。

また、甘いものなどを食べても後ろめたく思わず、引きずらないこと。そのあとは糖質オフに戻せばいいのです。

切りかえをしっかりするのも糖質オフでは大切です。

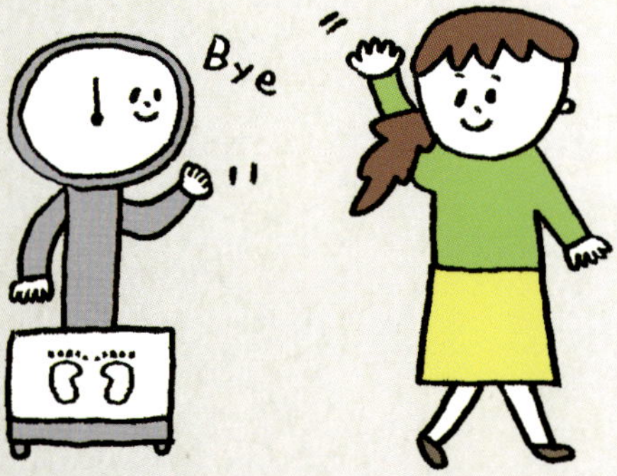

よくある疑問

5 糖分がないと、脳が働かないのでは？エネルギー不足になりませんか？

これで不安解消

体のエネルギー源は、ぶどう糖だけではありません

現代人は米飯や、小麦粉から作られたパンやめんを主食にしているため、糖質をエネルギーにしています。

しかし、人の体は、糖質だけでなく、脂質やたんぱく質もエネルギー源として使うことをご存じでしょうか。たとえばおなかがすいたとき、たまたま糖を補給できないと、アミノ酸（たんぱく質）をぶどう糖にかえて血液中に供給します。

脂質の場合は、分解された脂肪酸が肝臓で〝ケトン体〟になり、エネルギー源として使われます。体のエネルギー源には、ぶどう糖とケトン体の2種類があるのです。

脳のエネルギー源はぶどう糖だけというのがこれまでの定説でした。しかし、近年の研究でケトン体もエネルギー源となることがわかってきました。

ケトン体はぶどう糖の約1・25倍のエネルギーをつくり出すとされ、非常に効率がいいエネルギー源です。

糖質オフでは肉や魚、卵などをしっかりとることで、たんぱく質と動物性脂質を確保。オリーブ油やアマニ油、ココナッツオイルなども利用するため、エネルギー不足にはなりません。

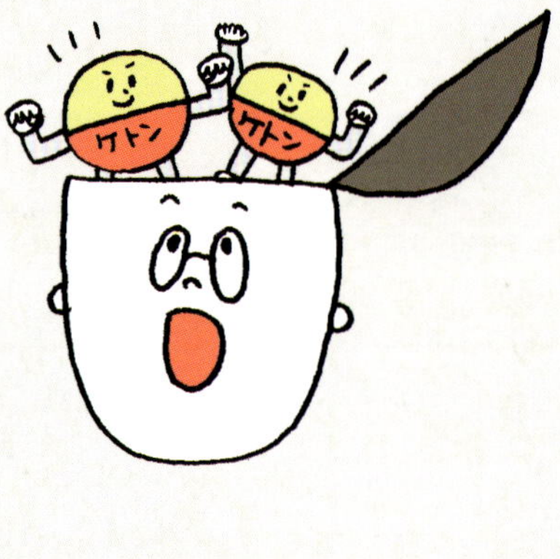

よくある疑問

6 肉、油などカロリーの高いものを食べて大丈夫?

これで不安解消

糖質オフでは、カロリーは気にしなくて大丈夫

そもそも「カロリー」とは、エネルギーの単位です。1㎖の水の温度を1度上げるエネルギーが1㎈(カロリー)。1ℓの水の温度を1度上げるために必要なエネルギーは1㎉(キロカロリー)です。これを人にあてはめたのがカロリーダイエットです。

たとえば、100㎉のエネルギーをもつ食べ物を食べたとき、そのエネルギーすべてを消費できなかった場合、残ったエネルギーが「脂肪」として体に貯蔵されるという理論です。

しかし近年、アメリカの国民健康栄養調査では「摂取カロリーの増加と体重増加には相関関係はない」というデータも発表され、カロリー制限によるダイエットは過去のものになりつつあります。

糖質オフでは、カロリーは気にしなくてもよいのですが、なかには毎食、肉を大量に食べる人もいます。

食べすぎれば、やっぱりやせません。たんぱく質からも糖がつくられるため、インスリンが大量に出てしまうからです。

同じように、脂肪もとりすぎは、体脂肪として蓄積されます。ダイエットに暴飲暴食、早食いはNG。ゆっくりよくかんで食べましょう。

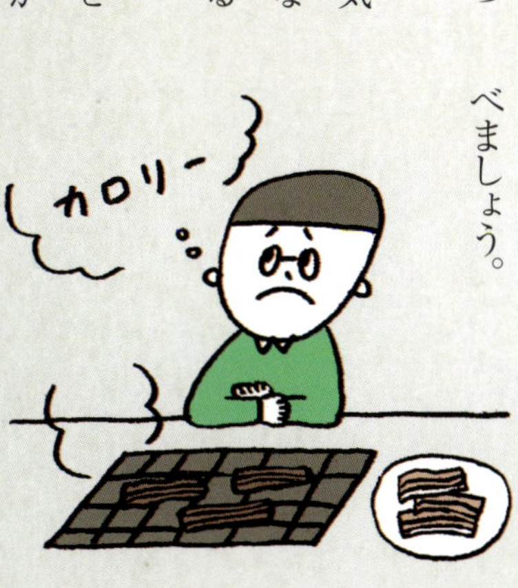

正しい糖質オフの食べ方がよくわかる!

糖質オフレシピ集

糖質オフの料理を食べ方のスタイル別に紹介します。チェックが多いのがあなたにぴったりの食べ方スタイル。いくつかのスタイルを組み合わせるのもおすすめです。

こんな食べ方スタイル／

食べ方 style 1 タイプ

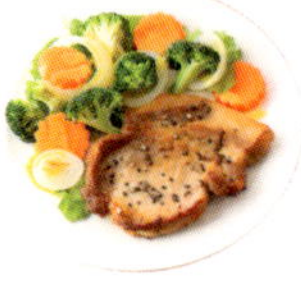

ワンプレートに盛りつける

大きめの皿に、たんぱく質（肉、魚など）と野菜のおかずを半々に盛るのが1食分。量の目安がわかりやすく、本格的に糖質オフを始めたい人におすすめ。

レシピは p.54 ～

向いているのはこんな人

- □ 何を食べるのか見当がつかない
- □ 食べる量がまったくわからない
- □ いろいろ作るのはめんどう
- □ 食事をスパッと切りかえたい
- □ 本気で糖質オフにとり組みたい

食べ方 style 2 タイプ

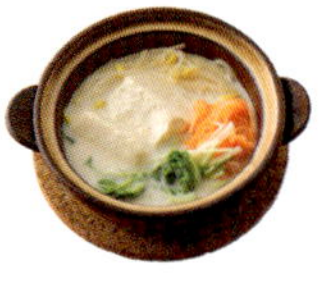

なべならラクラク満腹

料理に自信がない人に特におすすめ。材料を入れて煮るだけのなべ料理なら失敗なしでおいしくつづく。具材たっぷりでボリューム満点、汁まで飲めば満腹に。

レシピは p.66 ～

向いているのはこんな人

- □ 料理は苦手。ラクに調理したい
- □ これ1品だけですませたい
- □ 帰宅が遅くて、夕飯が毎日遅くなりがち
- □ 満腹になるまで食べないと気がすまない
- □ ズボラな性格だと思う

＼さらに／

効果を上げる3つの食べ方とレシピを伝授!

上の食べ方にプラスすると、より効果を発揮するダイエットテクニックです。

野菜を先に食べる

最初に野菜を食べてダイエット効果を上げる「ベジタブルファースト」を知っていますか？　食物繊維たっぷりの簡単野菜料理のバリエをふやしましょう。

くわしくは p.116

あなたに向いているのは

食べ方style タイプ5

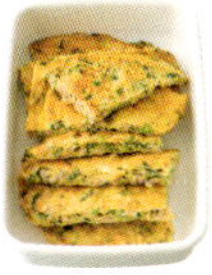

作りおきを活用する

平日は忙しいので休日にまとめて作っておきたい人はもちろん、おやつや間食、お弁当用にもぴったり。ちょっとつまめるものがあると、ドカ食い防止にも。

レシピは p.104 ～

向いているのはこんな人

- □ 平日は忙しくて料理する時間がない
- □ まとめて作って節約したい
- □ 休日に作りおきしたい
- □ すぐ食べられるものが冷蔵庫にほしい
- □ 弁当は手作りして持っていっている

食べ方style タイプ4

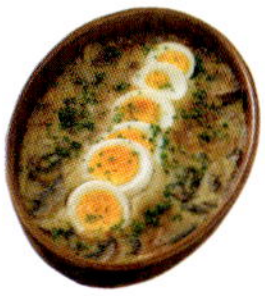

定番料理の味や食材をひと工夫

いつも食べている食事の印象をガラッと変えず、使う食材や味つけを低糖質にチェンジ。ごはんも少しずつ減らし、ゆっくり糖質オフに慣れていきたい人に。

レシピは p.92 ～

向いているのはこんな人

- □ なじみのある料理で糖質オフしたい
- □ いままでの食生活を大きく変えたくない
- □ 料理を工夫して作るのは好き
- □ 食材や味つけから糖質オフを始めたい
- □ 和食が好きで和風のおかずを知りたい

食べ方style タイプ3

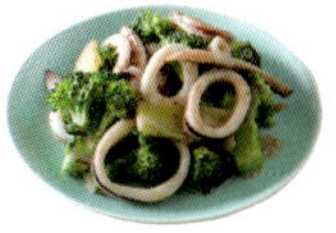

おつまみスタイルでおかずいろいろ

何種類かの料理を、お酒といっしょに食べて飲む。お酒が好き、料理を作るのも好きという人に向くスタイル。飲みすぎと〆に炭水化物を食べないよう注意して。

レシピは p.76 ～

向いているのはこんな人

- □ 毎日の晩酌が楽しみ
- □ お酒とつまみがあれば夕飯はOK
- □ あれこれ料理を作るのが好き
- □ 少しずついろんな料理を食べたい
- □ 家族や友人とおうちごはんを楽しみたい

デザートは安心の手作りスイーツ

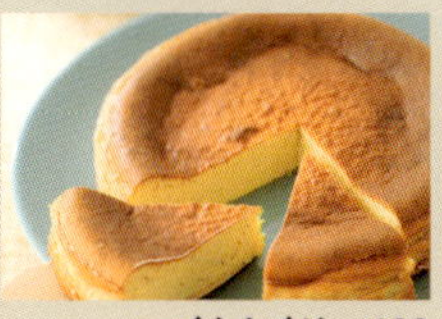

くわしくは p.128

やせる体質をつくる朝食メニュー

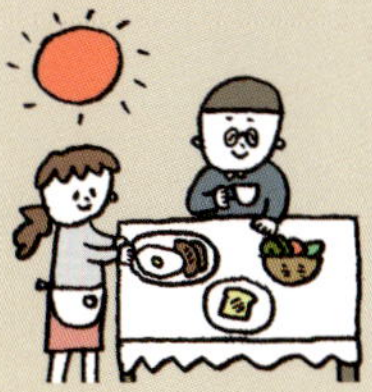

糖質オフのキーポイント、それが朝食。朝に血糖値を上げてしまうと、その影響は一日じゅうつづくので、朝食に何を食べるかは重要。おすすめは卵料理です。

くわしくは p.124

汁物で満足度がアップ

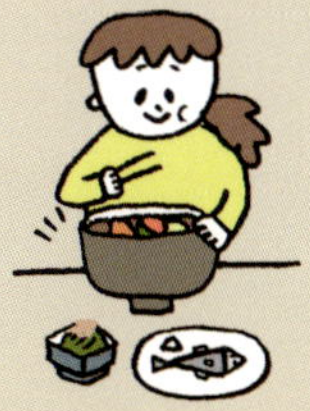

主食を食べないまたは減らすと、どうも満足しない人は、汁物をプラスして。水分でおなかがふくれるため、満腹になることまちがいなし。

くわしくは p.120

食べ方
style

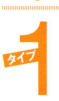

タイプ1

必要なたんぱく質&野菜の量がわかりやすい

ワンプレートに盛りつける

24cm前後の皿を用意してください。半分に肉、魚、卵などのたんぱく質源を、残り半分に野菜料理を盛ります。それぞれ100〜150 gになり、これは1日にとりたいたんぱく質、野菜の量の3分の1に相当します。

ワンプレートの基本

1. 24cmの皿に肉や魚と野菜を半分ずつ
2. たんぱく質は20〜30gとれる
3. 野菜は約100gとれる

肉や魚と野菜を
1：1で盛る

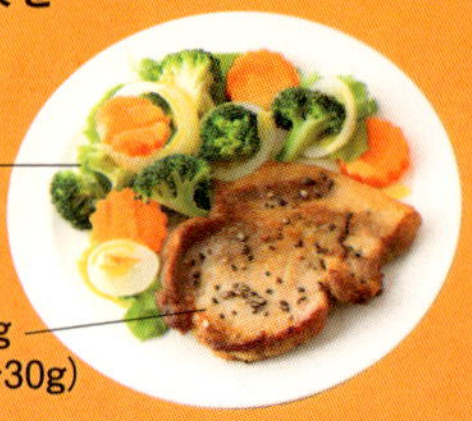

野菜は
約100g
肉や魚は100〜150g
(たんぱく質量 20〜30g)
24cmの皿

糖質量 6.8g　たんぱく質量 3.3g

温サラダ　マスタード風味

材料(2人分)

ブロッコリー…100g
玉ねぎ…100g
にんじん…50g
リーフレタス…少々

A
酢…大さじ1
塩…小さじ¼
こしょう…少々
オリーブ油…大さじ2
フレンチマスタード…小さじ2

作り方

1 ブロッコリーは小房に分ける。玉ねぎは7〜8㎜厚さの輪切りにする。にんじんは5㎜厚さの輪切りにし、好みで型で抜く。
2 なべに湯を沸かし、にんじん、玉ねぎ、ブロッコリーを順に少し時間差をつけて入れる。色よくゆで、ざるに上げて水けをきる。
3 ボウルにAを入れてまぜ、ドレッシングを作る。
4 器にリーフレタスを敷いて2をのせ、3をかける。(検見﨑)

糖質量 0.9g　たんぱく質量 29g

ポークステーキ

材料(2人分)

豚ロース肉(とんカツ用)…2枚(300g)
塩、こしょう…各少々
にんにく(つぶす)…1かけ
オリーブ油…大さじ1
あらびき黒こしょう…少々

作り方

1 豚肉は筋を切って全体を軽くたたき、塩、こしょうを振る。
2 フライパンにオリーブ油、にんにくを入れて弱火にかける。香りが立ち、にんにくが薄く色づいたら、にんにくをとり出す。
3 1を入れて中火にし、5〜6分焼いてカリッとしてきたら、返して2〜3分焼く。
4 器に盛り、黒こしょうを振る。(検見﨑)

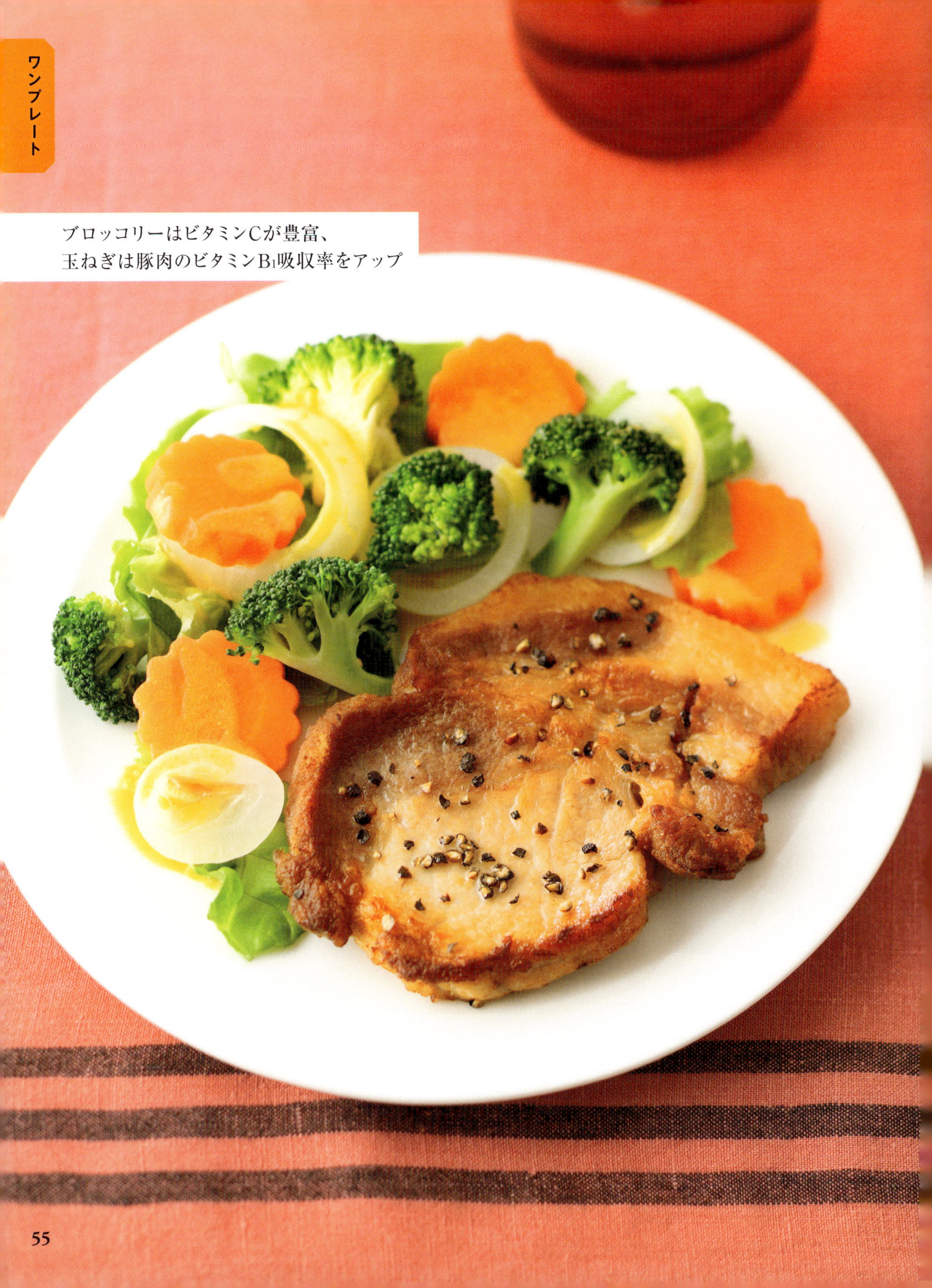

ブロッコリーはビタミンCが豊富、
玉ねぎは豚肉のビタミンB_1吸収率をアップ

ぶりの黒こしょうグリル

糖質量 6.3g　たんぱく質量 28g

材料（2人分）

ぶり…2切れ（250g）
塩、あらびき黒こしょう…各少々
絹さや…60g
玉ねぎ…100g

作り方

1 ぶりは塩、黒こしょうを振る。
2 絹さやは筋を除き、熱湯でさっとゆでて湯をきる。玉ねぎは芯をつけたままくし形に切る。
3 魚焼きグリルに1を入れ、こんがりするまで中火で8〜10分焼く（片面焼きの場合は途中で返す。焦げそうなときはアルミホイルをかぶせる）。途中で玉ねぎを入れて5〜6分焼き、器に盛って絹さやを添える。

（検見﨑）

ねぎと白菜のサワークリーム煮

糖質量 4.4g　たんぱく質量 1.7g

材料（2人分）

ねぎ…1本（80g）
白菜…150g
オリーブ油…大さじ½
A　塩…少々
　タイム（フレッシュ）…少々
　ローリエ…½枚
サワークリーム…50g

作り方

1 ねぎは縦半分に切ってから4㎝長さに切る。白菜は一口大のざく切りにする。
2 フライパンにオリーブ油を中火で熱し、1を入れていためる。油がなじんだらAを加えてふたをし、弱火で10分蒸し煮にする。
3 野菜がくったりとしたら、サワークリームを加えて火を止める。ふたをして3〜4分おき、全体をまぜ合わせる。

（検見﨑）

ワンポイント Advice

1日に必要なたんぱく質がとれる

24㎝の皿の半分に肉や魚を盛ると、重さは100〜150g、たんぱく質量は20〜30g。体重50kgの人が1日にとりたいたんぱく質量は65gなので、1食で30〜50%摂取。卵、乳製品、とうふなども組み合わせて、幅広い食材からとるのが理想的です。

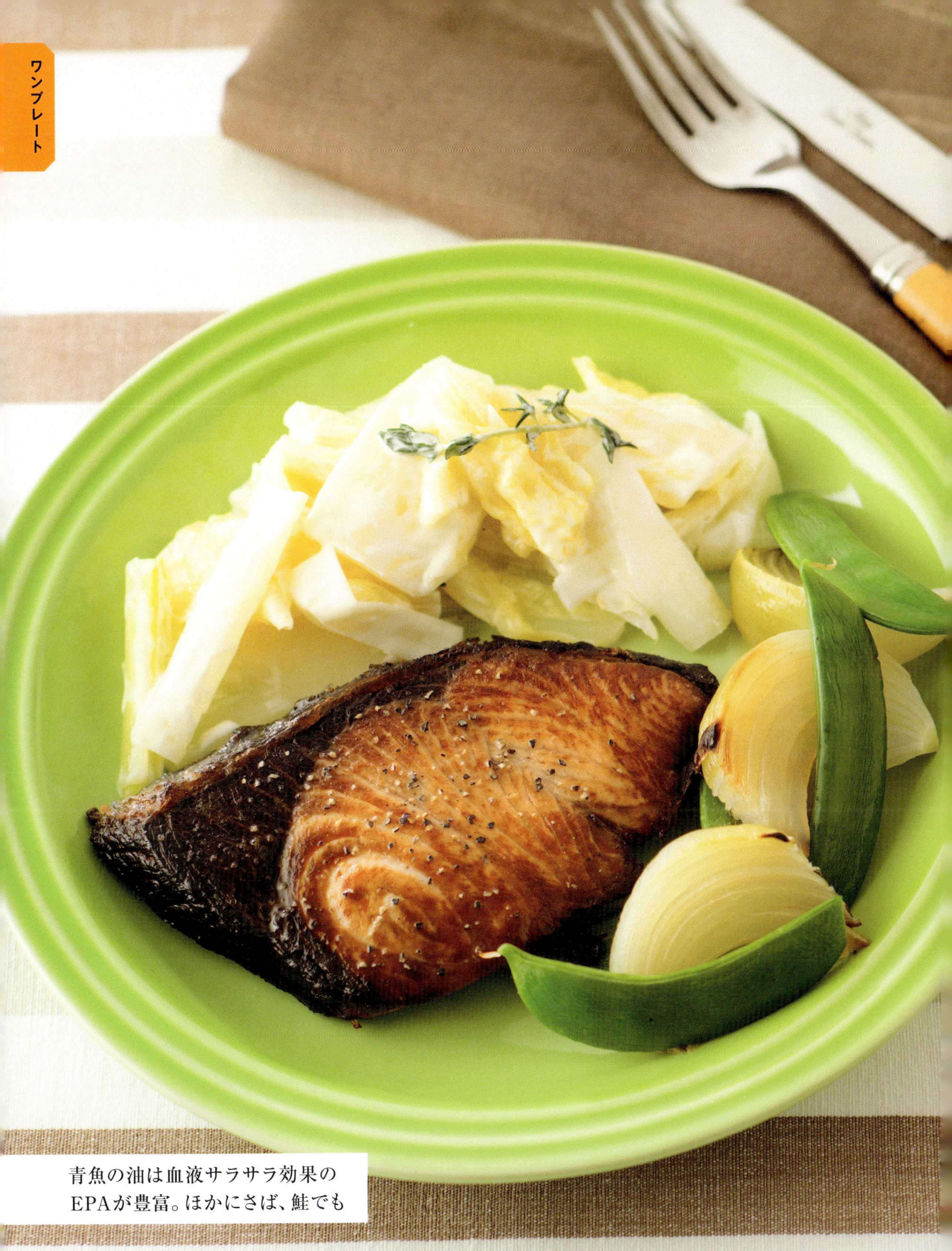

青魚の油は血液サラサラ効果の
EPAが豊富。ほかにさば、鮭でも

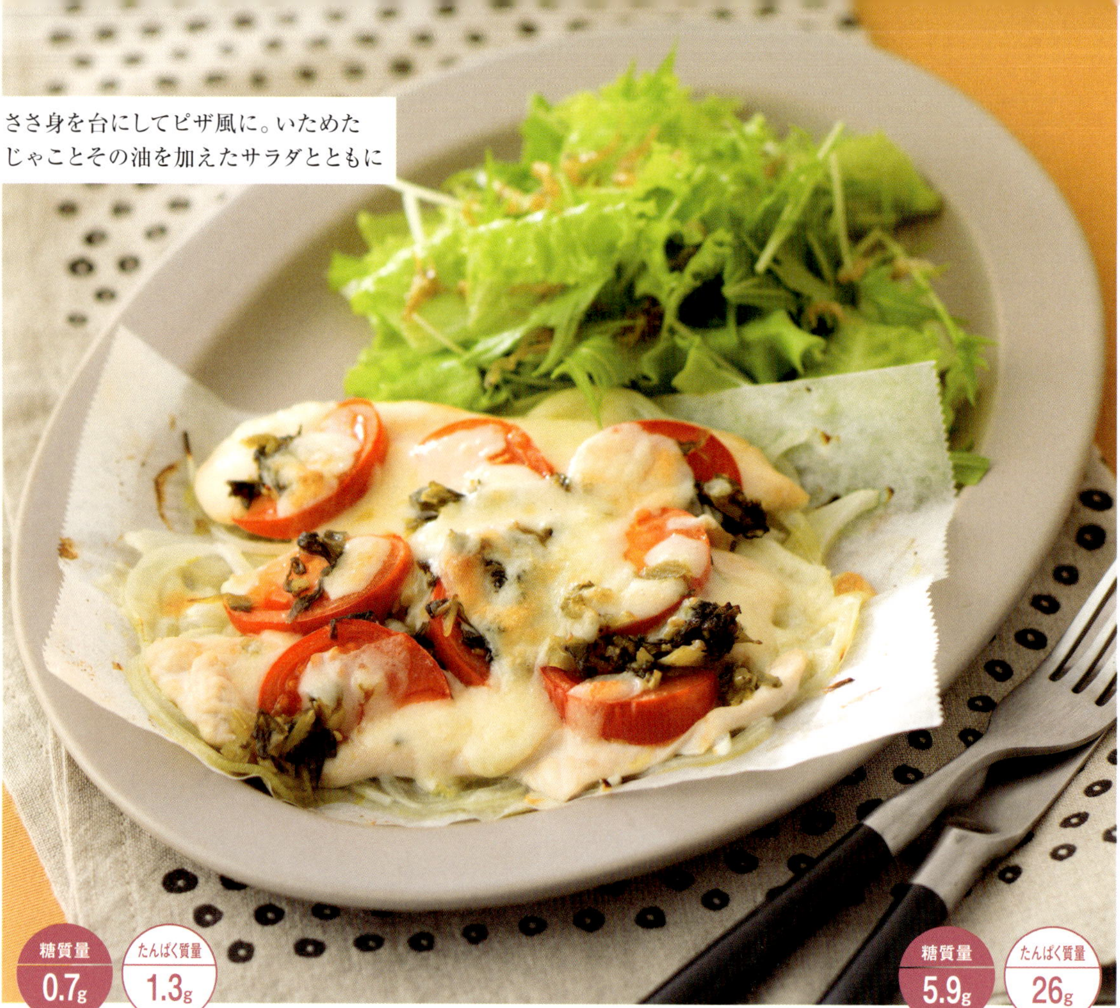

ささ身を台にしてピザ風に。いためたじゃことその油を加えたサラダとともに

糖質量 0.7g　たんぱく質量 1.3g

糖質量 5.9g　たんぱく質量 26g

リーフレタスと水菜のサラダ

材料（2人分）

リーフレタス…40g
水菜…20g
ちりめんじゃこ…10g
ごま油…大さじ1
塩、こしょう…各少々
酢…小さじ2

作り方

1 リーフレタスは一口大に切る。水菜は3〜4㎝長さに切る。
2 フライパンにごま油を弱火で熱し、じゃこをカリカリになるまでいためる。
3 1に、2を油ごと加えてあえ、塩、こしょう、酢を加えてまぜる。（検見﨑）

ささ身のチーズ焼き

材料（2人分）

鶏ささ身…3本（200g）
塩、こしょう…各少々
玉ねぎ…100g
トマト…小1個（100g）
高菜漬け（刻んだもの）…20g
ピザ用チーズ…20g

作り方

1 玉ねぎは薄切り、トマトは5〜6㎜厚さのくし形に切る。
2 ささ身は筋を除き、観音開き（中央に切り込みを入れて左右に開く）にしてから縦半分に切り、塩、こしょうを振る。
3 クッキングシートに玉ねぎを広げ、2をのせる。トマトをのせ、高菜漬け、チーズを散らす。
4 オーブントースターでチーズがとけるまで7〜8分焼く。（検見﨑）

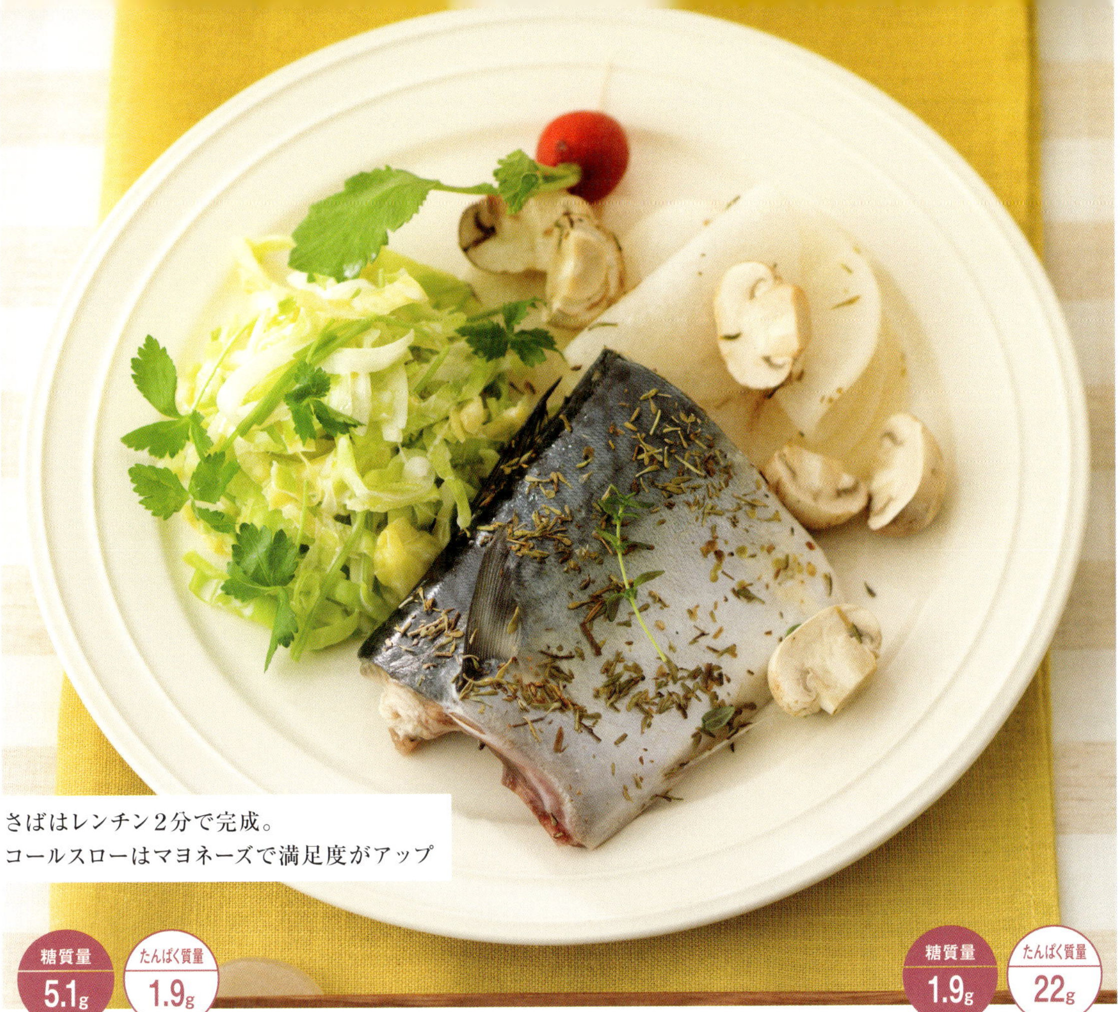

さばはレンチン2分で完成。
コールスローはマヨネーズで満足度がアップ

糖質量 5.1g　たんぱく質量 1.9g

三つ葉入りコールスロー

材料（2人分）

キャベツ…150g
玉ねぎ…50g
三つ葉…20g
塩…小さじ⅔
マヨネーズ…大さじ2
こしょう…少々
ラディッシュ…2個

作り方

1 キャベツは細切り、玉ねぎは薄切り、三つ葉は4㎝長さに切る。
2 ボウルに入れ、塩を振ってざっとまぜ、20分ほどおく。なじんだら手でよくもみ、しんなりしたら水けをギュッとしぼる。
3 マヨネーズ、こしょうを加えてあえ、器に盛ってラディッシュを添える。（検見﨑）

糖質量 1.9g　たんぱく質量 22g

さばのレンジハーブ蒸し

材料（2人分）

さば…2切れ（200g）
大根…100g
マッシュルーム…50g
タイム（フレッシュ）…少々
A 塩…少々
　タイム（ドライホール）…少々
　オレガノ（ドライホール）…少々

作り方

1 大根は薄い輪切りにする。マッシュルームは石づきを落とし、縦半分に切る。
2 さばはAをまぶす。
3 耐熱容器に1の半量、さば1切れを入れる。ラップをふんわりとかけ、電子レンジ（600W）で2分加熱する。とり出してラップをぴったりかけ直し、5分おいて蒸らす。残りも同様に作る。
4 器に盛り、タイムを飾る。（検見﨑）

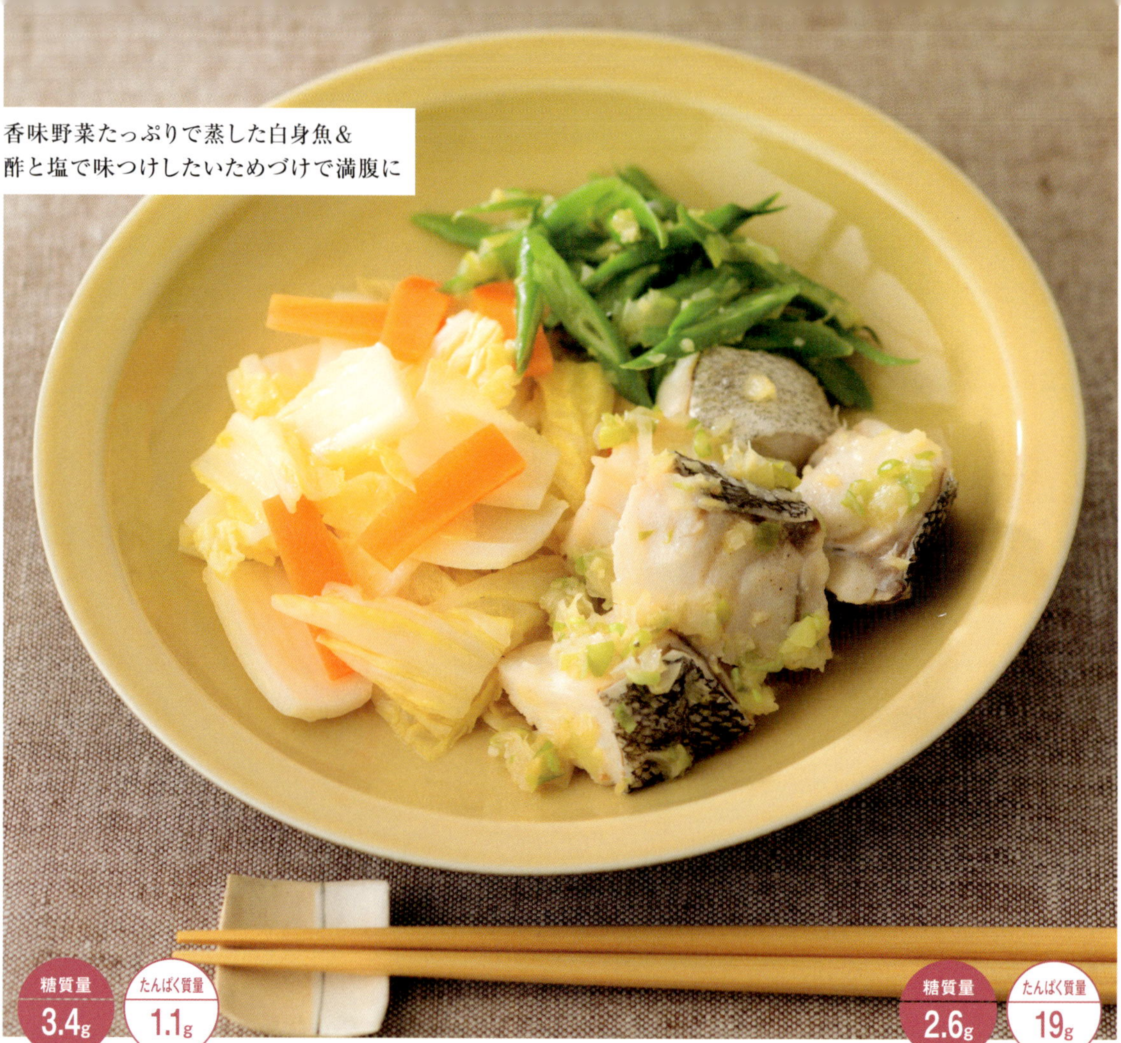

香味野菜たっぷりで蒸した白身魚&
酢と塩で味つけしたいためづけで満腹に

糖質量 3.4g　たんぱく質量 1.1g

白菜、にんじんのいためづけ

材料(2人分)

白菜…150g
にんじん…30g

A
ごま油…大さじ½
にんにく(つぶす)…½かけ
赤とうがらし(ちぎる)…1本

B
酢…大さじ3
塩…少々

作り方

1 白菜はざく切りにする。にんじんは短冊切りにする。
2 フライパンにAを入れて中火で熱し、香りが立ったら、にんじん、白菜の軸、葉を順に加えていためる。
3 油がなじんだらバットなどに移し、Bを加えてまぜる。
(検見﨑)

糖質量 2.6g　たんぱく質量 19g

たらの中華風蒸し

材料(2人分)

生たら…2切れ(200g)
ねぎ…½本(40g)
しょうが…1かけ
さやいんげん…80g
ごま油…小さじ1
塩、こしょう…各少々

作り方

1 ねぎ、しょうがはみじん切りにする。いんげんは斜め薄切りにする。たらは3〜4cm長さに切る。
2 フライパンにごま油を中火で熱し、ねぎ、しょうがをいためる。香りが立ったら湯100mℓを注ぎ、煮立ったら、たらを加える。ふたをして弱めの中火で7〜8分蒸す。
3 魚に火が通ったらいんげんを加え、再びふたをしてさらに1〜2分蒸す。ふたをはずし、塩、こしょうを振る。
(検見﨑)

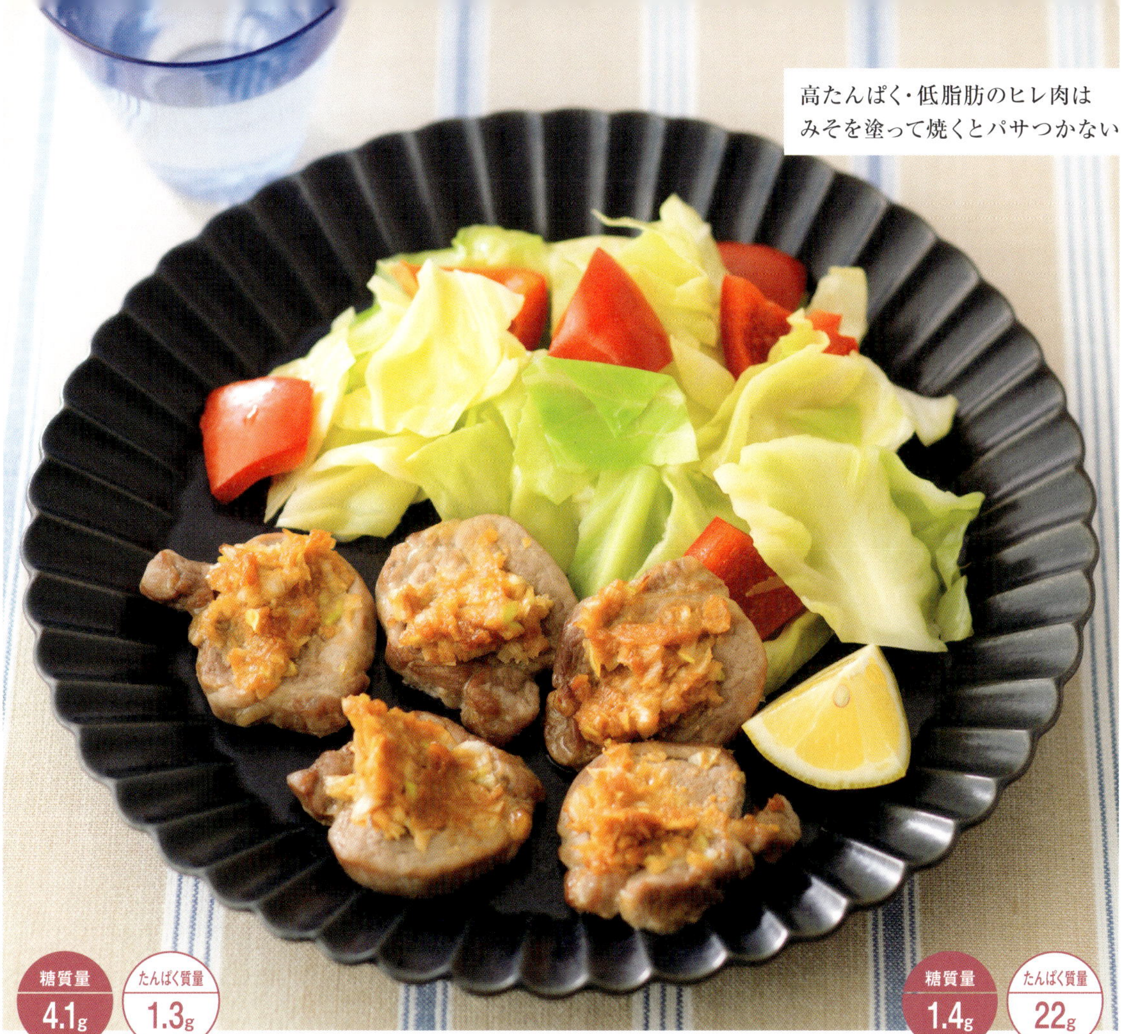
高たんぱく・低脂肪のヒレ肉は
みそを塗って焼くとパサつかない

キャベツとパプリカのマリネ

糖質量 4.1g　たんぱく質量 1.3g

材料（2人分）

キャベツ…150g
パプリカ（赤）…¼個（50g）
塩、こしょう…各少々
ごま油…小さじ1
酢…小さじ2

作り方

1 キャベツ、パプリカは一口大に切る。
2 なべに湯を沸かし、キャベツ、パプリカを入れて30秒～1分ゆでる。ざるに上げて水けをしっかりきる。
3 ボウルに移し、塩、こしょう、ごま油を加えてまぜ、酢を加えてあえる。（検見﨑）

豚ヒレ肉のねぎみそ焼き

糖質量 1.4g　たんぱく質量 22g

材料（2人分）

豚ヒレかたまり肉…200g
塩…少々
ねぎ…10cm（10g）
みそ…大さじ1
レモン…適量

作り方

1 豚肉は7～8mm厚さに切り、塩をまぶす。
2 オーブントースターの天板にクッキングシートを敷き、1を並べて7～8分焼く。
3 ねぎはみじん切りにしてボウルに入れ、みそを加えてまぜる。
4 2に3を塗ってのばし、オーブントースターでみそに焼き目がつくまで3～4分焼く。
5 器に盛り、レモンを添える。（検見﨑）

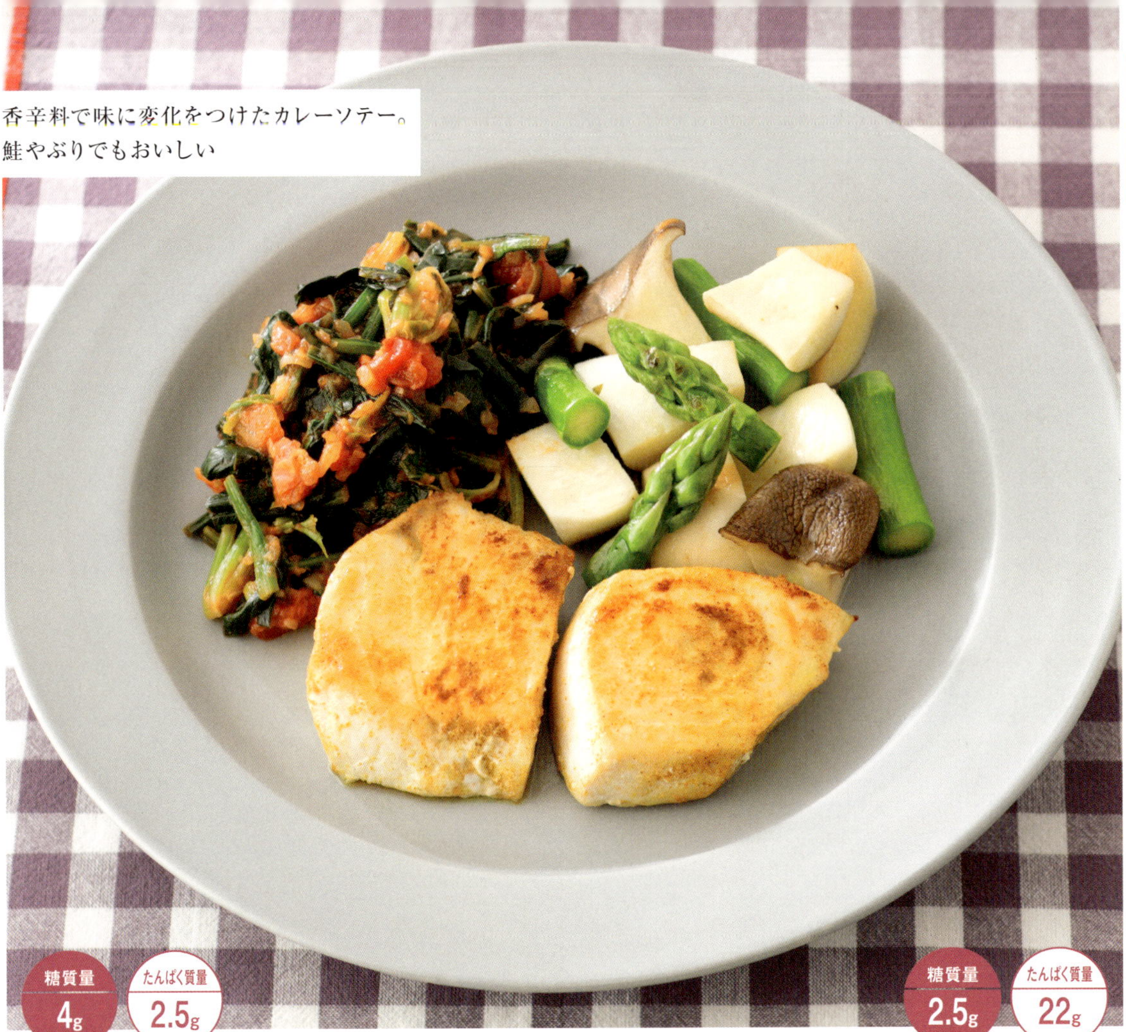

香辛料で味に変化をつけたカレーソテー。鮭やぶりでもおいしい

糖質量 4g　たんぱく質量 2.5g

ほうれんそうのトマト煮

材料（2人分）

ほうれんそう…150g
玉ねぎ…50g
にんにく…½かけ
オリーブ油…大さじ½
トマト缶（ダイスカット）…100g
塩、チリペッパー…各少々

作り方

1 なべに湯を沸かし、ほうれんそうを根元から入れて1分ほど色よくゆでる。手早く冷水にとって冷まし、水けをよくしぼって2～3cm長さに切る。
2 玉ねぎ、にんにくはみじん切りにする。
3 フライパンにオリーブ油を中火で熱し、2をいためる。しんなりしたら1を加えてさらにいため、油がなじんだらトマトを加える。
4 汁けがほとんどなくなるまで煮詰め、塩、チリペッパーを振る。（検見﨑）

糖質量 2.5g　たんぱく質量 22g

かじきのカレーソテー

材料（2人分）

めかじき…2切れ（200g）
エリンギ…100g
グリーンアスパラガス…100g
塩…少々
カレー粉…小さじ¼
オリーブ油…大さじ1

作り方

1 エリンギは縦半分に切ってから一口大に切る。アスパラはピーラーでかたい部分をむき、食べやすく切る。
2 めかじきは半分に切り、塩、カレー粉をまぶす。
3 フライパンにオリーブ油大さじ½を中火で熱して1を入れ、さっといためてとり出す。
4 フライパンにオリーブ油大さじ½を足して熱し、2を並べ入れ、両面をこんがりと焼く。（検見﨑）

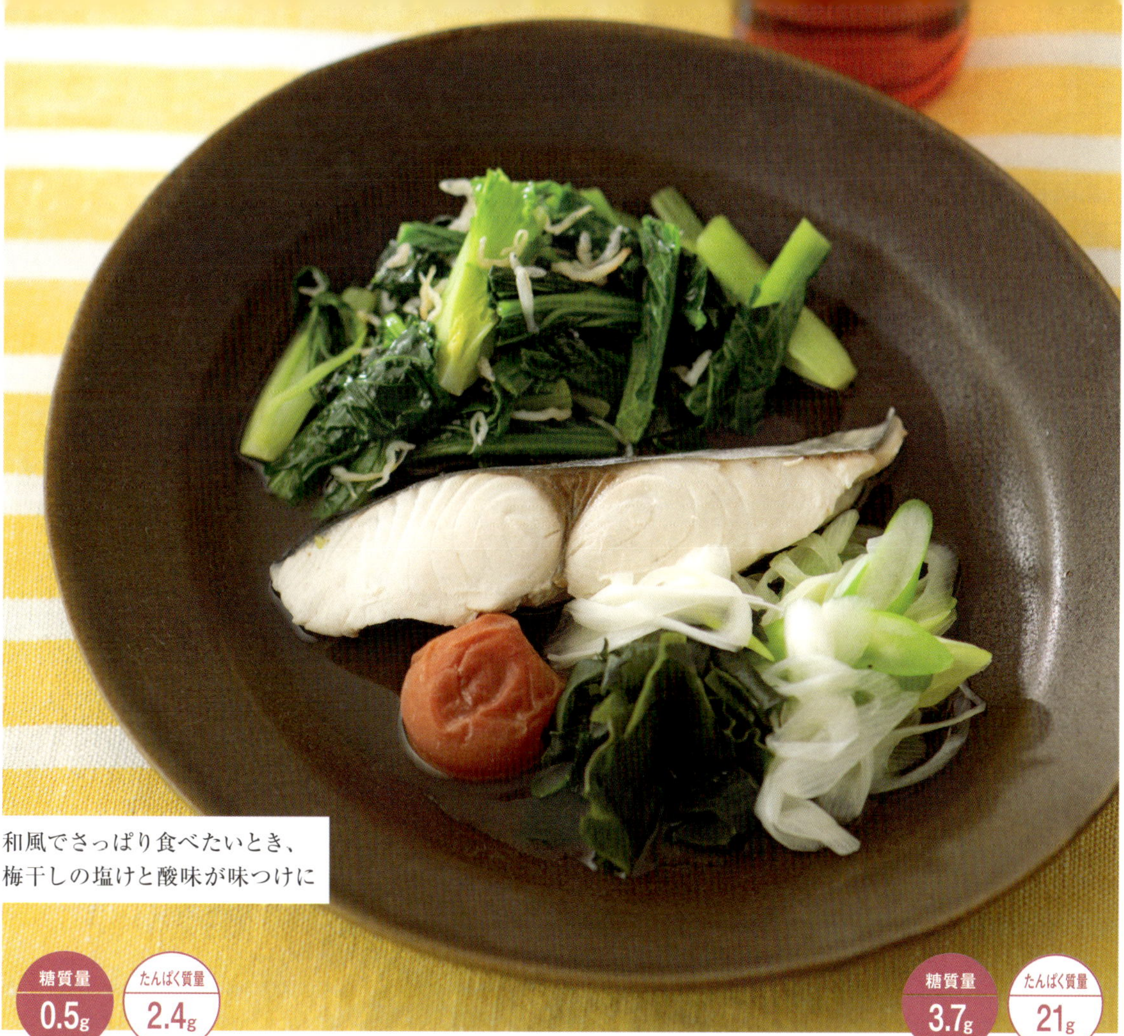

和風でさっぱり食べたいとき、
梅干しの塩けと酸味が味つけに

糖質量 0.5g　たんぱく質量 2.4g

小松菜とじゃこの煮びたし

材料（2人分）

小松菜…150g
ちりめんじゃこ…10g
油（キャノーラ油、米油など）…小さじ1
A　湯…100㎖
　　塩…少々
　　しょうゆ…小さじ¼

作り方

1 なべにたっぷりの湯を沸かし、小松菜を根元から入れて30秒〜1分ゆでる。手早く冷水にとって冷まし、水けをしぼって3〜4㎝長さに切る。

2 フライパンに油、じゃこを入れて中火でいため、じゃこがカリッとしたら、1を加えてさらにいためる。油がなじんだらAを加え、2〜3分煮立てて火を止める。（検見﨑）

糖質量 3.7g　たんぱく質量 21g

さわらの梅煮

材料（2人分）

さわら…2切れ（200g）
梅干し…2個（30g）
ねぎ…½本
カットわかめ（乾燥）…2g
だし（こぶ）…150㎖
しょうゆ…2〜3滴

作り方

1 ねぎは斜め薄切りにする。わかめはたっぷりの水につけてもどす。梅干しは竹ぐしで全体を突く。

2 なべにだし、梅干しを入れて中火にかけ、煮立ったらさわらを加え、ふたをして7〜8分煮る。ねぎ、わかめを加えてさっと煮、しんなりしたらしょうゆを加える。（検見﨑）

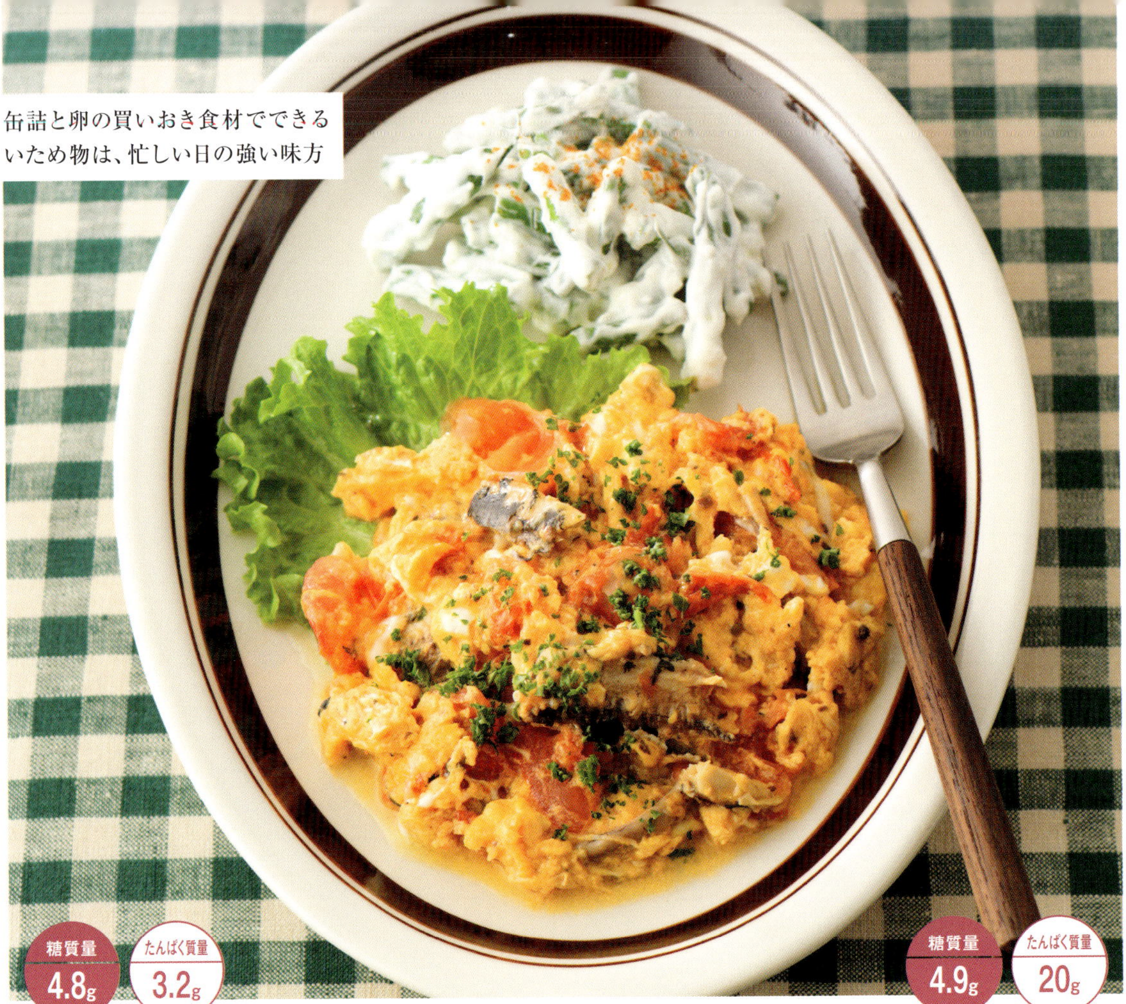

缶詰と卵の買いおき食材でできる
いため物は、忙しい日の強い味方

いんげんのヨーグルトサラダ

糖質量 4.8g　たんぱく質量 3.2g

材料（2人分）

さやいんげん…150g
プレーンヨーグルト
…100g
オリーブ油…大さじ1
塩…少々
レモン汁…小さじ1
こしょう、チリペッパー
…各少々

作り方

1 ヨーグルトはキッチンペーパーを敷いたざるに入れ、20分おいて水きりする。
2 いんげんはなり口を切り落とし、3㎝長さに切る。たっぷりの熱湯で3～4分ゆで、ざるに上げる。
3 フライパンにオリーブ油を中火で熱し、2をいためる。くったりしたら塩を振り、そのまま冷めるまでおく。
4 ボウルに1、3を入れてあえ、レモン汁、こしょうを加えてまぜる。器に盛り、チリペッパーを振る。（検見﨑）

サーディン、トマトの卵いため

糖質量 4.9g　たんぱく質量 20g

材料（2人分）

オイルサーディン缶
…1缶（100g）
にんにく…1.5かけ
トマト…200g
卵…3個
塩…少々
オリーブ油…大さじ1
パセリ（みじん切り）…少々

作り方

1 にんにくはみじん切り、トマトは一口大に切る。卵は割りほぐす。
2 フライパンにオリーブ油、にんにくを入れて中火で熱し、トマトをいためる。トマトがくずれ始めたらオイルサーディンを加え、大きくくずす。
3 とき卵を流し入れ、へらで大きくまぜながら好みのかげんに火を通す。
4 塩を振り、好みでリーフレタスを添えて器に盛り、パセリを振る。（検見﨑）

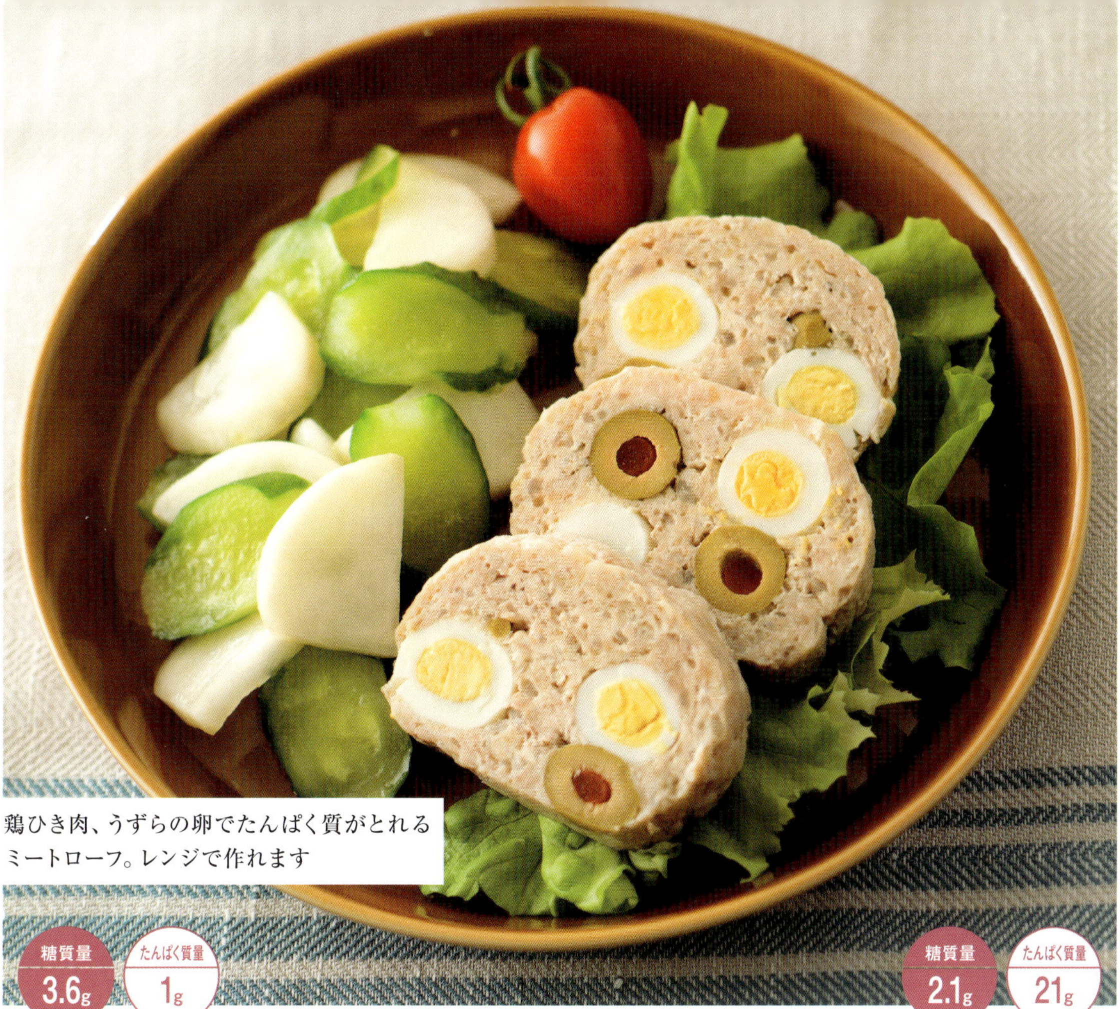

鶏ひき肉、うずらの卵でたんぱく質がとれる
ミートローフ。レンジで作れます

糖質量 3.6g　たんぱく質量 1g

かぶときゅうりのサラダ

材料（2人分）

かぶ…3個（150g）
きゅうり…1本（100g）
塩…小さじ1
オリーブ油…小さじ2
酢…小さじ1

作り方

1 かぶは葉を切り落とし、5〜6㎜厚さの半月切りにする。きゅうりは皮を縞目にむき、5〜6㎜厚さの斜め切りにする。
2 ボウルに1を入れ、塩を振ってよくまぜ、20〜30分おく。なじんだら手でもみ、しんなりしたら水けをギュッとしぼる。
3 オリーブ油、酢を加えてあえる。（検見﨑）

糖質量 2.1g　たんぱく質量 21g

チキンミートローフ

材料（2人分）

鶏ひき肉…200g
玉ねぎ…50g
塩…小さじ¼
こしょう…少々
うずらの卵（ゆで）…6個
スタッフドオリーブ…6個

作り方

1 玉ねぎはみじん切りにする。
2 ボウルにひき肉、1、塩、こしょうを入れてねりまぜる。うずらの卵、オリーブを加えてまぜ、ひとまとめにする。
3 ラップを大きめに切って広げ、中央に2をのせ、10㎝長さの円筒状にする。ラップで巻いて包み、形をととのえる。
4 電子レンジ（600W）で5〜6分加熱し、とり出してそのまま4〜5分おく。あら熱がとれたらラップをはずす。
5 食べやすい大きさに切り、器に好みでリーフレタスを敷いてのせ、あればミニトマトを添える。（検見﨑）

食べ方 style

タイプ 2

料理が苦手でもこれなら簡単

なべならラクラク満腹

むずかしい料理はできないという人は、材料を入れて煮るだけのなべ料理がおすすめ。具は、たんぱく質食品（肉、魚介、大豆製品）＋野菜。加熱してかさが減る分、野菜をたくさんとれます。たっぷりの具材と汁でおなかいっぱいに。

なべの基本

1. 肉や魚介、大豆製品と野菜を
2. スープを飲めば〆いらずで満腹
3. 味つけに注意。甘い調味料はNG

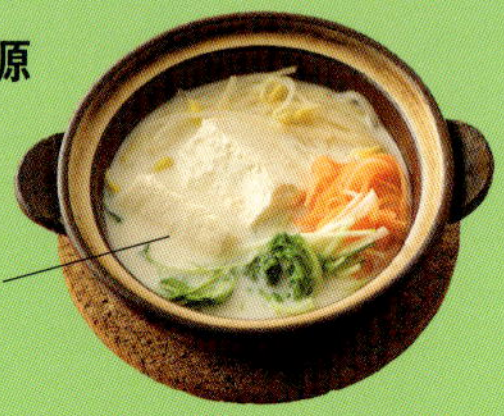

糖質量 10.5g　たんぱく質量 20g

とうふと野菜の豆乳なべ

材料（2人分）

木綿どうふ…1丁（300g）
豆もやし…150g
にんじん…100g
水菜…100g
だし…200mℓ
豆乳（無調整）…300mℓ
塩…少々

作り方

1. 豆もやしは根を摘む。にんじんはあればスライサーで細切りにする。水菜は7～8㎝長さに切る。
2. なべにとうふを大きく割り入れ、だしを注ぐ。中火にかけ、煮立ち始めたら、豆もやし、にんじんを加え、ふたをして2～3分煮る。
3. 野菜がしんなりしてきたら豆乳を加え、再び煮立ったら水菜を加え、ひと煮立ちしたら塩で味をととのえる。（検見﨑）

ワンポイント Advice

1日にとりたい野菜の量350gをクリア

1日にとりたい野菜の量は350g。たくさん食べられるなべ料理ならクリアしやすいでしょう。緑、赤、白、黄などいろいろな色のものを食べて。野菜の色素には血液サラサラ効果や抗酸化作用など、健康に役立つ成分が豊富に含まれています。

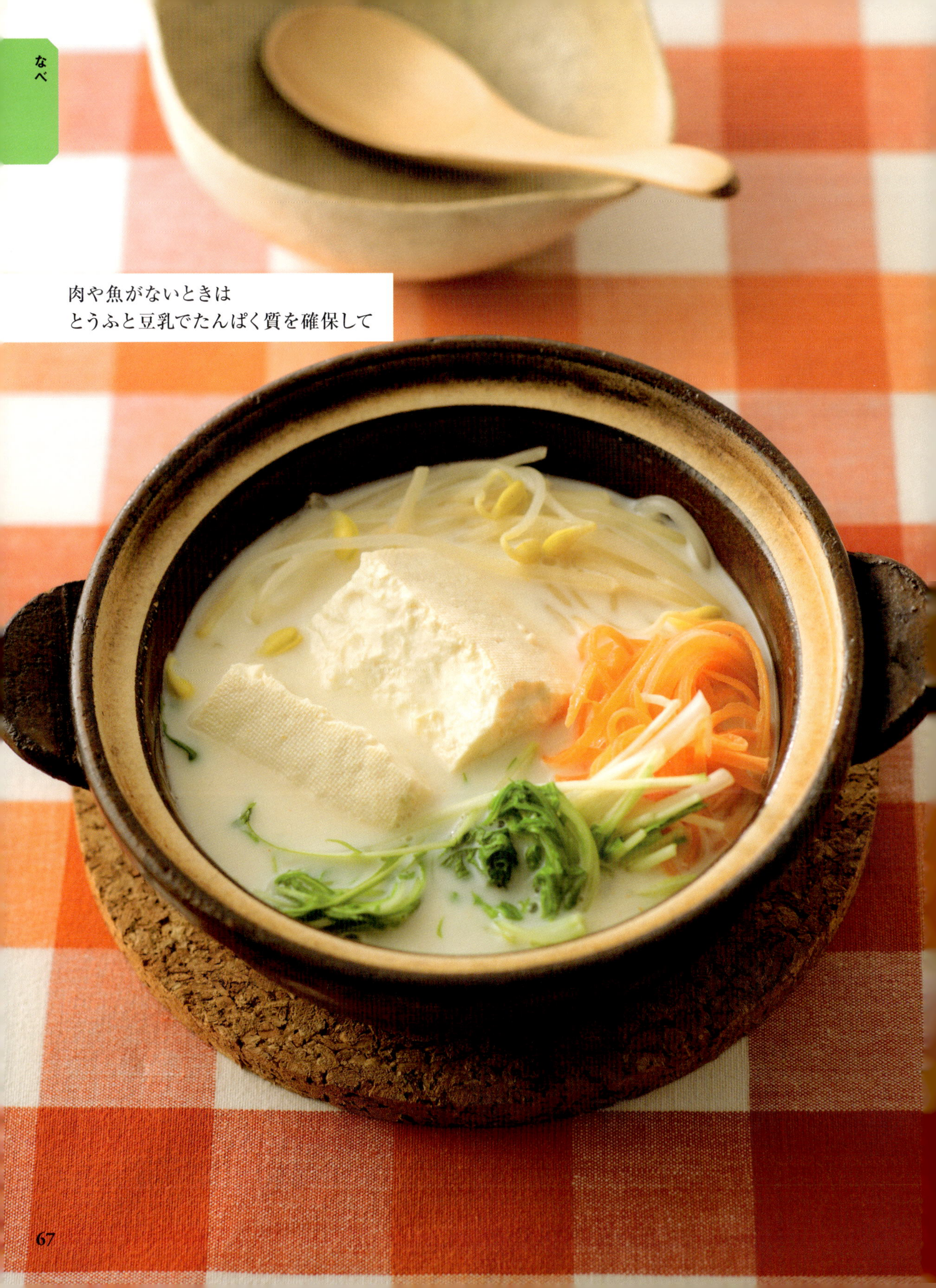

肉や魚がないときは
とうふと豆乳でたんぱく質を確保して

糖質量 9.7g　たんぱく質量 21g

鶏だんごのおろしなべ

材料（2人分）

鶏ひき肉…200g
ねぎ…10cm（20g）
A　おろししょうが…小さじ1
　　塩…小さじ¼
白菜…300g
ブロッコリー…50g
大根…400g
だし…300mℓ
塩…少々

作り方

1 ねぎはみじん切り、白菜は一口大のざく切りにする。ブロッコリーは小房に分ける。
2 大根はすりおろし、ざるに入れて水けをきる。
3 ひき肉にねぎ、Aを加えてねりまぜる。
4 なべにだしを入れて中火にかけ、煮立ったら3をスプーンで一口大にすくって入れ、ふたをして2〜3分煮る。
5 鶏だんごの表面の色が変わったら白菜を加え、ふたをして白菜がくたっとするまで15分煮る。塩で味をととのえ、ブロッコリー、大根おろしを加え、再び煮立ったら2分ほど煮る。（検見﨑）

ワンポイント Advice

おすすめは塩味。香辛料で変化をつけて

おすすめの味つけは塩です。食材の持ち味がダイレクトに伝わるため、入れる食材しだいで味わいが変わり、飽きません。アクセントにゆずこしょう、七味とうがらし、すだちをしぼるなど香りで変化をつけると、より楽しめます。

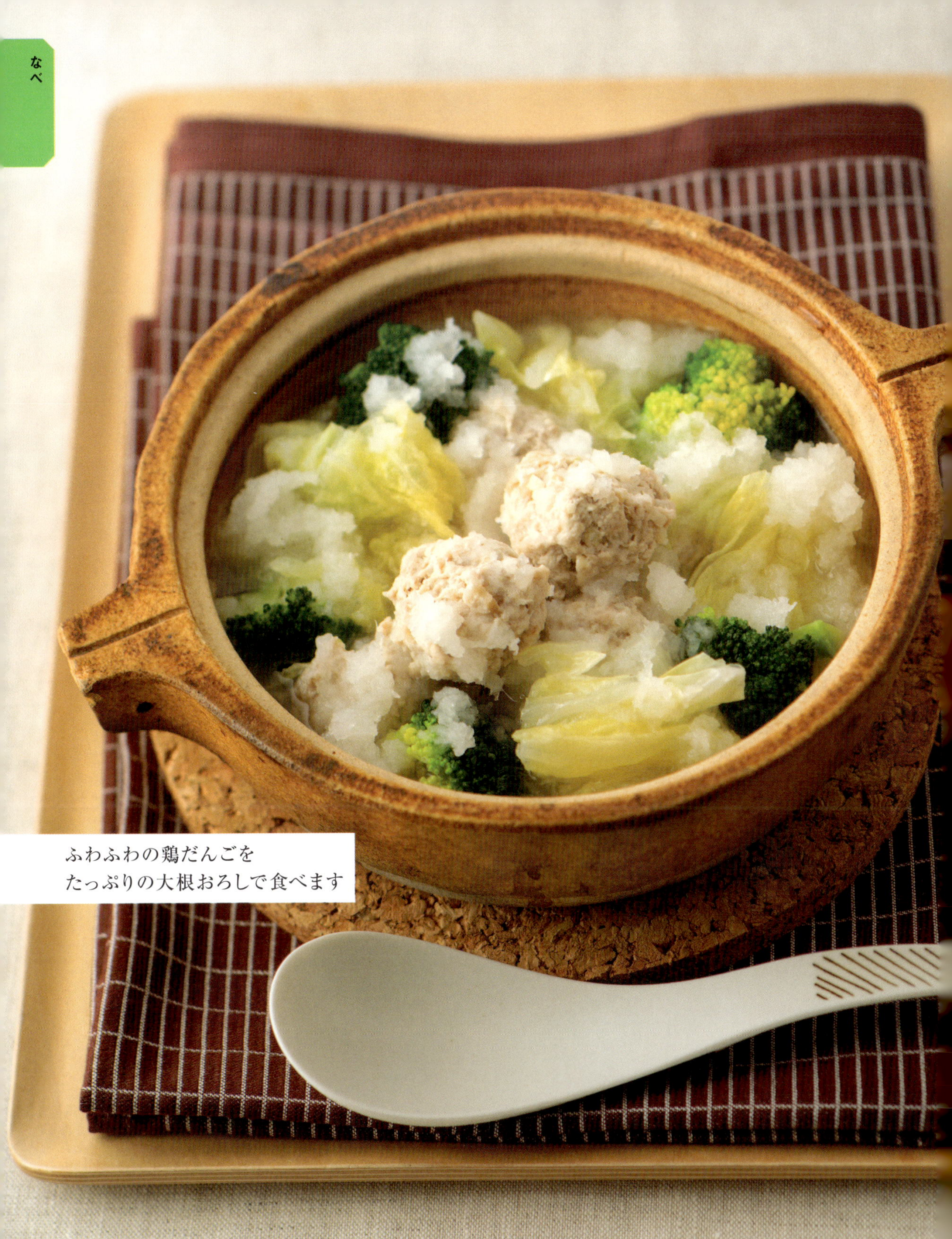

ふわふわの鶏だんごを
たっぷりの大根おろしで食べます

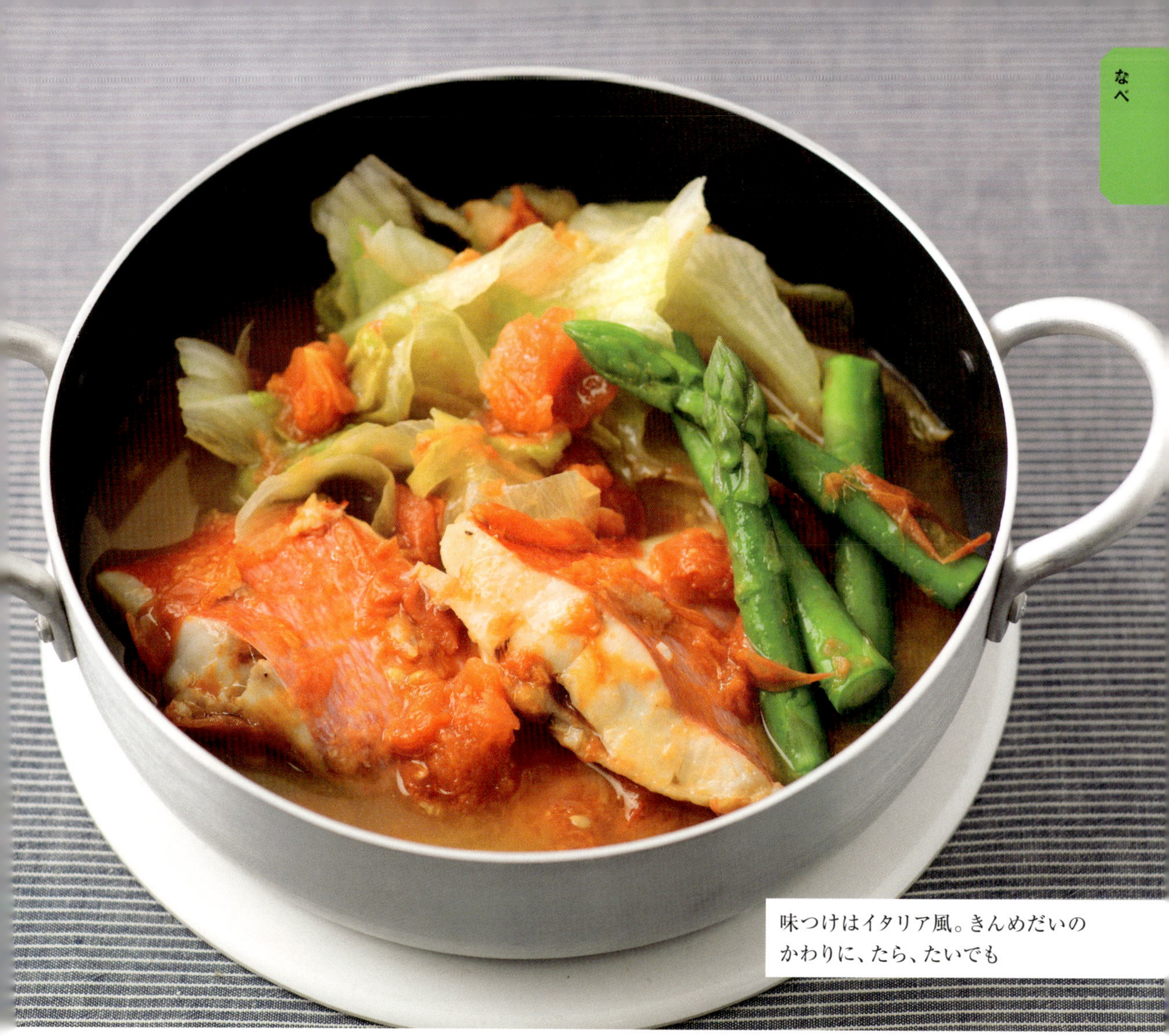

味つけはイタリア風。きんめだいの
かわりに、たら、たいでも

きんめだいの洋風なべ

糖質量 5.5g　たんぱく質量 24g

材料(2人分)

きんめだい…2切れ(200g)
トマト…150g
レタス…½個(150g)
グリーンアスパラガス…50g
A　にんにく(つぶす)…1かけ
　　赤とうがらし(ちぎる)…1本
　　オリーブ油…大さじ1
アンチョビー(フィレ)…2枚
塩…少々

作り方

1 トマト、レタスは一口大に切る。アスパラは根元のかたい部分をピーラーでむき、6〜7㎝長さに切る。

2 なべにAを入れて中火で熱し、香りが立ったら、きんめだい、トマト、アンチョビー、湯200㎖を順に加え、ふたをして10分ほど煮る。

3 魚に火が通り、トマトが煮くずれたら塩で味をととのえ、レタス、アスパラを加えてひと煮立ちさせる。(検見﨑)

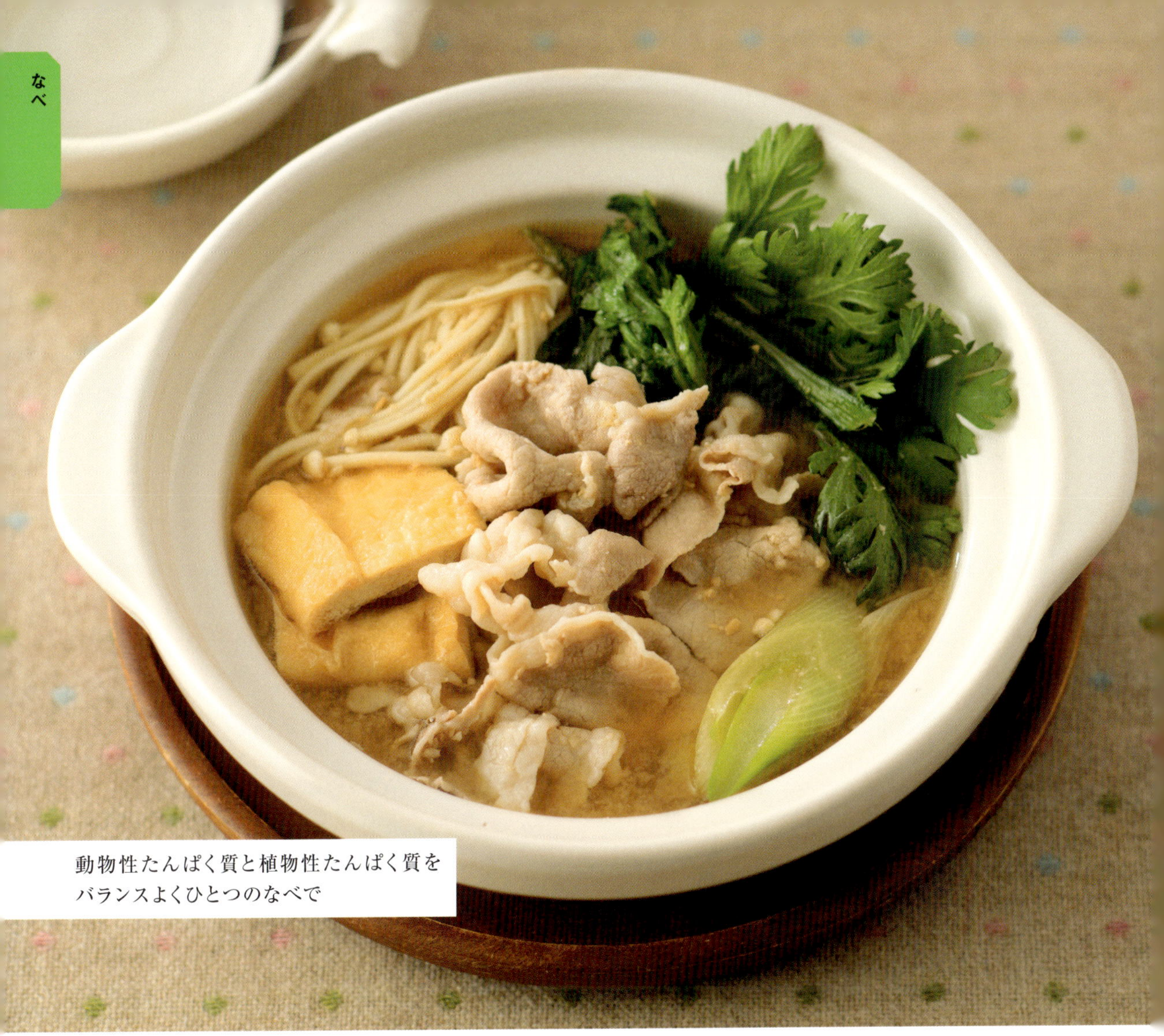

動物性たんぱく質と植物性たんぱく質を
バランスよくひとつのなべで

豚しゃぶ、油揚げのみそなべ

糖質量 11g　たんぱく質量 30g

材料（2人分）

豚薄切り肉（しゃぶしゃぶ用）
…200g
油揚げ…1枚
だし…400mℓ
みそ…大さじ2
えのきだけ…1袋（100g）
ねぎ…2本（160g）
しゅんぎく…200g

作り方

1 油揚げは熱湯を回しかけて余分な油を落とし、水けをしぼり、一口大に切る。
2 えのきは根元を切り落としてほぐす。ねぎは5㎜厚さの斜め切りにする。しゅんぎくは葉を摘む。
3 なべにだしを入れて中火にかけ、煮立ったらみそをとき入れる。豚肉を加え、1〜2分煮て火を通す。
4 アクを除き、油揚げを加えて3〜4分煮る。えのき、ねぎを加え、しんなりしたらしゅんぎくを加えてさっと煮る。（検見﨑）

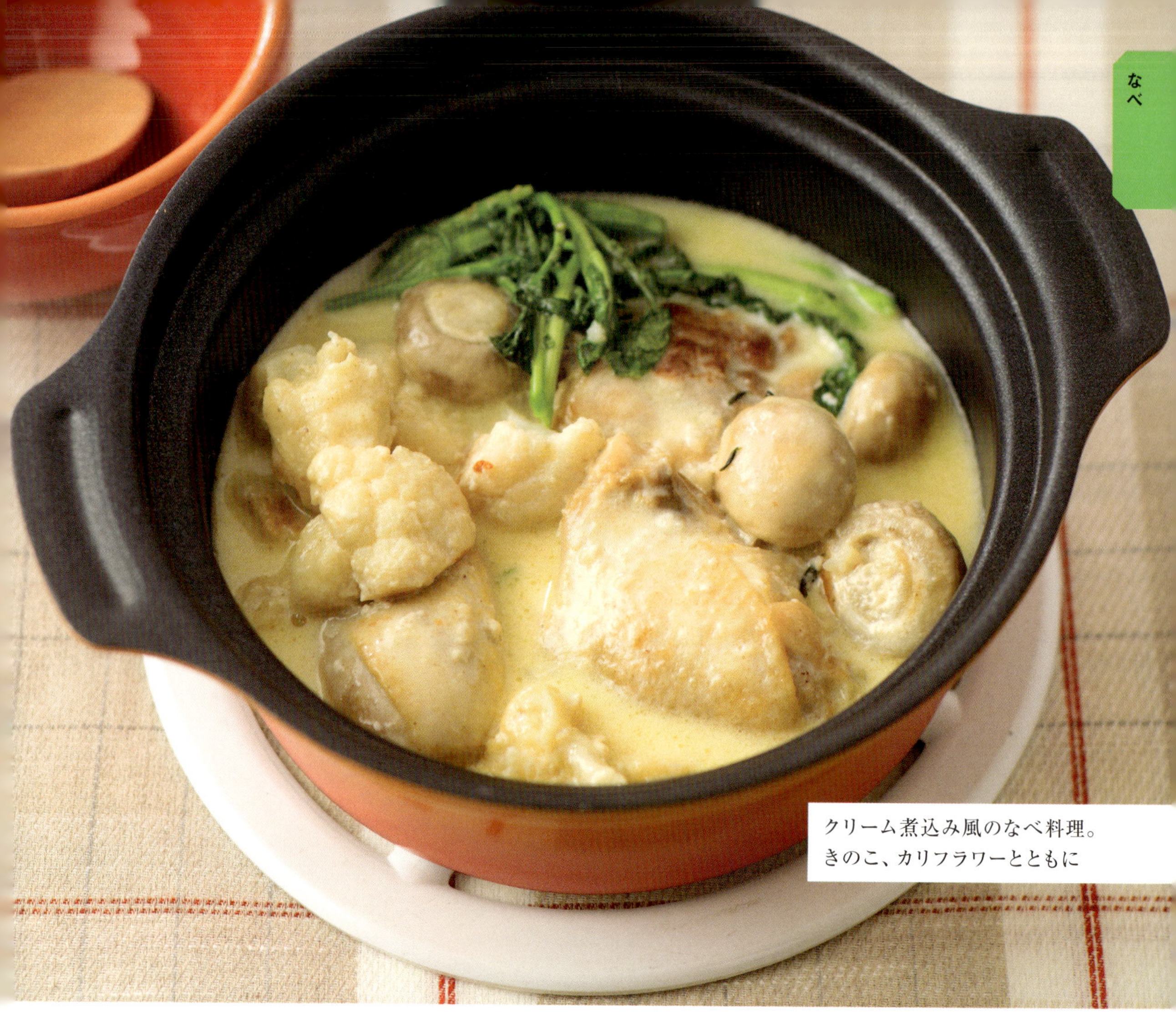

クリーム煮込み風のなべ料理。
きのこ、カリフラワーとともに

骨つき鶏のクリームなべ

糖質量 6.3g　たんぱく質量 32g

材料（2人分）

鶏もも骨つき肉…2本（400g）
塩…小さじ⅓
こしょう…少々
カリフラワー…250g
マッシュルーム…100g
オリーブ油…大さじ1
A　生クリーム…200mℓ
　　ローリエ…1枚
　　タイム（フレッシュ）…少々
クレソン…適量

作り方

1 鶏肉は関節に包丁を入れて半分に切り、塩、こしょうを振ってもみ込む。
2 カリフラワーは小房に分ける。マッシュルームは石づきを落とす。
3 なべにオリーブ油を中火で熱し、1を焼きつけ、焼き色がついたら2を加えていためる。油が回ったらAを加え、ふたをして弱火で20〜25分煮る。
4 クレソンをちぎって加え、さっと煮る。
＊鶏もも骨つき肉がない場合、骨なしでもよい。その場合は、小さめのもも肉2枚を食べやすく切る。（検見﨑）

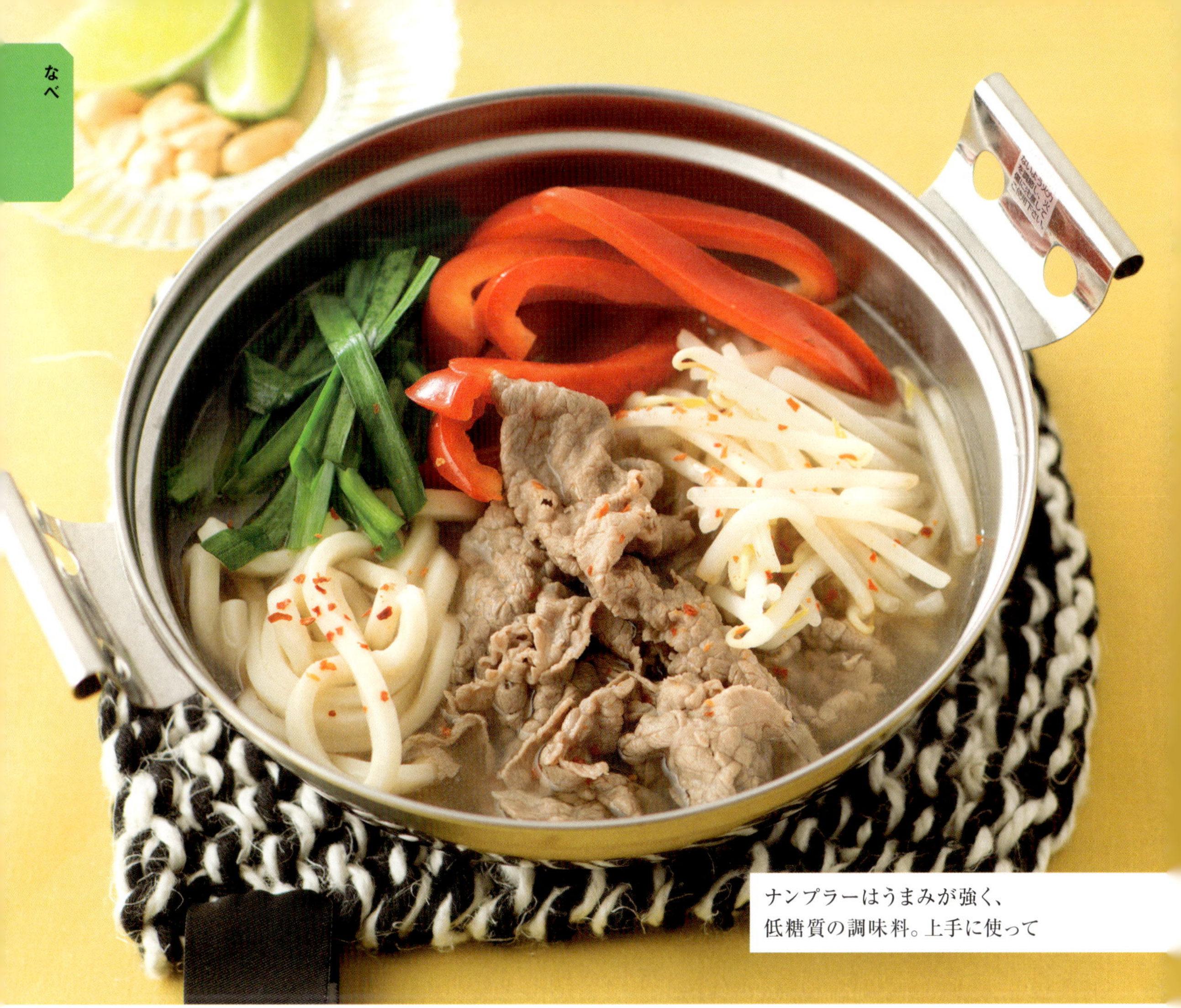

ナンプラーはうまみが強く、
低糖質の調味料。上手に使って

牛肉のベトナム風なべ

糖質量 8.1g
たんぱく質量 25g

材料(2人分)

牛薄切り肉(しゃぶしゃぶ用)
…200g
もやし…200g
パプリカ(赤)…½個(100g)
にら…1束(100g)
だし…400mℓ
にんにく(つぶす)…1かけ
ナンプラー…大さじ1
糖質オフうどん(ゆで)…100g
赤とうがらし(みじん切り)…少々
ライム(くし形切り)…少々
ピーナツ…7〜8粒(18g)

作り方

1 もやしは根を除く。パプリカは細切り、にらは5〜6cm長さに切る。

2 なべにだし、にんにくを入れて中火にかけ、煮立ったらナンプラーを加える。牛肉を加え、火が通ったらアクを除く。1を加え、しんなりするまで煮る。

3 うどんを加え、赤とうがらしを散らす。ライム、ピーナツを添える。(検見﨑)

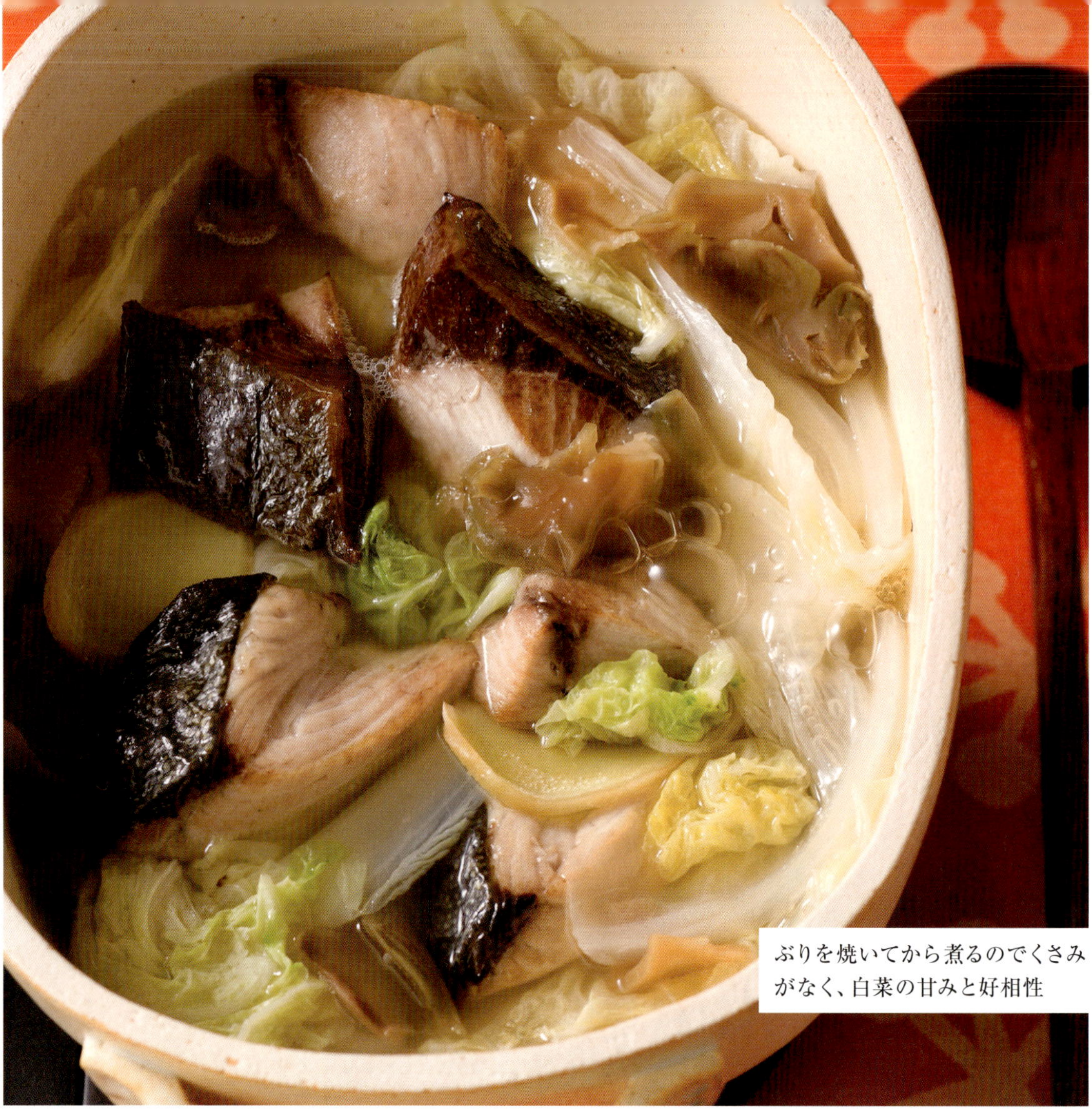

ぶりを焼いてから煮るのでくさみがなく、白菜の甘みと好相性

ぶりと白菜、ザーサイのなべ

糖質量 5.2g　たんぱく質量 23g

材料（2人分）

ぶり…2切れ（200g）
白菜…¼個（300g）
A　湯…400mℓ
　固形スープ（チキン）…½個
　酒…50mℓ
　ザーサイ（味つき）…50g
　しょうが（薄切り）…3切れ
塩、こしょう…各少々

作り方

1 ぶりは一口大に切り、魚焼きグリルで7～8分こんがり焼く。
2 白菜は大きめのざく切りにする。
3 なべにAを入れて火にかけ、白菜を加えてくったりするまで7～8分煮る。
4 塩、こしょうで味をととのえ、ぶりを加えてひと煮する。（検見﨑）

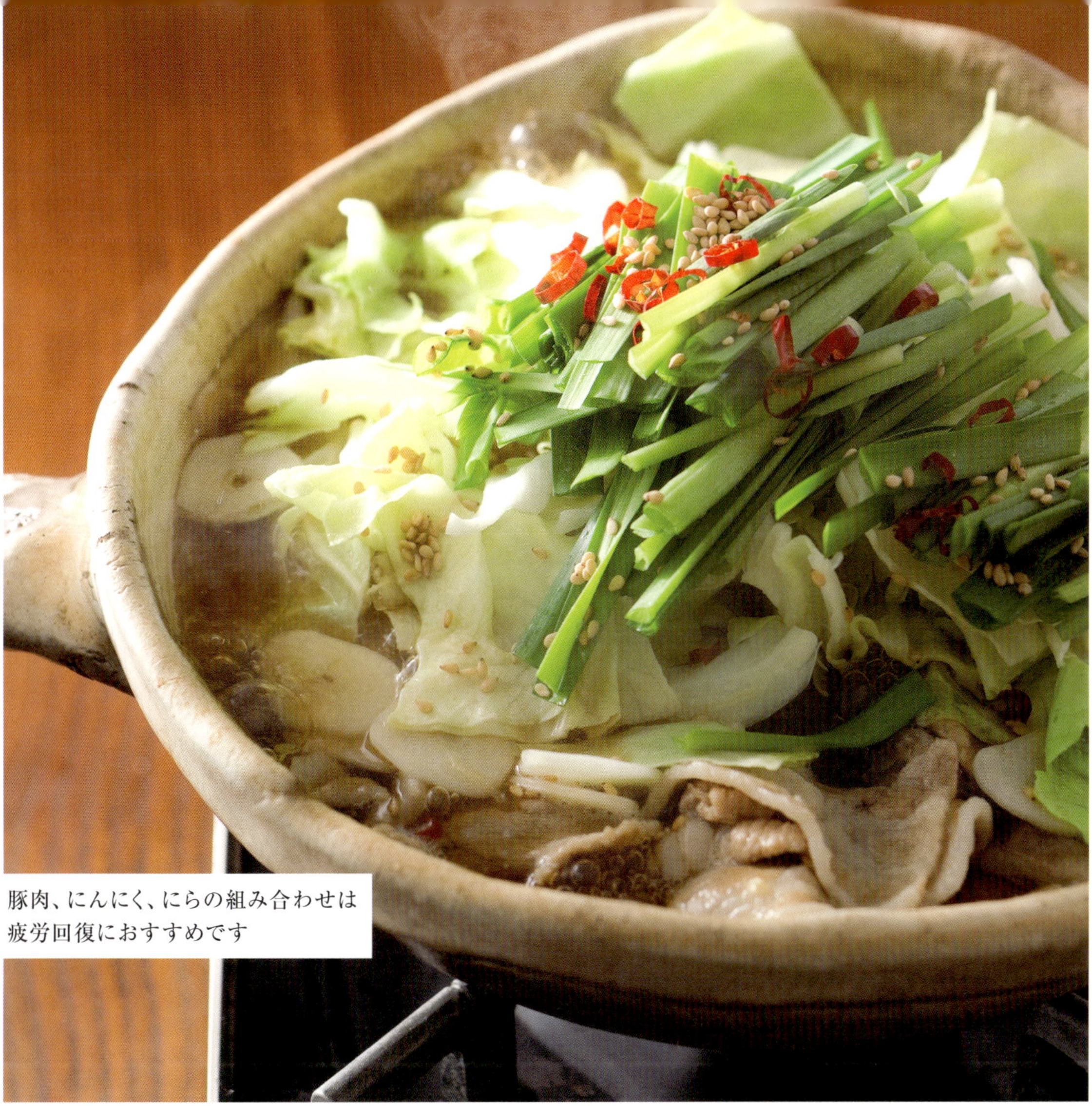

豚肉、にんにく、にらの組み合わせは
疲労回復におすすめです

豚肉とキャベツのもつなべ風

糖質量 15g　たんぱく質量 26g

材料（2人分）

豚バラ薄切り肉…300g
キャベツ…¼個
にら…½束
にんにく（薄切り）…1かけ
赤とうがらし…2本
A　だし…400mℓ
　　酒、しょうゆ、みりん…各大さじ2
　　塩…小さじ¼
おろしにんにく…小さじ½
いり白ごま…大さじ½

作り方

1 キャベツは一口大に切る。にらは4cm長さに切る。赤とうがらしは種を除いて小口切りにする。豚肉は一口大に切る。
2 なべにAを入れて火にかけ、煮立ったら豚肉を加えて火を通し、アクを除く。
3 にんにくを加え、おろしにんにくをとき入れる。キャベツをこんもりとのせ、にら、赤とうがらしを順にのせ、ごまを振る。煮えたものからとり分けて食べる。（小林）

食べ方
style
タイプ3

お酒が好きな人におすすめ

おつまみスタイルでおかずいろいろ

好きな料理をあれこれ並べて、居酒屋スタイルで楽しむのはいかが。お酒をよく飲む人や、料理をするのが楽しい人はつづけやすいでしょう。糖質オフで飲んでOKのお酒の種類は、基本は蒸留酒（ウイスキーや焼酎）です（p.42 参照）。

おつまみの基本

1. 少しずついろいろな料理を食べる
2. お酒を飲むときは蒸留酒を選ぶ
3. 〆のごはんやめんは避ける

ウイスキーや焼酎を飲みながら
ちょこちょこつまむ

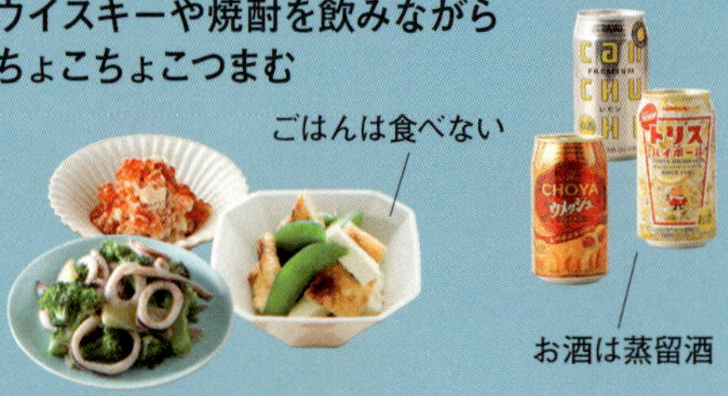

糖質量 2.6g　たんぱく質量 10g

ミニがんものカナッペ風

材料（2人分）

がんもどき…2個（60g）
オリーブ油…小さじ½
トマト…小1個
モッツァレラ…30g
アンチョビー（フィレ）…1枚
スタッフドオリーブ…2個
イタリアンパセリ…少々

作り方

1 がんもはゆでて油抜きし、ざるに上げて水けをしっかりきる。横半分に切り、切り口にオリーブ油を塗り、オーブントースターで4〜5分焼く。
2 トマト、チーズは5〜6㎜厚さに切る。アンチョビーは4等分に切る。オリーブは半分に切る。
3 1にトマト、チーズ、アンチョビーを順にのせ、オーブントースターで2〜3分焼く。
4 ピック（またはつまようじ）を刺し、オリーブをのせる。器に盛り、イタリアンパセリを添える。（検見﨑）

糖質量 1.2g　たんぱく質量 14g

ゆで卵のツナディップ

材料（2人分）

ゆで卵…2個
ツナ缶（油づけ）…小1缶（55g）
A｜クリームチーズ…50g
　｜塩、こしょう、タイム…各少々
　｜玉ねぎ（みじん切り）…大さじ1

作り方

1 ツナは油をきってボウルに入れる。
2 Aを加えて、よくまぜる。
3 ゆで卵は殻をむいて半分に割る。器に盛って2を添え、あればタイム（フレッシュ）を飾る。（検見﨑）

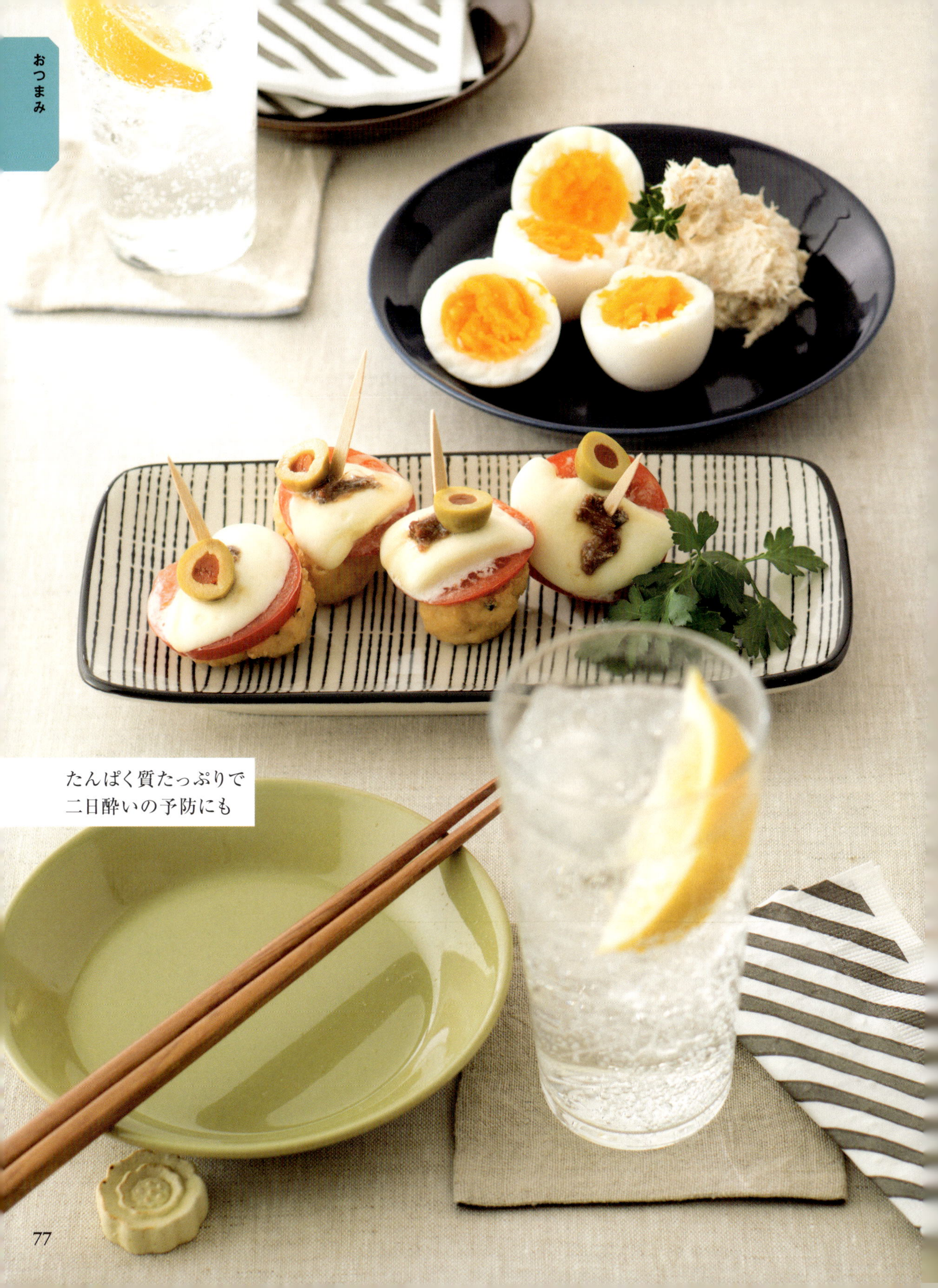

たんぱく質たっぷりで
二日酔いの予防にも

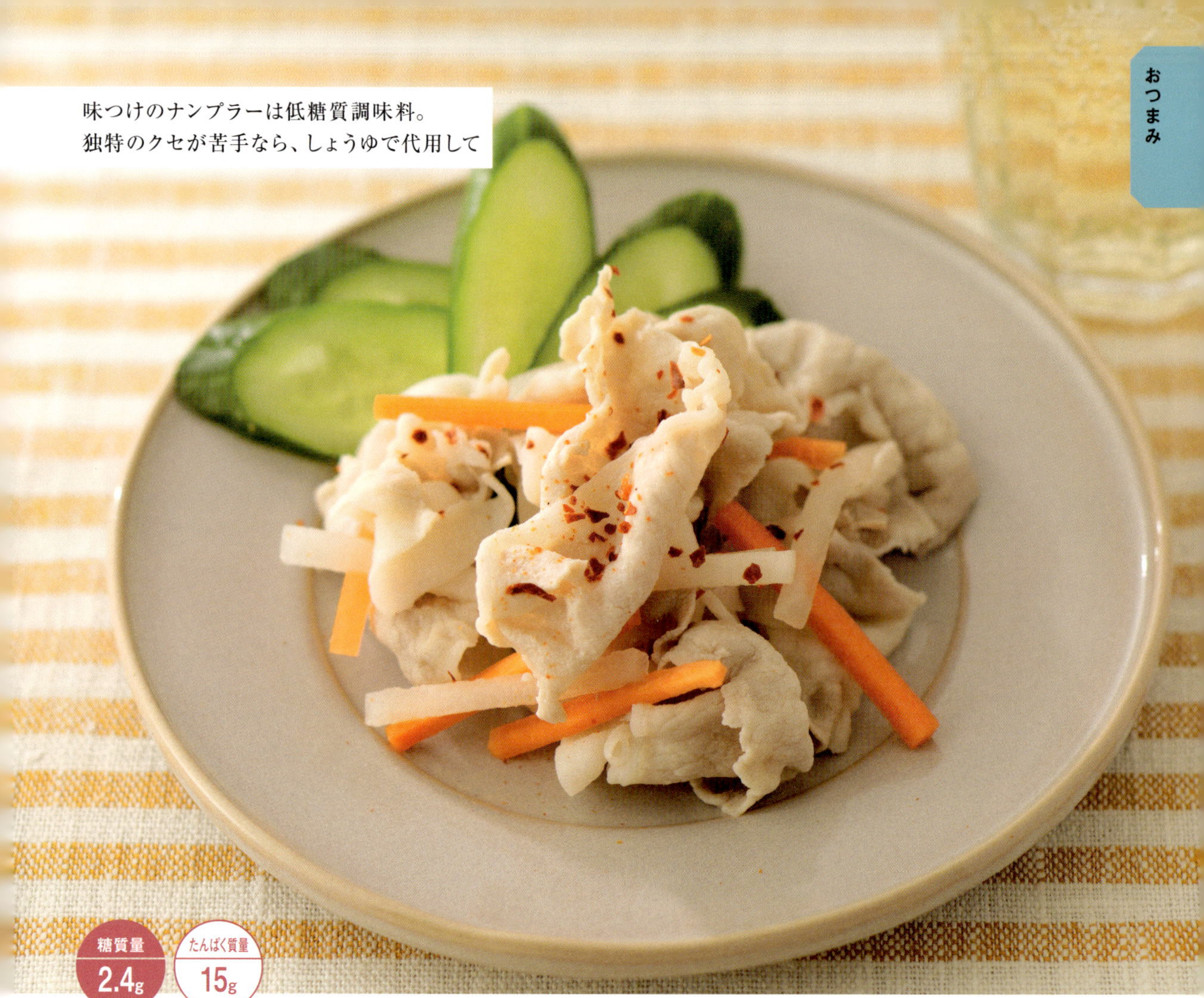

味つけのナンプラーは低糖質調味料。
独特のクセが苦手なら、しょうゆで代用して

糖質量 2.4g　たんぱく質量 15g

ゆで豚と野菜のエスニックあえ物

材料(2人分)

豚薄切り肉(しゃぶしゃぶ用)…150g
大根…50g
にんじん…20g
A | にんにく(みじん切り)…小さじ¼
赤とうがらし(みじん切り)…少々
ナンプラー…小さじ1
酢…小さじ1
きゅうり…⅓本(30g)

作り方

1 大根、にんじんは細切りにしてボウルに入れ、Aを加えてよくあえ、なじむまで15〜20分おく。
2 なべに湯を沸かし、豚肉を1枚ずつ入れて菜箸でほぐす。湯が再びしっかり煮立つまでゆで、湯をきる。熱いうちに1に加えてまぜる。
3 器に盛り、斜め薄切りにしたきゅうりを添える。(検見﨑)

おすすめArrange

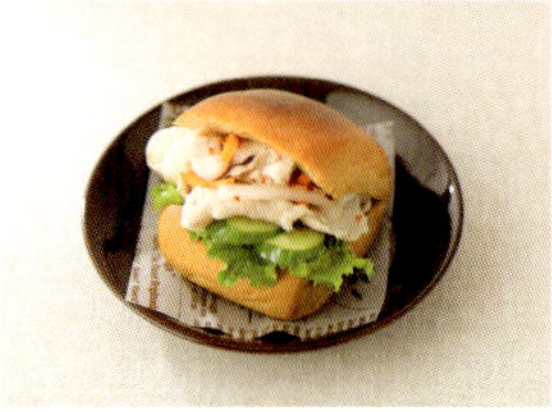

糖質オフパンにはさんで

タイ風サンドイッチ・バインミー風

糖質オフパンに切り込みを入れ、グリーンカール、左記の「ゆで豚と野菜のエスニックあえ物」をはさむ。

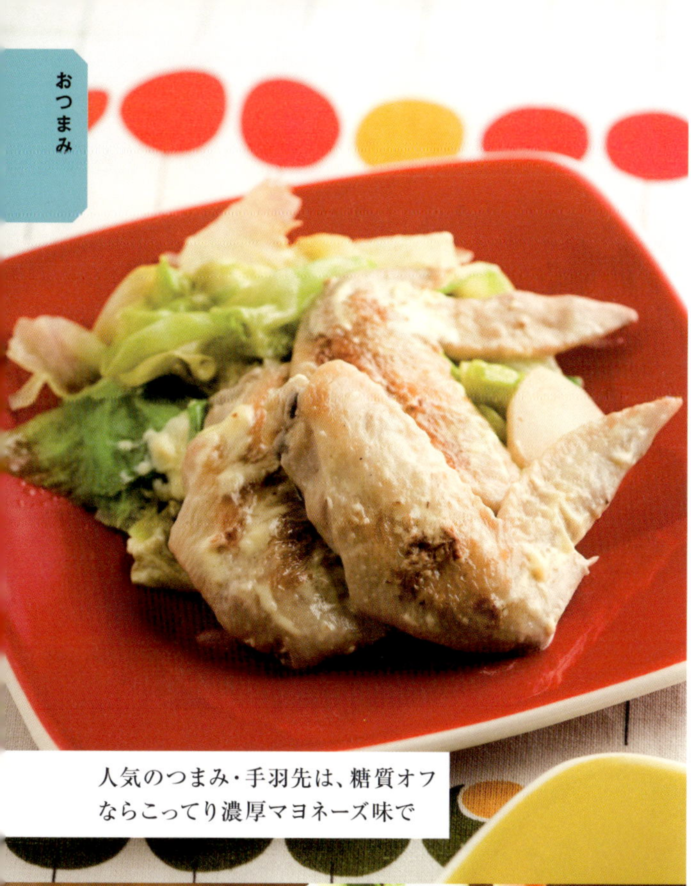

人気のつまみ・手羽先は、糖質オフ
ならこってり濃厚マヨネーズ味で

糖質量 2.3g　たんぱく質量 16g

焼き手羽とレタスのマヨネーズ煮

材料（2人分）

鶏手羽先…6本
レタス…小½個
塩、こしょう…各少々
にんにく…½かけ
しょうが…½かけ
マヨネーズ…大さじ2½

作り方

1 手羽先は塩、こしょうで下味をつける。10分ほどおき、キッチンペーパーで水けをふく。
2 レタスは芯を除き、大きめにちぎる。にんにくはつぶし、しょうがは薄切りにする。
3 フライパンにマヨネーズ大さじ½を入れて手羽先を並べ、両面焼き色がつくまで10分ほど焼く。
4 にんにく、しょうが、水100㎖を加え、落としぶたをして6〜8分煮る。
5 レタスを加えてしんなりしたら火を止め、残りのマヨネーズを加えてあえる。（夏梅）

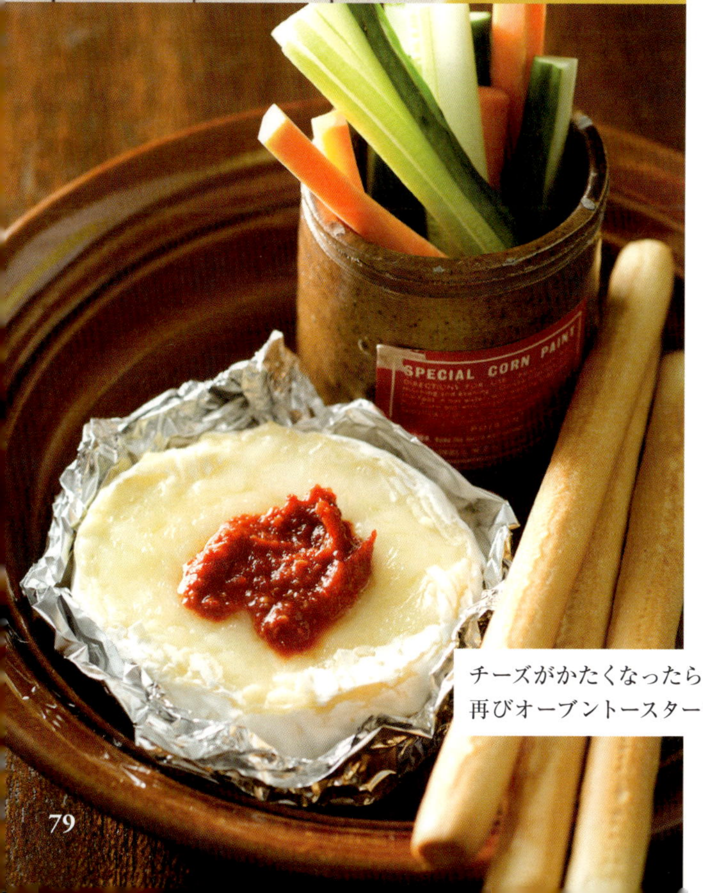

チーズがかたくなったら、
再びオーブントースターで焼いて！

糖質量 3.1g　たんぱく質量 10g

焼きカマンベール

材料（2人分）

カマンベール…1個
豆板醤…小さじ½〜1
好みの野菜（セロリ、きゅうり、にんじんなど）…適量

作り方

1 チーズは底をアルミホイルで包み、オーブントースターで4〜5分焼く。上面にナイフで切り目を入れ、かたい表面をはがす。
2 野菜はスティック状に切る。
3 1に豆板醤をのせ、野菜や好みでグリッシーニを添え、チーズをまぜながらつけて食べる。（重信）

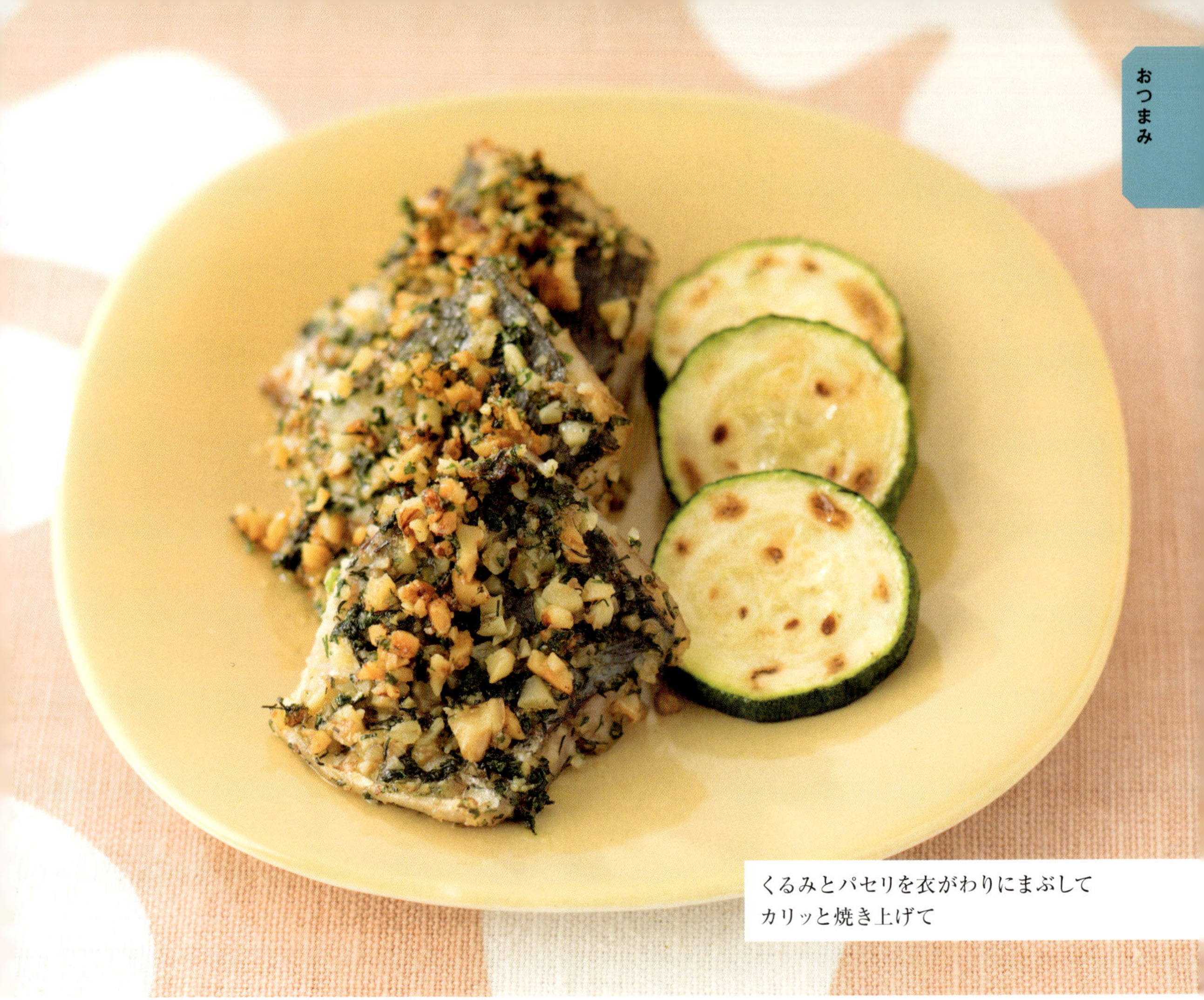

くるみとパセリを衣がわりにまぶして
カリッと焼き上げて

あじのくるみ焼き

糖質量 1.2g　たんぱく質量 17g

材料（2人分）

あじ（三枚におろしたもの）
…3枚（1.5尾。正味150g）
塩、こしょう…各少々
くるみ…15g
A｜にんにく（みじん切り）…小さじ¼
｜パセリ（みじん切り）…大さじ2
｜ディル（あれば）…少々
ズッキーニ…40g
オリーブ油…大さじ2

作り方

1 くるみはこまかく刻んでボウルに入れ、Aを加えてまぜる。
2 あじは半分に切って塩、こしょうを振り、1を両面にまぶす。
3 ズッキーニは7〜8㎜厚さの輪切りにする。
4 フライパンにオリーブ油を中火で熱して2、3を並べ、こんがりと焼き色がつくまで片面1〜2分ずつ焼く。（検見﨑）

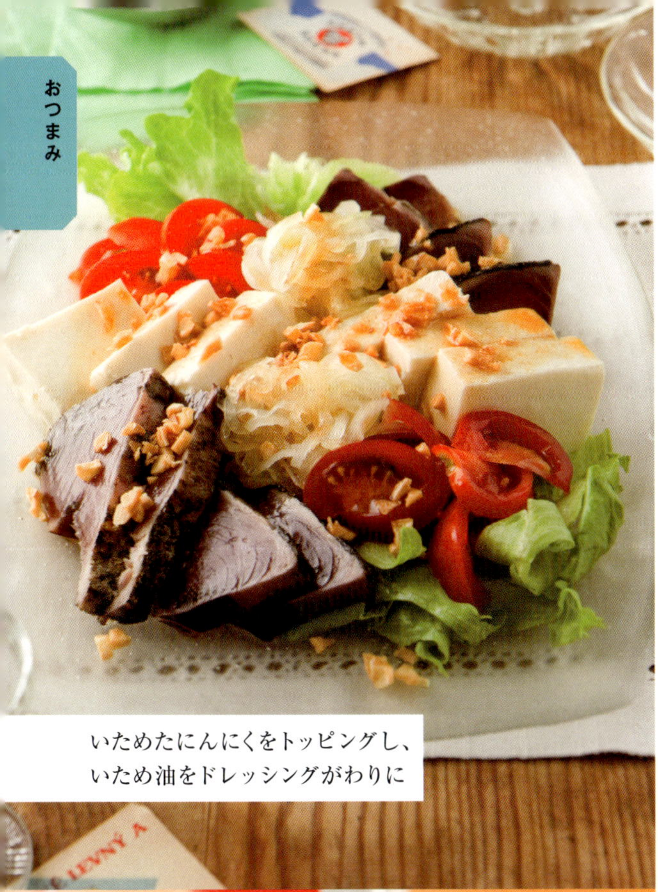

いためたにんにくをトッピングし、
いため油をドレッシングがわりに

糖質量 10g　たんぱく質量 31g

とうふとかつおのたたきのサラダ

材料（2人分）

絹ごしどうふ…½丁
かつおのたたき（スライス）…200g
トマト…小2個
レタス…2枚
玉ねぎ…½個
にんにく（あらみじん）…1かけ
塩…少々
オリーブ油…大さじ1.5
A 塩…小さじ½
　こしょう…少々
　しょうゆ…大さじ1
　レモン汁…½個分

作り方

1 とうふは水きりし、食べやすく切る。トマトはくし形に切り、レタスはちぎる。玉ねぎは薄切りにして塩を振り、10分おいてもみ、洗って水けをしぼる。
2 フライパンにオリーブ油、にんにくを入れて弱火にかけ、薄く色づいたらにんにくをとり出す。
3 ボウルにA、2の残った油を入れてまぜる。
4 器にとうふ、かつおを盛る。野菜を添えて2のにんにくを散らし、3をかける。（夏梅）

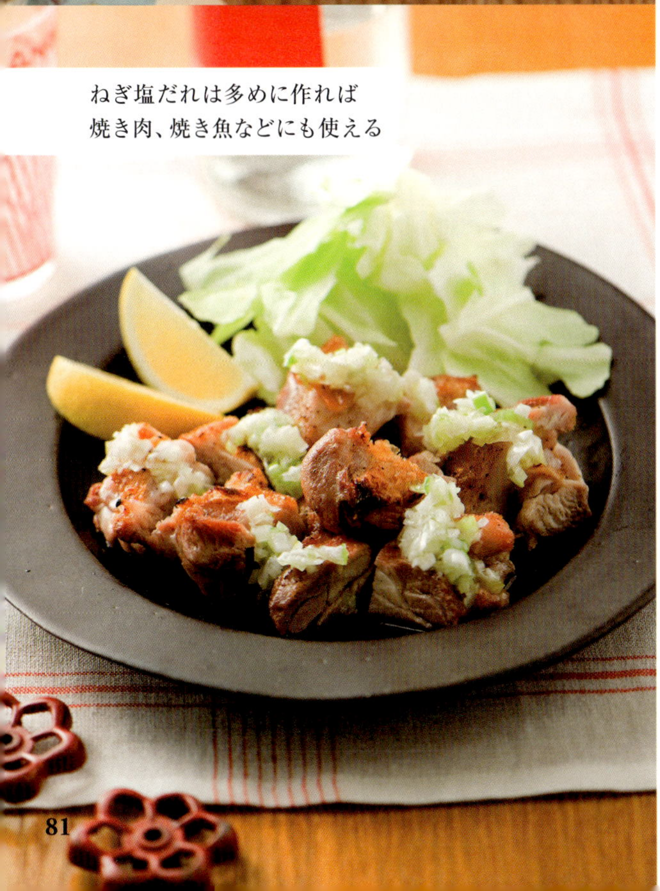

ねぎ塩だれは多めに作れば
焼き肉、焼き魚などにも使える

糖質量 4g　たんぱく質量 22g

鶏肉のグリル焼き　ねぎ塩だれ

材料（2人分）

鶏もも肉…1枚（250g）
A 塩…小さじ½
　こしょう…少々
B おろしにんにく…小さじ¼
　塩…小さじ¼
ねぎ…½本（50g）
オリーブ油…大さじ2弱
キャベツ（ちぎる）…1〜2枚
レモン（くし形切り）…¼個

作り方

1 鶏肉はAをもみ込んで20分おく。ねぎはみじん切りにする。
2 ボウルにねぎ、Bを入れ、フライパンで熱したオリーブ油を加えてまぜ、冷ます。
3 魚焼きグリルに鶏肉を入れ、両面を強火で8〜10分かけて焼く。焦げそうな場合は、途中でアルミホイルをかぶせる。とり出して2分ほどおく。
4 3を切り分けて器に盛り、2をかけ、キャベツ、レモンを添える。（小林）

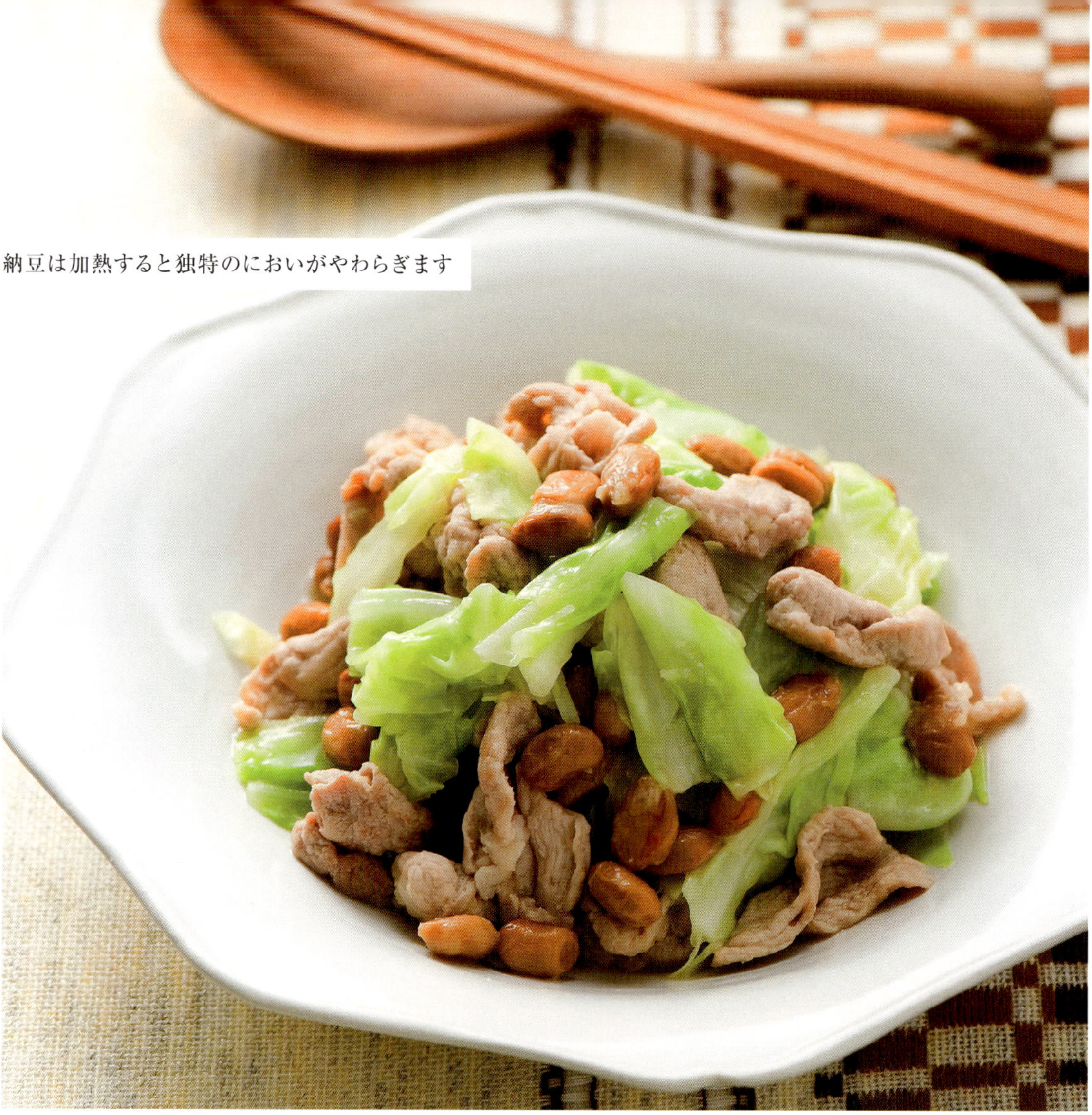

納豆は加熱すると独特のにおいがやわらぎます

キャベツと豚肉のしょうが風味納豆いため

糖質量 4.6g　たんぱく質量 22g

材料（2人分）

キャベツ…大2枚
豚切り落とし肉…200g
A　酒…小さじ2
　　しょうゆ…小さじ1
納豆…1パック（40g）
サラダ油…小さじ2
B　しょうゆ…小さじ2
　　酒…大さじ1
　　塩…少々
おろししょうが…小さじ2

作り方

1 豚肉はAをからめて下味をつける。キャベツは一口大に切る。納豆はほぐす程度にまぜ、好みで添付のたれとねりがらしを加えてまぜる。

2 フライパンにサラダ油を熱し、豚肉をいためる。色が変わったらキャベツを加え、キャベツがしんなりしたら納豆を加えていためる。

3 Bを加えて味が全体に回るようにいため、しょうがを加えていため合わせる。（渡辺）

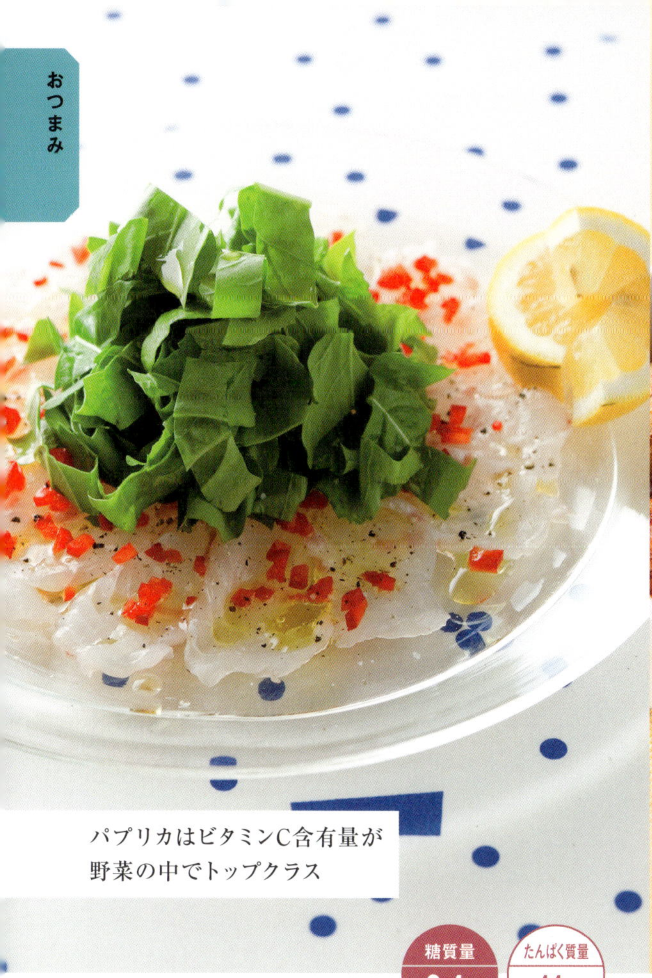

パプリカはビタミンC含有量が
野菜の中でトップクラス

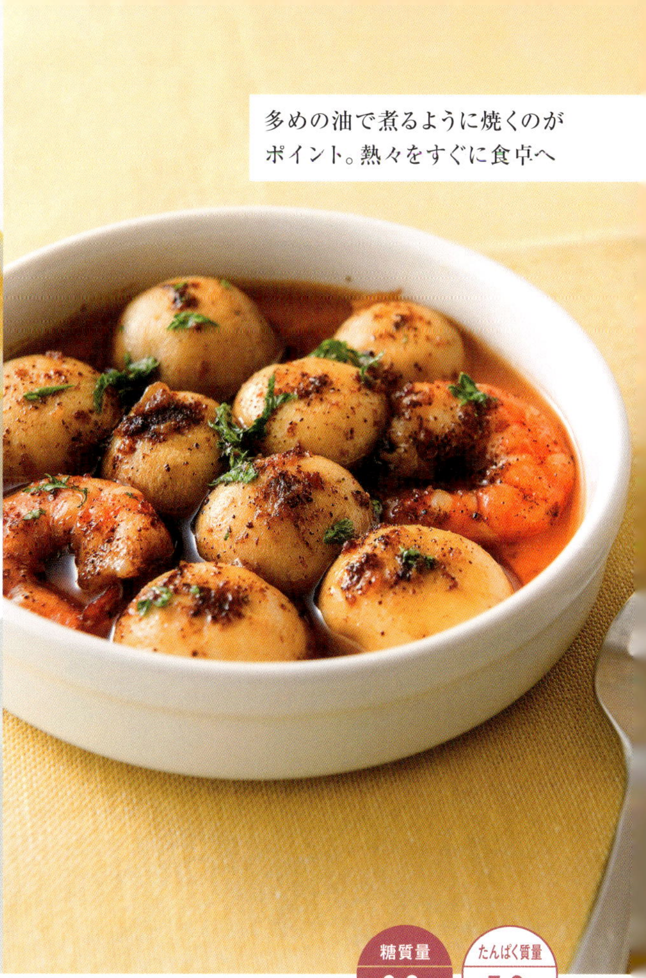

多めの油で煮るように焼くのが
ポイント。熱々をすぐに食卓へ

糖質量 2.4g　たんぱく質量 11g

白身魚のカルパッチョ

材料（2人分）

白身魚の刺し身（ひらめなど）…1さく（100g）
パプリカ（赤）…¼個
ルッコラ…1パック（30g）
レモン…¼個
塩…小さじ⅓
あらびき黒こしょう…少々
オリーブ油…大さじ1

作り方

1 パプリカはみじん切りにする。ルッコラはざく切りにする。

2 白身魚はできるだけ薄いそぎ切りにし、器に盛る。塩、黒こしょうを振り、パプリカを散らしてルッコラをのせる。オリーブ油を回しかけ、しぼりやすく切ったレモンを添え、食べる直前にしぼる。（藤井）

糖質量 0.8g　たんぱく質量 5.6g

えびときのこのにんにく焼き

材料（2人分）

マッシュルーム…8個
えび…2尾
にんにく（みじん切り）…小さじ1
チリパウダー…小さじ¼
塩、こしょう…各少々
オリーブ油…適量

作り方

1 マッシュルームは石づきを落とす。えびはあれば背わたをとり、殻と尾を除く。

2 陶製の器や小さなフライパンに、にんにくと多めのオリーブ油を入れて火にかける。1、チリパウダー、塩、こしょうを加え、中火でオイル焼きにする。マッシュルームに火が通ったら、あればパセリのみじん切りを散らし、熱いうちに食べる。（大庭）

厚揚げは木綿どうふに、いかはえびにかえてもおいしい

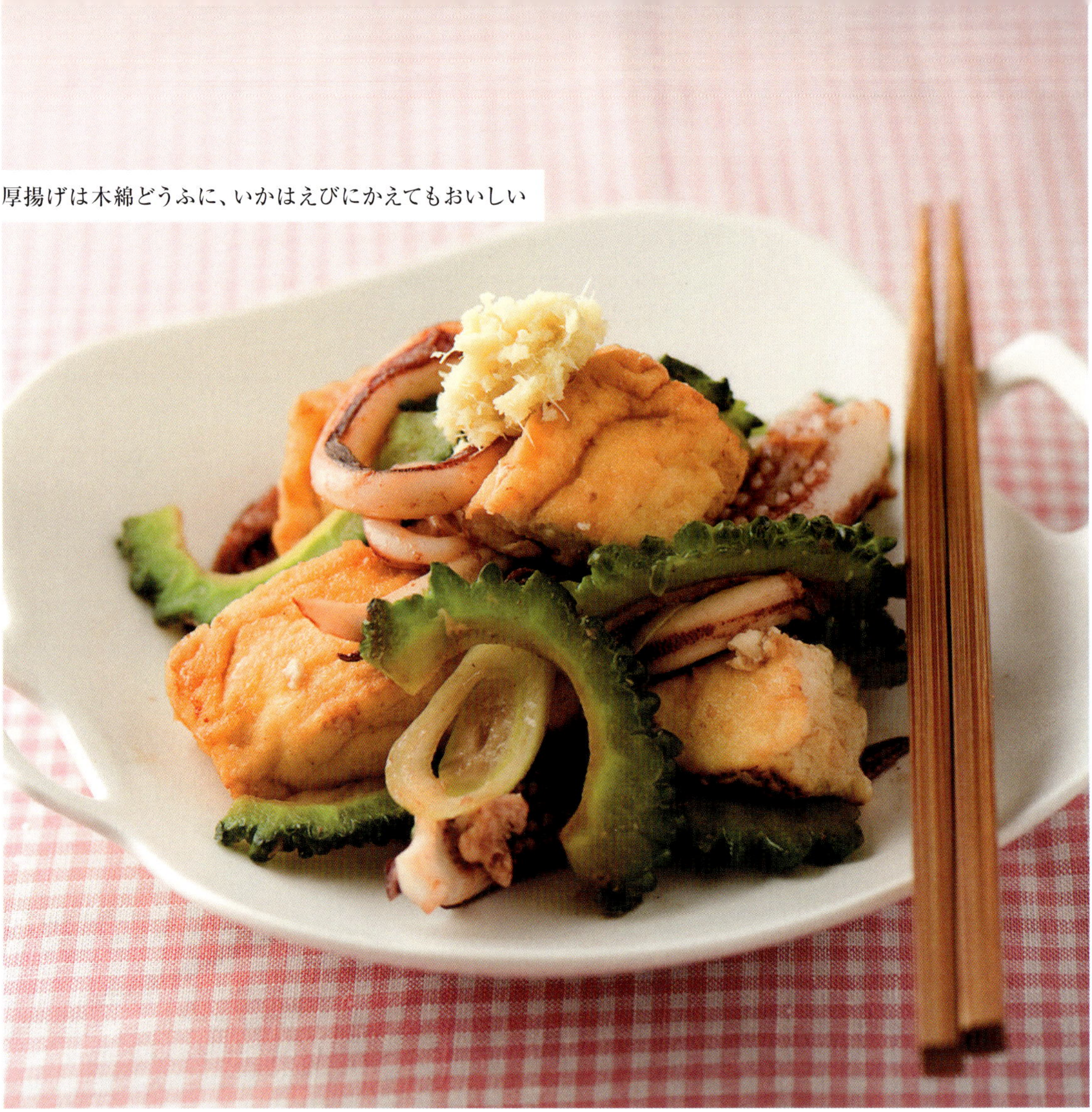

厚揚げといか、ゴーヤーのいため物

糖質量
4.5g

たんぱく質量
19g

材料（2人分）

厚揚げ…1枚
するめいか…½ぱい
ねぎ…¼本
ゴーヤー…½本
A｜酒…大さじ2
　｜オイスターソース…大さじ1.5
サラダ油…小さじ1

作り方

1 厚揚げは食べやすくちぎってざるにのせ、熱湯を回しかけて油抜きする。

2 いかは胴と足を離し、軟骨、目、くちばしを除く。胴は1cm幅の輪切りに、足はわたを切り離し、吸盤をとって2本ずつに切り分ける。

3 ねぎは斜め薄切りにし、ゴーヤーは縦半分に切って種とわたをスプーンで除き、斜め薄切りにする。

4 フライパンにサラダ油を熱し、いかを強火で1分いためる。色が変わったら、1、3を加えて1～2分いため、Aを回し入れて汁けがなくなるまでいため合わせる。器に盛り、好みでおろししょうがを添える。（夏梅）

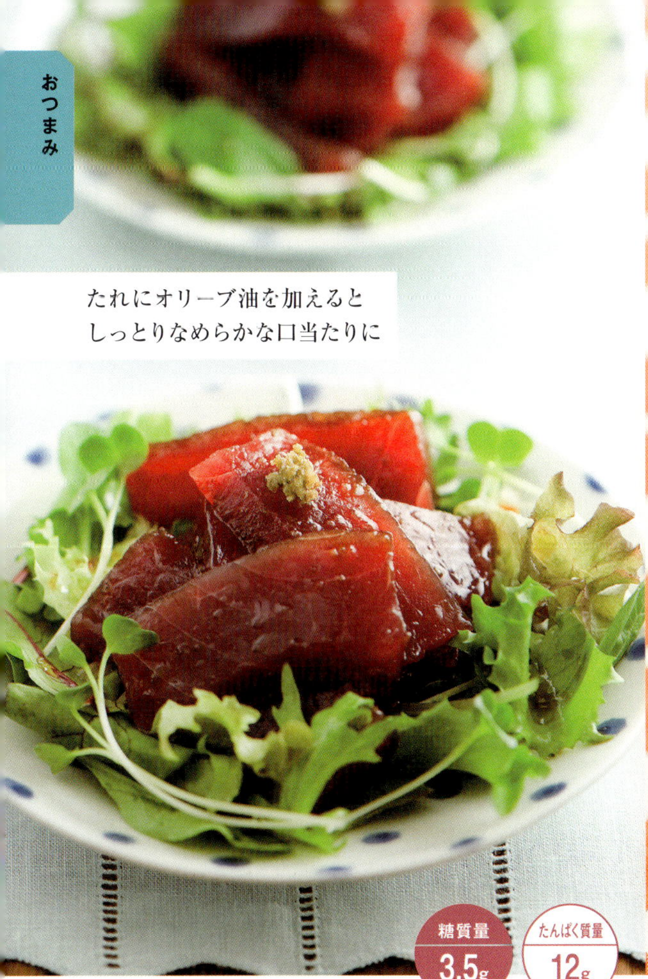

たれにオリーブ油を加えると
しっとりなめらかな口当たりに

糖質量 3.5g　たんぱく質量 12g

まぐろのづけ ゆずこしょう風味

材料（2人分）

まぐろの刺し身（さく）…100g

A | オリーブ油、しょうゆ、酒…各大さじ1
　| みりん…大さじ½
　| ゆずこしょう…小さじ⅓

貝割れ菜、ベビーリーフ…各適量

ゆずこしょう…適量

作り方

1 まぐろは食べやすく切る。バット（またはボウル）にAを入れてまぐろをつけ、ラップをぴったりかけて冷蔵庫に10〜20分おく。

2 貝割れ菜は根元を切り落として長さを半分に切る。ベビーリーフとともに水にさらし、水けをよくきる。

3 器に2を盛って1をのせ、ゆずこしょうを添える。（堤）

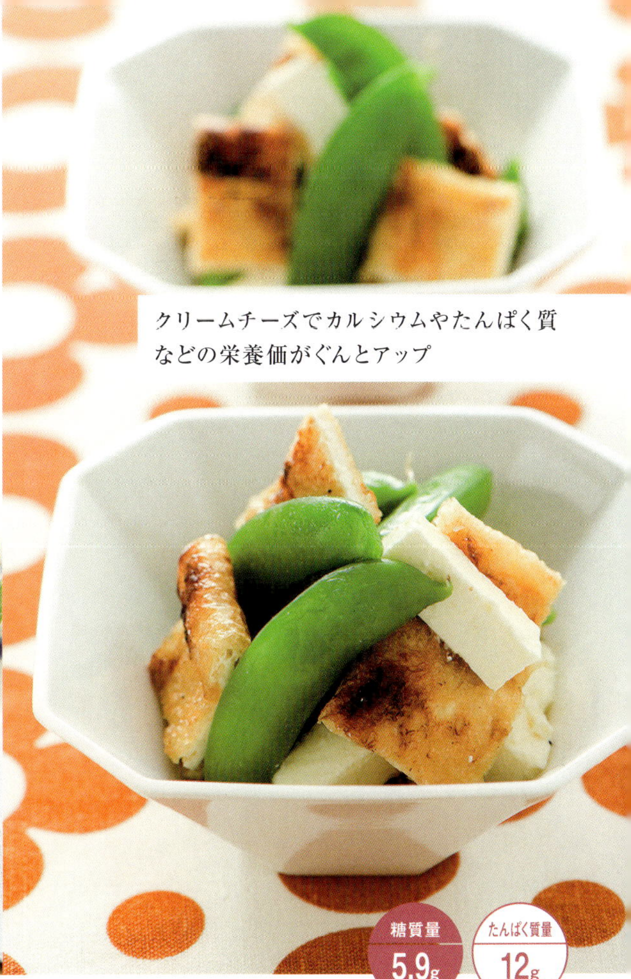

クリームチーズでカルシウムやたんぱく質
などの栄養価がぐんとアップ

糖質量 5.9g　たんぱく質量 12g

油揚げとスナップえんどうのチーズからしあえ

材料（2人分）

油揚げ…2枚

スナップえんどう…12個

クリームチーズ…70g

しょうゆ…小さじ1

塩…少々

A | だし（かつお）…大さじ3
　| しょうゆ…小さじ2
　| ねりがらし…小さじ½

作り方

1 スナップえんどうは筋を除いて塩ゆでにし、水けをきる。クリームチーズは1cm角で3cm長さの棒状に切る。

2 油揚げは焼き網（またはフライパン）にのせ、途中2回ずつ薄くしょうゆを塗りながら、両面がきつね色になるまで焼く。熱いうちに15等分に切る。

3 ボウルにAを入れてときまぜ、1、2を加えてあえる。（渡辺）

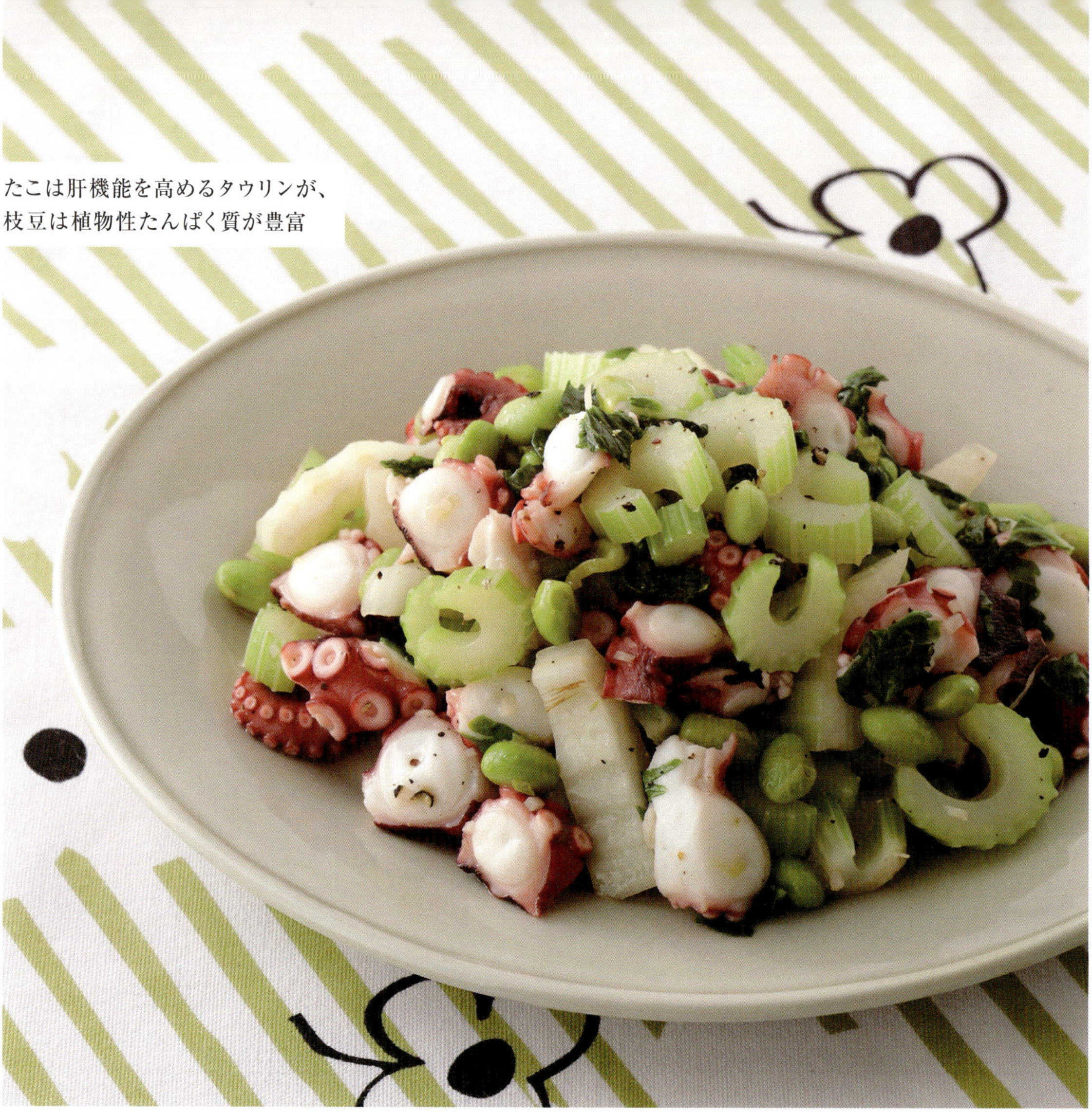

たこは肝機能を高めるタウリンが、
枝豆は植物性たんぱく質が豊富

たこと枝豆のオリーブ油いため

糖質量
3.9g

たんぱく質量
21g

材料（2人分）

ゆでだこの足…150g
セロリ…大1本（150g）
セロリの葉…2〜3枚
にんにく（みじん切り）…薄切り2枚
枝豆…160g（ゆでてさやをむいて80g）
塩…小さじ¼
あらびき黒こしょう…少々
A｜白ワイン（または酒）…大さじ1
　｜しょうゆ…少々
オリーブ油…大さじ1

作り方

1 たこは水けをふいて1cm厚さのそぎ切りにする。セロリは筋を除き、太い部分は縦半分に切ってから1cm長さに切る。葉は1.5cm幅に切る。
2 フライパンにオリーブ油とにんにくを入れて火にかけ、油があたたまったら枝豆を加えてさっといためる。セロリを加えて1分ほどいため、塩、黒こしょうを振る。
3 たこ、セロリの葉を順に加えていため、Aを加えてざっといためる。（今泉）

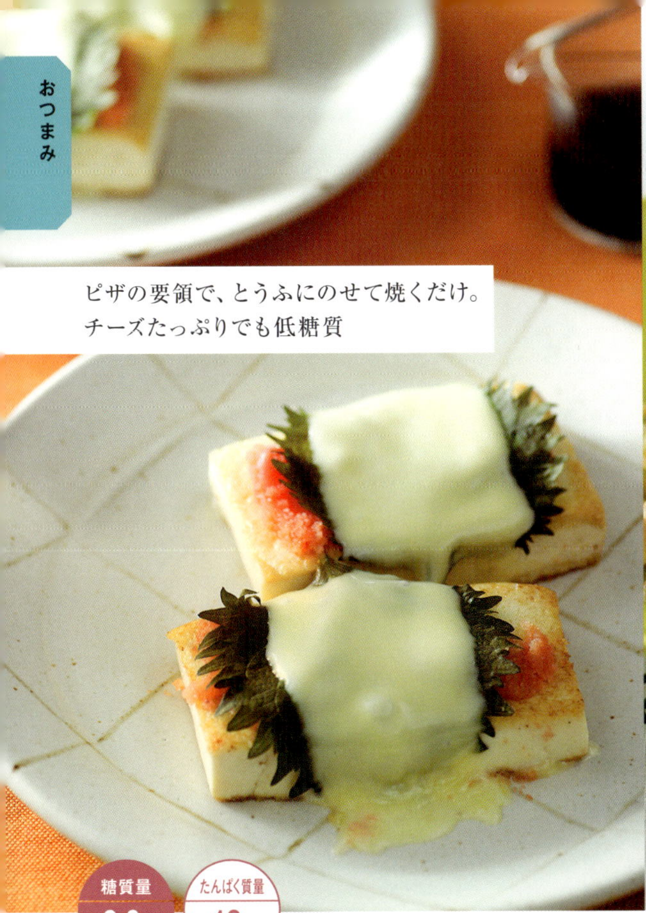

ピザの要領で、とうふにのせて焼くだけ。
チーズたっぷりでも低糖質

糖質量 3.9g　たんぱく質量 18g

とうふの明太チーズピザ風

材料（2人分）

木綿どうふ…1丁
からし明太子…½本
スライスチーズ（とけるタイプ）…2枚
青じそ…4枚
塩、こしょう…各少々
おろしにんにく…小さじ½
ポン酢しょうゆ…大さじ2
サラダ油…大さじ1

作り方

1 とうふはキッチンペーパーに包んでしっかり水きりし、4等分に切る。塩、こしょうを振り、おろしにんにくをまぶす。
2 フライパンにサラダ油を熱して1を並べ入れる。焼き色がついたら返し、ほぐした明太子を表面に塗り、青じそ、半分に切ったスライスチーズをのせてふたをする。チーズがとけたら器に盛り、ポン酢しょうゆをかける。（牛尾）

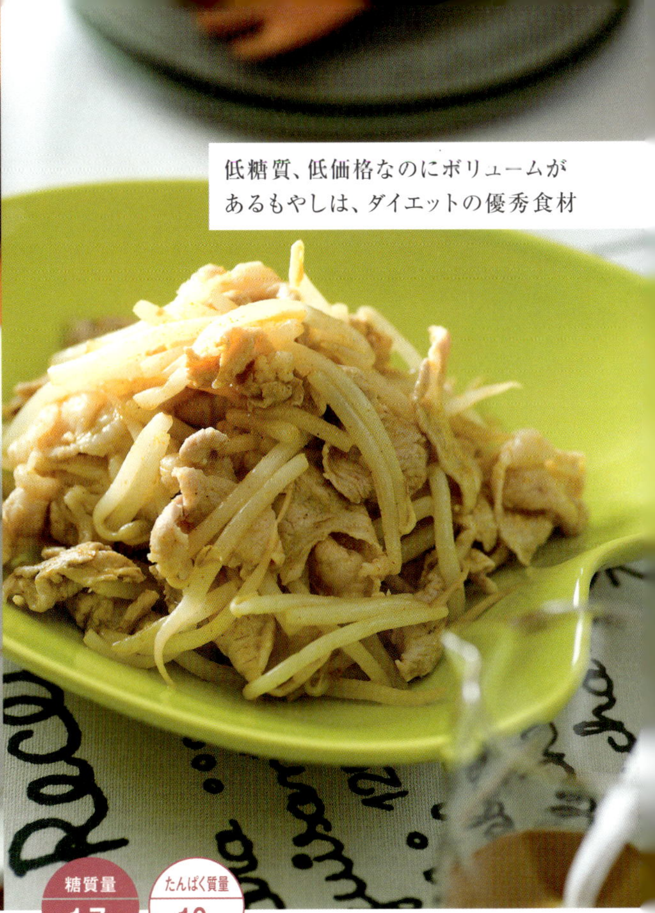

低糖質、低価格なのにボリュームがあるもやしは、ダイエットの優秀食材

糖質量 1.7g　たんぱく質量 10g

ゆでもやしと豚肉のカレードレッシング

材料（2人分）

もやし…200g
豚こまぎれ肉…100g

A
酢…大さじ1
塩…小さじ½
サラダ油…大さじ1.5
カレー粉…小さじ½

作り方

1 ボウルにAを入れて泡立て器でまぜ、カレードレッシングを作る。
2 なべに湯を沸かし、もやしを入れて10秒ほどゆで、網じゃくしなどでざるに上げる。
3 2をグラグラ煮立たない程度の弱火にし、豚肉を広げて入れる。色が変わってほぼ火が通ったら、ざるに上げて湯をしっかりきる。
4 1に2と3を加えてあえる。（上田）

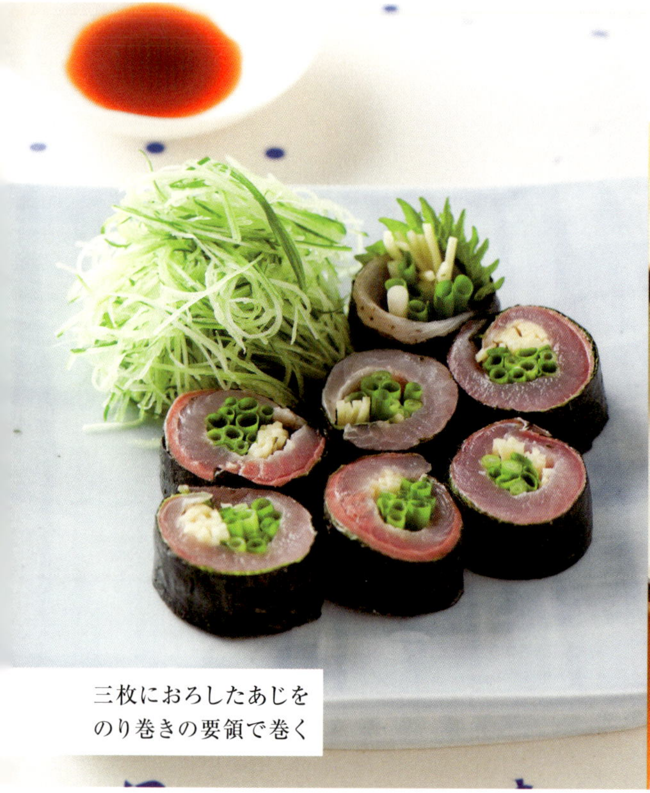

三枚におろしたあじを
のり巻きの要領で巻く

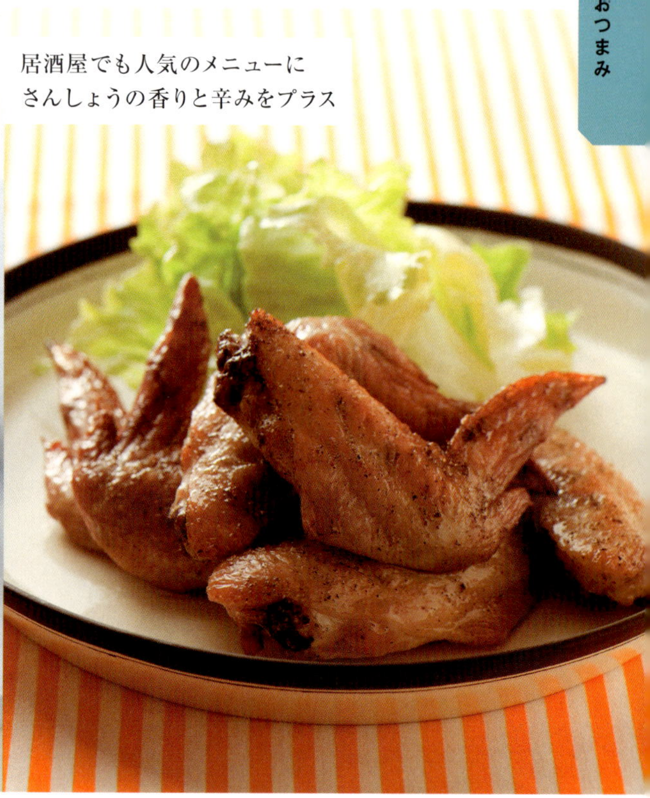

居酒屋でも人気のメニューに
さんしょうの香りと辛みをプラス

あじの磯辺巻き

糖質量 2.2g　たんぱく質量 15g

材料（2人分）

あじ（刺し身用。三枚におろしたもの）…2尾
青じそ…6枚
しょうが…½かけ
万能ねぎ…3本
きゅうり…1本
焼きのり（全形）…1枚
塩…小さじ⅓
酢…大さじ1
A　酢、しょうゆ…各大さじ½

作り方

1 あじは塩を振って30分ほどおき、両面に酢をからめて皮をはがす。
2 しょうがはせん切りにし、万能ねぎは長さを3等分に切る。きゅうりは長さを半分に切ってからスライサーでせん切りにする。
3 ラップを広げてのりをのせ、手前に青じそを並べる。あじを皮がついていたほうを下にして交互に並べ、しょうが、万能ねぎをのせる。ラップごと持ち上げてのり巻きのようにし、ラップで包んで5分ほどおく。
4 1.5㎝厚さに切って器に盛り、きゅうりを添える。まぜ合わせたAを添え、つけて食べる。（藤井）

鶏手羽先のさんしょう風味焼き

糖質量 0.7g　たんぱく質量 16g

材料（2人分）

鶏手羽先…6本（300g）
A　酒…大さじ½
　塩、粉ざんしょう…各大さじ¼
　オリーブ油…小さじ½
レタス…適量

作り方

1 手羽先は裏側（身が薄いほう）から骨に沿って2本の切り込みを入れ、表にも切り込みを入れる。
2 Aをもみ込んで下味をつけ、魚焼きグリルで両面を計8～10分焼き、こんがりと焼き色をつける。
3 器に盛り、食べやすくちぎったレタスを添える。（検見﨑）

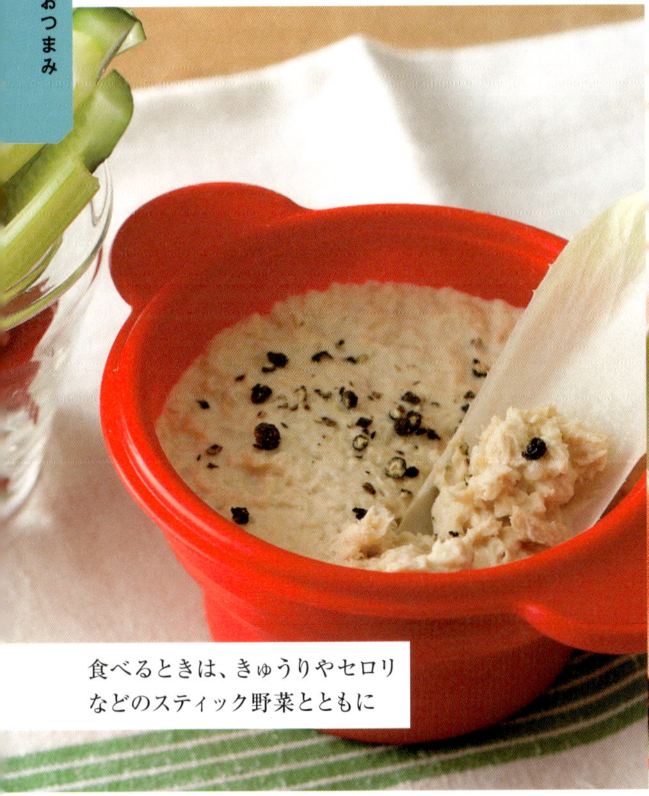

食べるときは、きゅうりやセロリなどのスティック野菜とともに

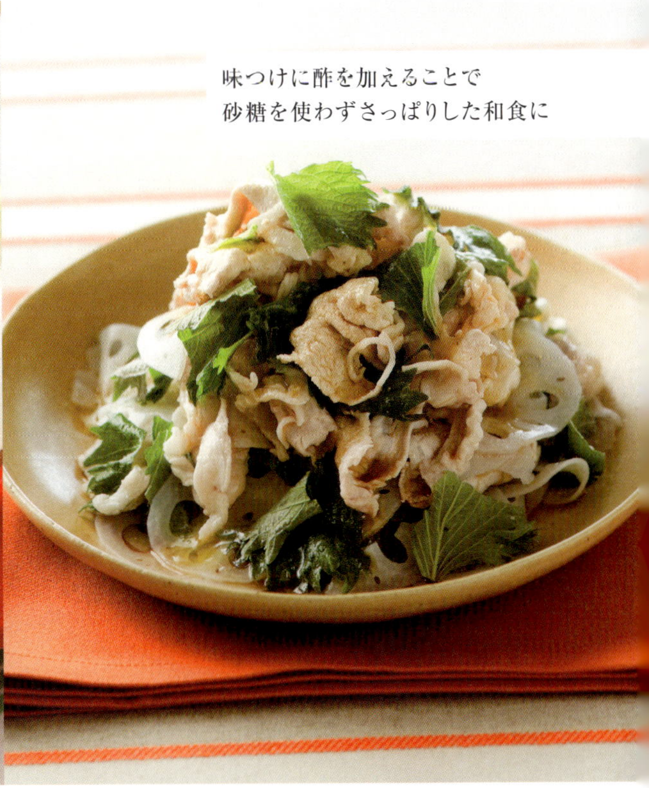

味つけに酢を加えることで砂糖を使わずさっぱりした和食に

ツナのディップ

糖質量 3.3g　たんぱく質量 17g

材料（2人分）

ツナ缶…1缶（170g）
生クリーム…大さじ5
塩…小さじ½
レモン汁…小さじ2
玉ねぎ（みじん切り）…¼個
バター…小さじ2
しょうゆ…小さじ½
あらびき黒こしょう…適量

作り方

1 ツナは大きめのボウルに入れてよくほぐし、生クリーム大さじ2を加えてまぜ、塩、レモン汁を加えてまぜる。
2 小さめの耐熱容器に玉ねぎと1を入れて平らにし、ふたをして電子レンジ（600W）で1分30秒加熱する。残りの生クリーム、バター、しょうゆを加えてまぜ、あら熱がとれるまでそのままおく。
3 黒こしょうを振り、好みのスティック野菜を添える。（堤）

豚しゃぶとれんこんのサラダ

糖質量 11g　たんぱく質量 12g

材料（2人分）

豚ロース薄切り肉（しゃぶしゃぶ用）…100g
れんこん…150g
青じそ…10枚
しょうがの皮…適量
ねぎの青い部分…適量
A しょうゆ…大さじ1
　酢…大さじ1
　サラダ油…大さじ2

作り方

1 れんこんはスライサーで薄い輪切りにし、洗って水けをきる。青じそは縦半分に切ってから3等分にちぎる。
2 たっぷりの熱湯にれんこんを入れ、透き通るまでゆでる。冷水にとって冷まし、水けをふく。ゆで汁はとっておく。
3 2のゆで汁にしょうがの皮、ねぎの青い部分を加えてひと煮立ちさせ、豚肉2〜3枚を広げて入れ、色が変わったらとり出して冷ます。残りも同様にゆでる。
4 2、3、青じそを合わせて器に盛り、まぜ合わせたAをかける。（大庭）

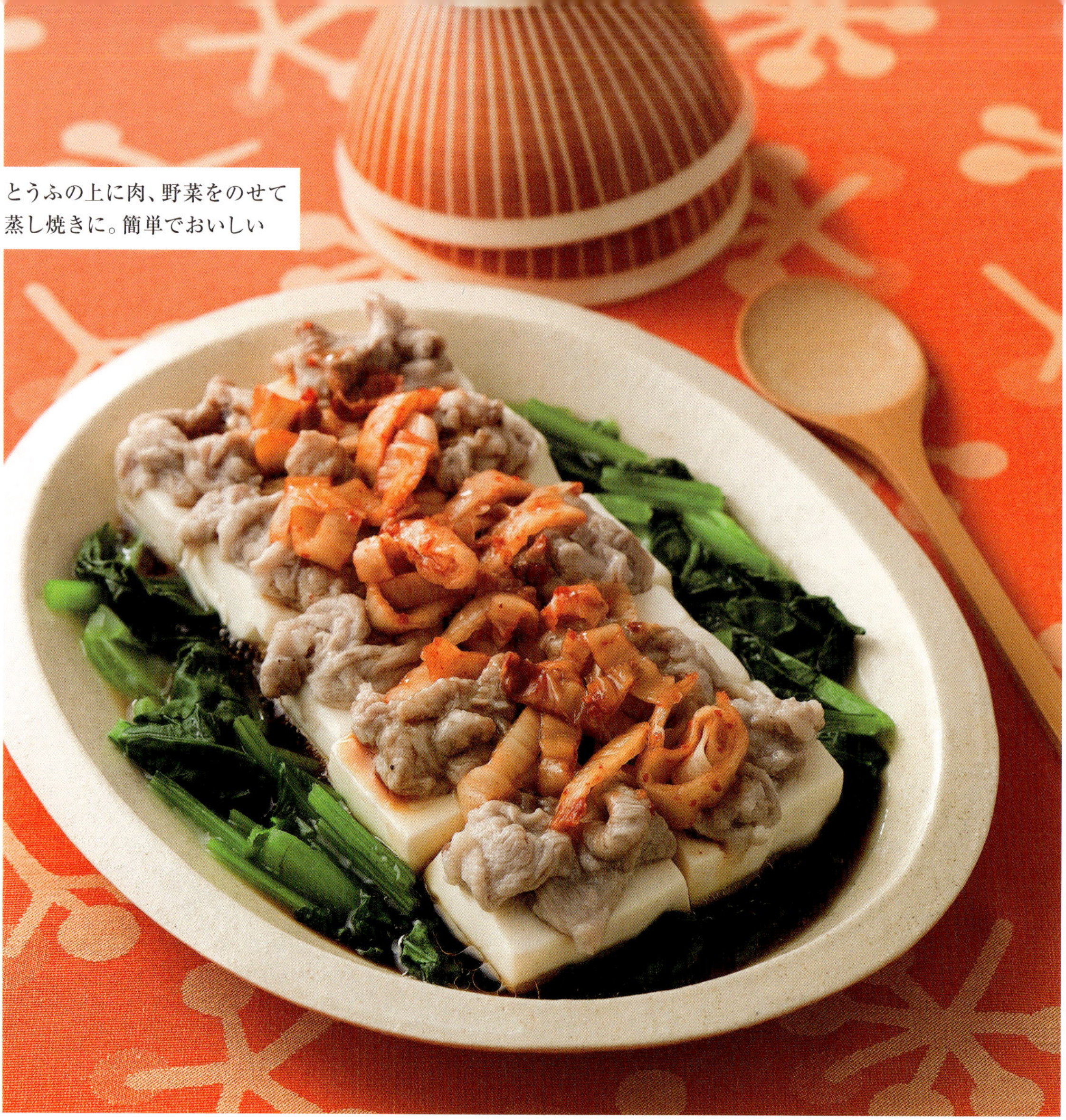

とうふの上に肉、野菜をのせて
蒸し焼きに。簡単でおいしい

とうふと豚こま、キムチのフライパン重ね蒸し

糖質量 7.3g

たんぱく質量 19g

材料（2人分）

絹ごしどうふ…1丁（300g）
豚こまぎれ肉…100g
A｜塩…少々
　｜酒…大さじ1
　｜かたくり粉…小さじ1
小松菜…2株
白菜キムチ…40g
B｜ごま油…小さじ1
　｜ポン酢しょうゆ…大さじ2

作り方

1 小松菜は根を切り落とし、根元に深く切り目を入れて洗い、4cm長さに切る。とうふは縦半分に切ってから5等分に切り、フライパンに並べる。豚肉とAをまぜ合わせ、とうふの上にほぐしながらのせる。

2 水100mℓを注ぎ、ふたをして中火にかける。4分ほど蒸し、あいているところに小松菜を入れ、ふたをしてさらに3分ほど蒸す。

3 汁けをきって器に盛り、1cm幅に切ったキムチをのせ、Bをまぜ合わせたたれをかける。（今泉）

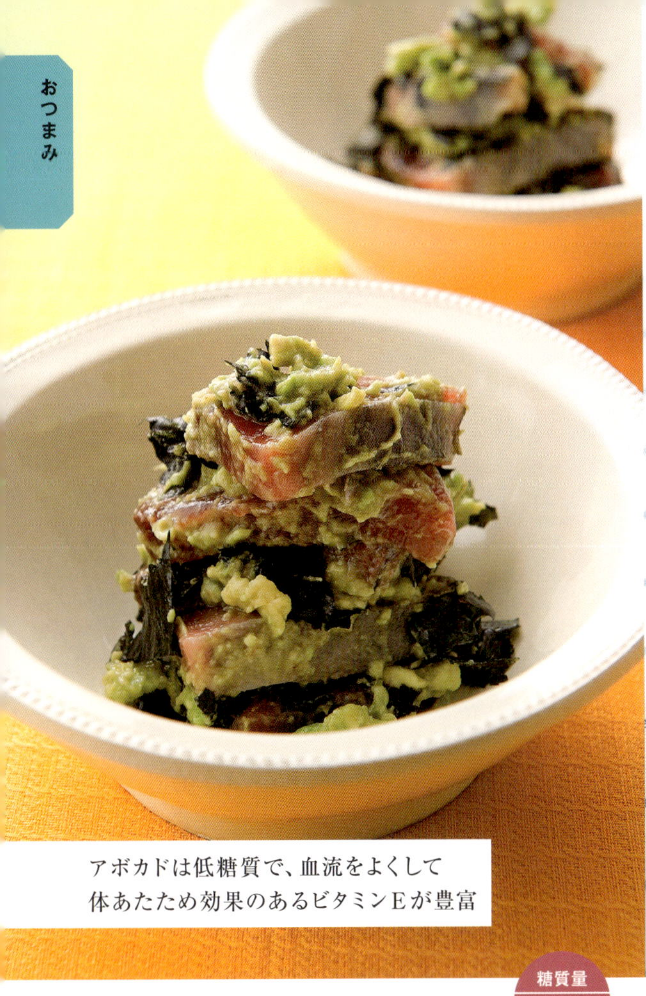

アボカドは低糖質で、血流をよくして
体あたため効果のあるビタミンEが豊富

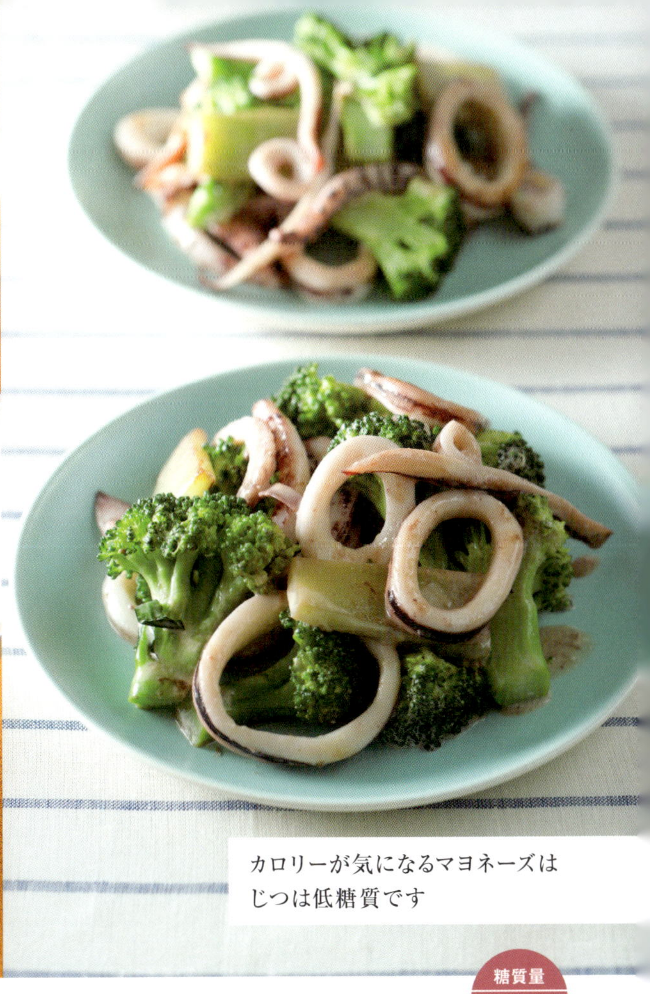

カロリーが気になるマヨネーズは
じつは低糖質です

かつおの アボカド梅肉あえ

糖質量 1.9g

たんぱく質量 21g

材料（2人分）

かつおの刺し身…150g
アボカド…½個
梅肉…小さじ1
しょうゆ…大さじ½
みりん…小さじ½
焼きのり（全形）…2枚

作り方

1 かつおは7～8mm厚さに切り、しょうゆをからめる。
2 アボカドは種と皮を除いてフォークでつぶし、梅肉とみりんを加えてまぜる。
3 1を2であえ、小さくちぎったのりを加えてまぜる。（検見﨑）

いかとブロッコリーの マヨしょうゆいため

糖質量 1.5g

たんぱく質量 19g

材料（2人分）

するめいか…1ぱい
ブロッコリー…½個
サラダ油…大さじ½
酒…大さじ1
A しょうゆ…大さじ½
　マヨネーズ…大さじ2

作り方

1 いかはわたと軟骨を除いて足と胴に分ける。足はかたい吸盤とくちばしを除いて2～3本ずつに切り分け、長ければ半分に切る。胴は7～8mm幅の輪切りにする。
2 ブロッコリーは小房に分け、大きいものは半分に切り、茎はかたい部分を厚めにむいて短冊切りにする。
3 フライパンにサラダ油を熱し、2を入れて1分ほどいためる。酒を振り、緑色が鮮やかになったら1を加える。いかが白っぽくなったら、まぜ合わせたAをからめて火を止める。（重信）

食べ方
style

タイプ4

おなじみの料理を糖質オフ

定番料理の味や食材をひと工夫

おなじみの料理の調味料をかえたり、糖質の高い食材を低い食材におきかえたりすると、糖質オフに。たとえば砂糖やみりん、しょうゆの和食を、塩だけで味つけ。もの足りないと思いきや食材の味がよくわかり、満足感がアップ！。

味や食材をひと工夫の基本

1. 甘い味つけにしない
2. 基本は塩とこしょうで
3. 低糖質の食材におきかえる

ちょっとの工夫で糖質オフ

いつもの すき焼き → すき煮風
いつもの ピザ → 鮭ベース
いつもの グラタン → 小麦粉なし

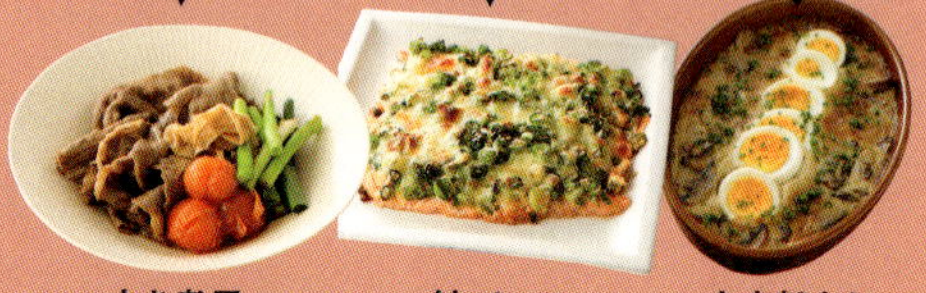

すき煮風　鮭ベース　小麦粉なし

糖質量 5.5g
たんぱく質量 22g

牛肉とゆば、ミニトマトのすき煮風

材料（2人分）

牛薄切り肉（すき焼き用）…200g
平ゆば（乾燥）…2枚（5g）
ミニトマト…6個（90g）
万能ねぎ…½束（50g）
A｜だし（こぶ）…100mℓ
　｜しょうゆ…大さじ1

作り方

1 ゆばはたっぷりの水につけてもどし、水けをきり、食べやすく切る。ミニトマトはへたを除き、万能ねぎは4cm長さに切る。
2 なべにAを入れて、中火にかけ、煮立ったら牛肉を加え、色が変わったら引き上げて器に盛る。
3 アクが出たら除き、ゆば、ミニトマト、万能ねぎを加え、しんなりするまで煮て2に盛り合わせる。（検見﨑）

ワンポイント Advice

食材をかえて低糖質料理に

ホワイトソースの小麦粉のかわりにとうふを使う、ピザ生地のかわりに鮭を使うなど、食材をかえて糖質オフにするテクニックもご紹介。いつものようにいろいろな料理を食べたい人におすすめです。

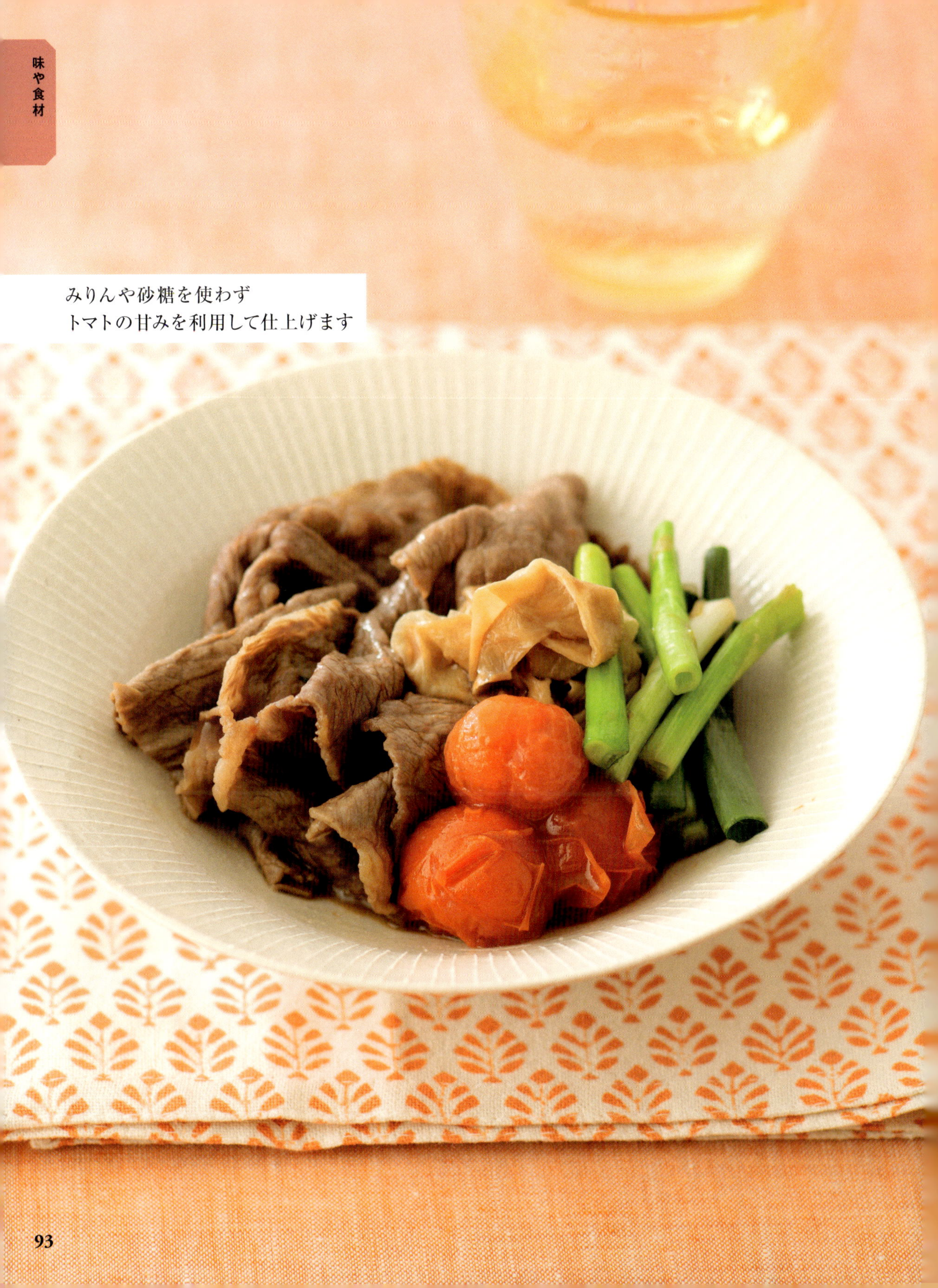

みりんや砂糖を使わず
トマトの甘みを利用して仕上げます

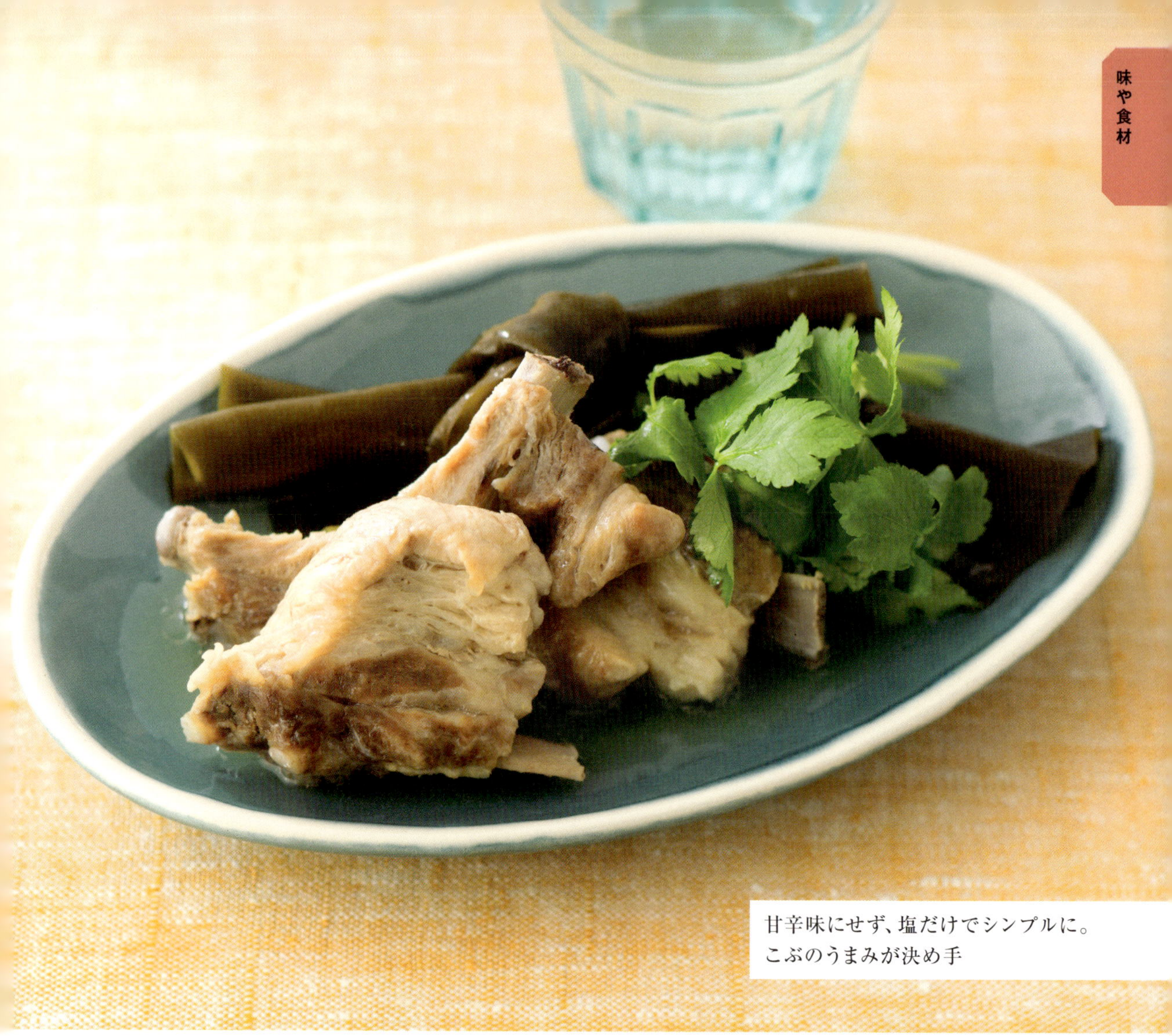

甘辛味にせず、塩だけでシンプルに。
こぶのうまみが決め手

豚スペアリブとこぶの塩煮

糖質量 3.1g　たんぱく質量 15g

材料（2人分）

豚スペアリブ（4～5cm長さ）
　…6本（300g）
こぶ（20cm長さ）…4枚
塩…適量
三つ葉…少量

作り方

1 こぶは水にさっとくぐらせ、もどるまでおいて結ぶ。
2 豚肉は塩小さじ⅓をもみ込み、30分ほどおく。
3 なべに水400mℓを入れて中火にかけ、沸騰したら1、2を入れ、再び煮立ったらアクを除く。弱火にして落としぶたをし、肉、こぶがやわらかくなるまで30～40分煮る。
4 塩少々で味をととのえ、器に煮汁ごと盛り、三つ葉を添える。（検見﨑）

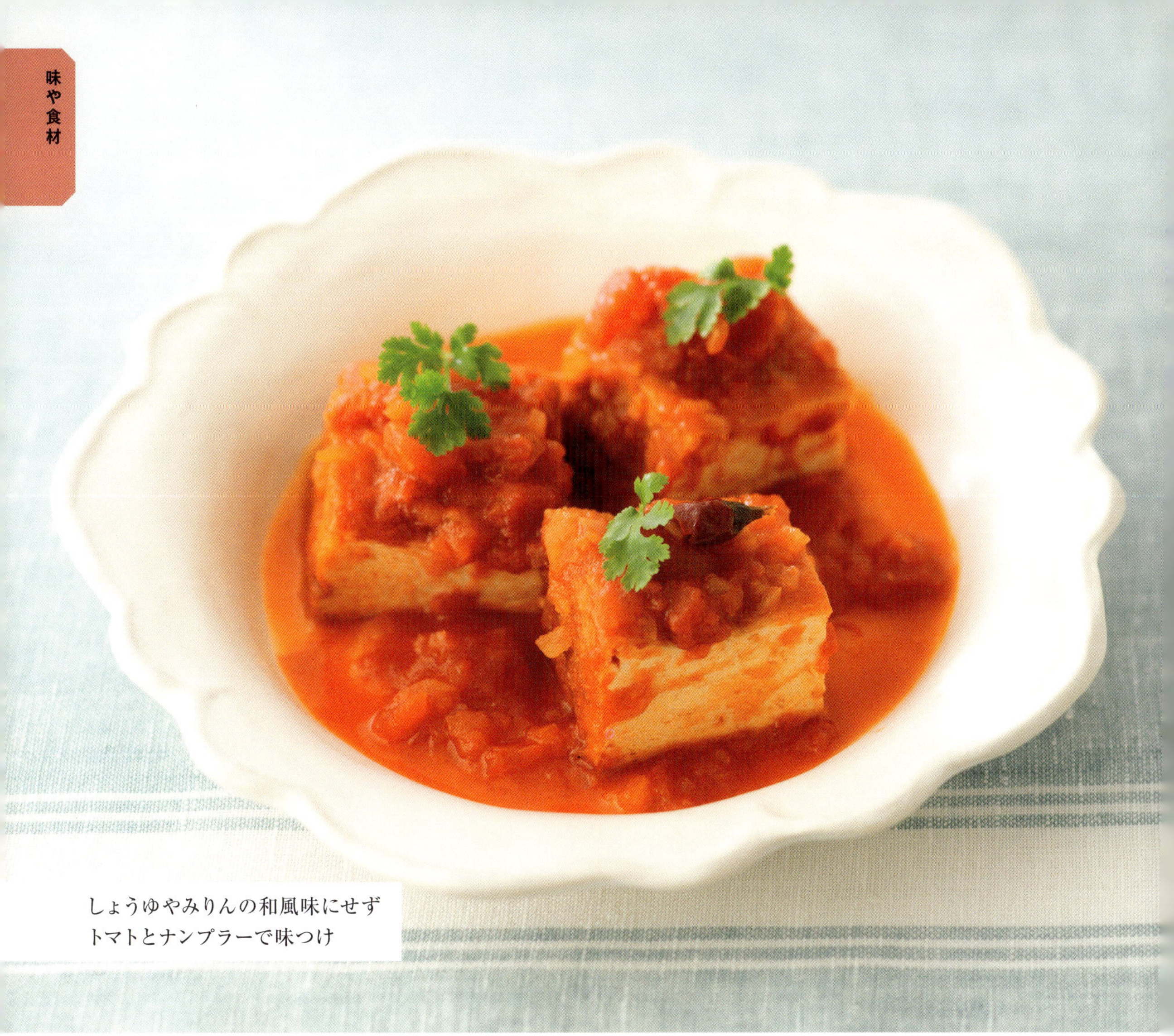

しょうゆやみりんの和風味にせず
トマトとナンプラーで味つけ

厚揚げのトマト煮

糖質量 5.1g
たんぱく質量 15g

材料（2人分）

厚揚げ…1枚（250g）
玉ねぎ…50g
にんにく（つぶす）…½かけ
赤とうがらし（ちぎる）…1本
オリーブ油…大さじ½
A　トマト缶（ダイスカット）…150g
　水…100mℓ
　ナンプラー…小さじ2
香菜…少々

作り方

1 厚揚げは熱湯でさっとゆで、ざるに上げて水けをきり、3cm角に切る。玉ねぎはみじん切りにする。
2 フライパンにオリーブ油、赤とうがらし、にんにくを入れて中火で熱し、香りが立ったら玉ねぎを加えて中火でいためる。
3 しんなりしたらAを加え、煮立ったら厚揚げを加え、再び煮立ったら7〜8分煮る。
4 器に煮汁ごと盛り、香菜を添える。（検見﨑）

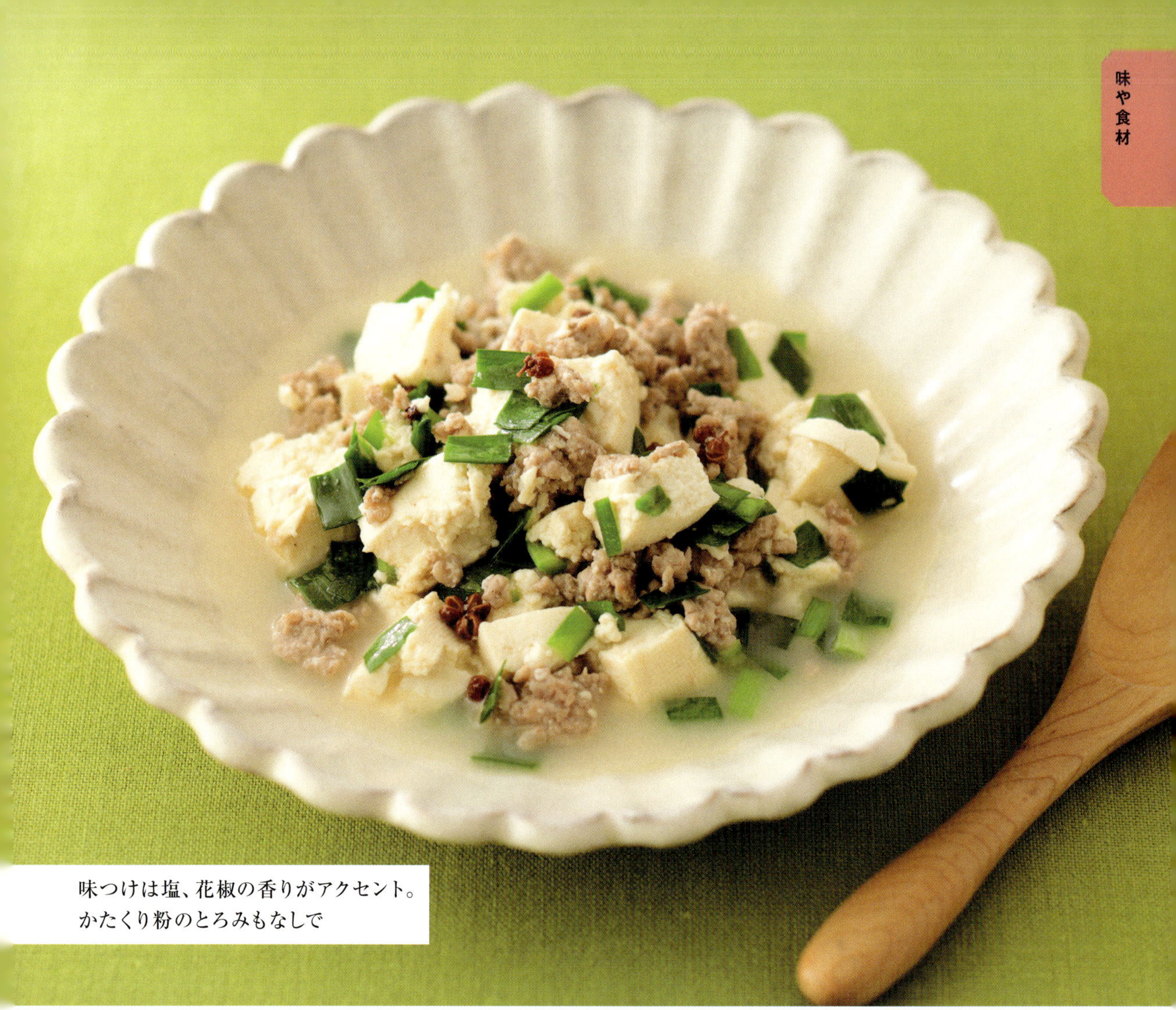

味つけは塩、花椒の香りがアクセント。
かたくり粉のとろみもなしで

低糖質マーボーどうふ

糖質量 2.6g　たんぱく質量 19g

材料（2人分）

木綿どうふ…300g
豚ひき肉…100g
にら…5本
A｜にんにく（みじん切り）…小さじ¼
　｜花椒《ホワジャオ》（粒）…小さじ½
　｜油（キャノーラ油、ごま油など）
　｜　…大さじ½
塩…小さじ¼

作り方

1 にらは小口切りにする。
2 フライパンにAを入れて中火で熱し、香りが立ったらひき肉を加えていためる。肉がポロポロになったら湯100mℓ、塩を加える。
3 とうふを加え、へらで1.5cm角くらいに切る。煮立ったら2～3分煮、にらを加えてさっと煮る。
＊花椒がない場合は、仕上げに粉ざんしょうを振っても。（検見﨑）

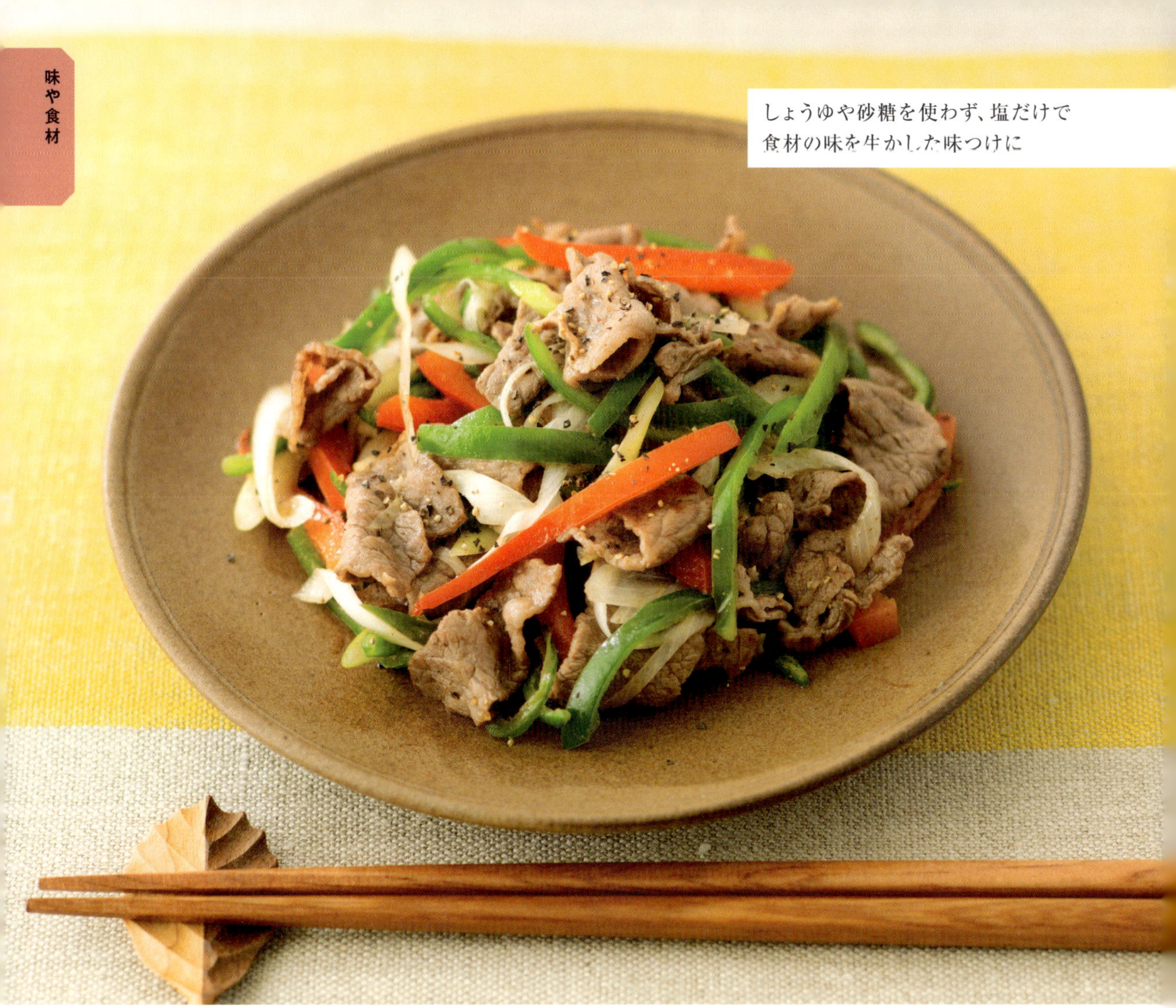

しょうゆや砂糖を使わず、塩だけで
食材の味を生かした味つけに

塩味チンジャオロースー

糖質量 3.3g

たんぱく質量 15g

材料（2人分）

牛こまぎれ肉…150g
ピーマン…4個（80g）
パプリカ（赤）…¼個（50g）
ねぎ…½本
にんにく（つぶす）…½かけ
ごま油…大さじ½
塩…小さじ¼

作り方

1 ピーマン、パプリカはへたと種を除き、細切りにする。ねぎは縦半分に切ってから5㎜厚さの斜め切りにする。
2 フライパンににんにく、ごま油を入れて中火で熱し、香りが立ったら牛肉を加えていためる。
3 肉に火が通ったら塩を振り、1を加えて油がなじむまでいため合わせる。（検見﨑）

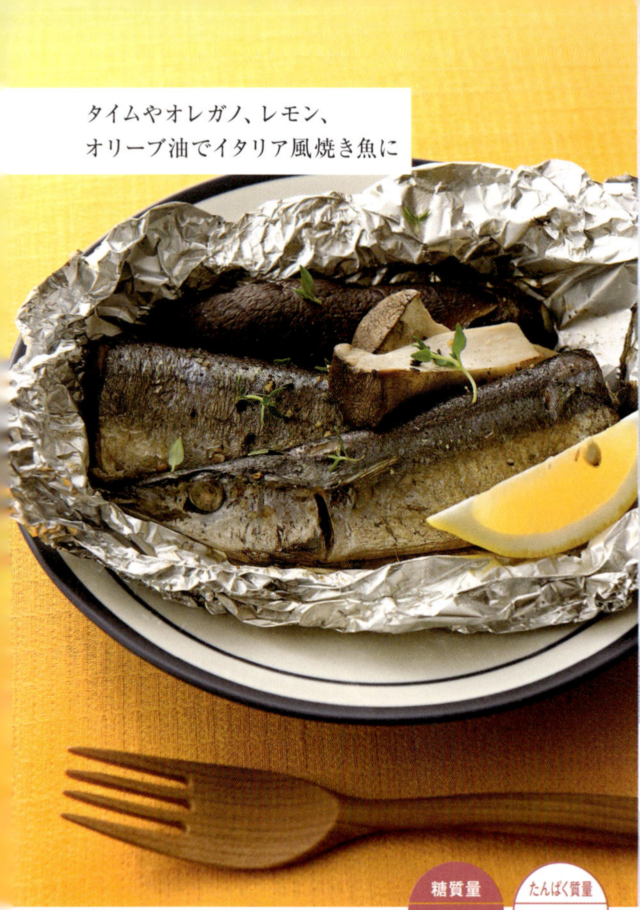

タイムやオレガノ、レモン、
オリーブ油でイタリア風焼き魚に

糖質量 3.1g　たんぱく質量 19g

さんまのハーブホイル焼き

材料（2人分）

さんま…2尾
A｜ 塩、こしょう…各少々
なす…1個
エリンギ…2本
白ワイン…大さじ1
オリーブ油…大さじ1
タイム、オレガノ…各少々
レモン（くし形切り）…適量
あらびき黒こしょう…少々
タイム（フレッシュ）…少々

作り方

1 なすはへたを切り落として縦半分に切り、皮目に5㎜幅の切り込みを入れる。エリンギは縦半分に切る。

2 さんまは半分に切ってAを振り、オリーブ油を熱したフライパンに並べ、表面を香ばしく焼く。

3 アルミホイルを大きめに2枚切って広げ、1と2を半量ずつのせる。白ワイン大さじ½、タイム、オレガノを振って包み、220度のオーブンで12〜13分焼く。

4 ホイルを開いて黒こしょうを振り、フレッシュのタイムとレモンを添える。（検見﨑）

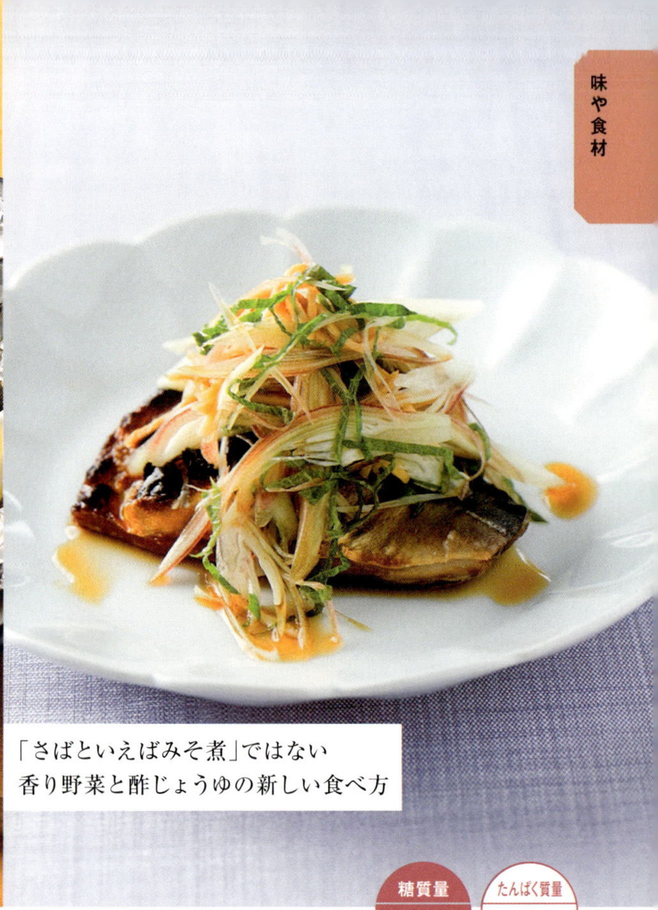

「さばといえばみそ煮」ではない
香り野菜と酢じょうゆの新しい食べ方

糖質量 1.6g　たんぱく質量 19g

焼きさばの和風だれ

材料（2人分）

さば…2切れ
青じそ…5枚
しょうが…½かけ
みょうが…1個
塩…小さじ½
しょうゆ、酢…各大さじ1

作り方

1 さばは塩を振り、10分ほどおく。

2 青じそ、しょうが、みょうがはせん切りにし、しょうゆ、酢であえる。

3 さばは魚焼きグリルなどで10分ほどかけて両面をこんがりと焼く。器に盛り、2をかける。（藤井）

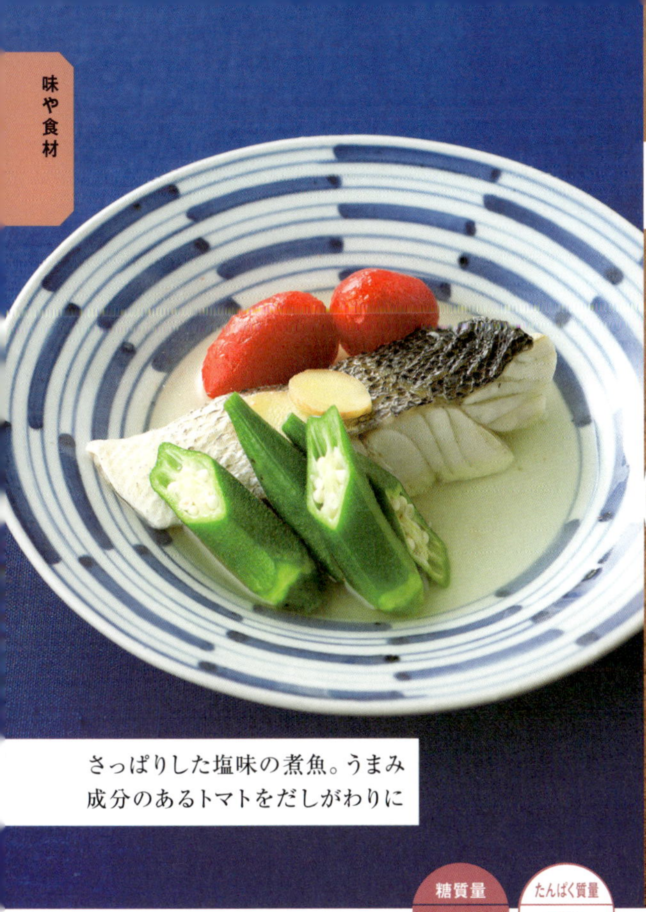

さっぱりした塩味の煮魚。うまみ成分のあるトマトをだしがわりに

糖質量 9.5g　たんぱく質量 22g

白身魚の塩煮

材料（2人分）

白身魚（すずき、たいなど）…2切れ
オクラ…4本
ミニトマト…4個
塩…少々
A　酒、みりん…各大さじ2
　　塩…小さじ⅔
　　しょうが（薄切り）…4切れ

作り方

1 オクラはがくの周囲をぐるりとむいて塩でもみ、熱湯でさっとゆでる。ざるに上げて冷まし、斜め半分に切る。ミニトマトはへたをとって熱湯にさっと通し、水にとって皮をむく。

2 なべに水200mℓを沸騰させてAを加え、煮立ったら白身魚を加える。再び煮立ったらふたをして弱火で10分ほど煮、オクラ、ミニトマトを加えてひと煮する。（大庭）

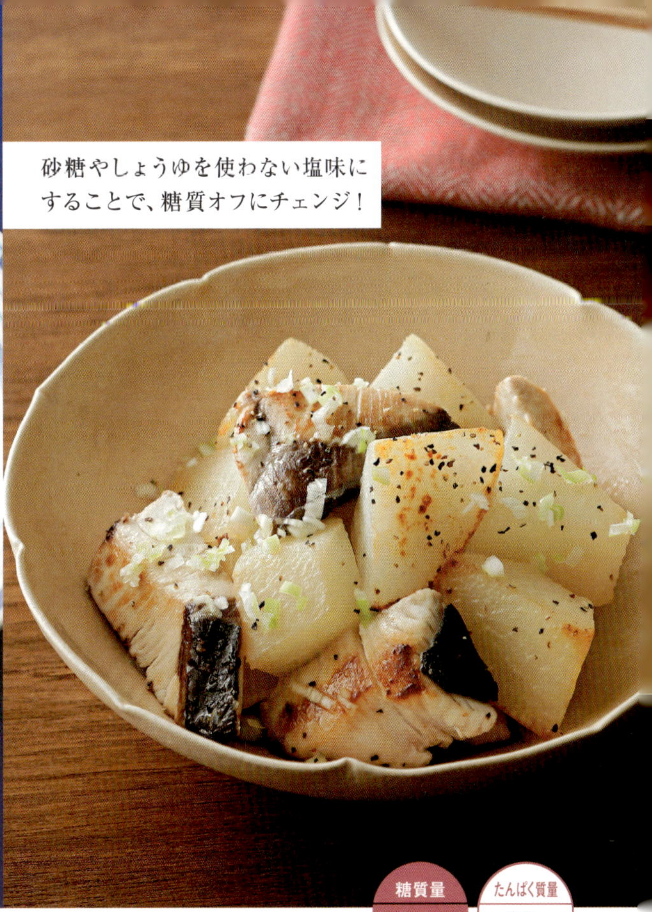

砂糖やしょうゆを使わない塩味にすることで、糖質オフにチェンジ！

糖質量 6.5g　たんぱく質量 22g

塩ぶり大根

材料（2人分）

大根…⅓本（400g）
ぶり…2切れ
鶏ガラスープのもと…小さじ½
A　酒…大さじ2
　　塩…小さじ½
あらびき黒こしょう…少々
油（キャノーラ油、オリーブ油など）…大さじ1

作り方

1 大根は小さめの乱切りにする。ぶりは3等分に切る。

2 フライパンに油大さじ½を熱し、ぶりの両面をこんがりと焼き、いったんとり出す。

3 フライパンに油大さじ½を熱し、大根をいためる。油が回ったら水50〜60mℓ、鶏ガラスープのもとを加え、ふたをしてごく弱火で10分ほど蒸し煮にする。

4 大根がやわらかくなったらふたをとり、ぶりを戻し入れる。Aを加えて全体になじませ、ときどきフライパンを揺すりながら汁けがなくなるまで中火で煮る。器に盛って黒こしょうを振り、好みであらみじんに切ったねぎを散らす。（武蔵）

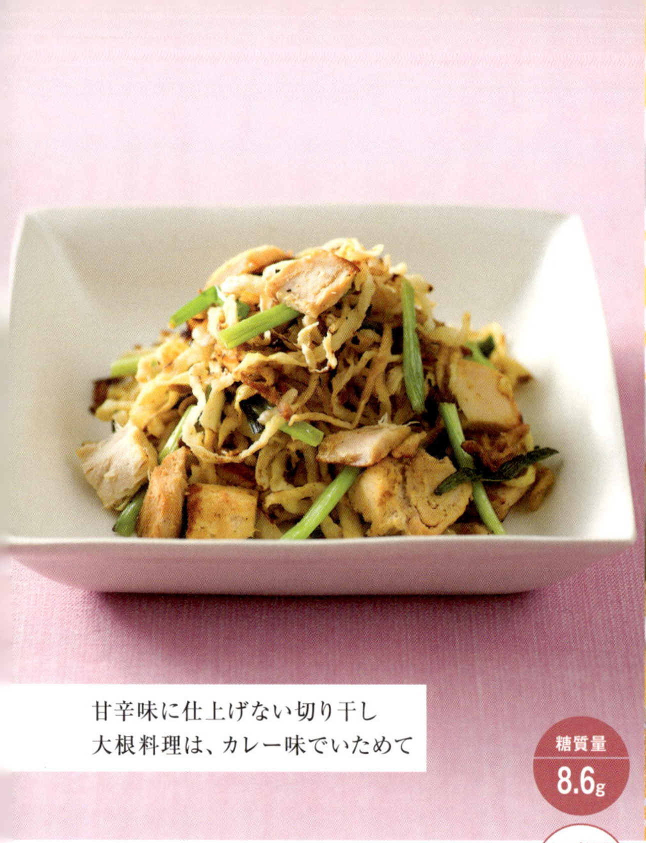

甘辛味に仕上げない切り干し
大根料理は、カレー味でいためて

糖質量 8.6g

たんぱく質量 8.4g

切り干し大根とツナのカレーいため

材料（2人分）

切り干し大根…30g
ツナ缶（水煮）…小1缶
万能ねぎ…5本
カレー粉…小さじ1
A　トマトケチャップ…小さじ½
　　しょうゆ…小さじ1
　　塩、こしょう…各少々
油（キャノーラ油、オリーブ油など）…小さじ2

作り方

1 切り干し大根は洗い、5分ほど水にひたしてもどし、水けをしぼる。万能ねぎは3㎝長さに切る。

2 フライパンに油を熱し、1、ツナを缶汁ごと入れていため合わせる。カレー粉を加えていため、全体になじんだらAで調味する。（牛尾）

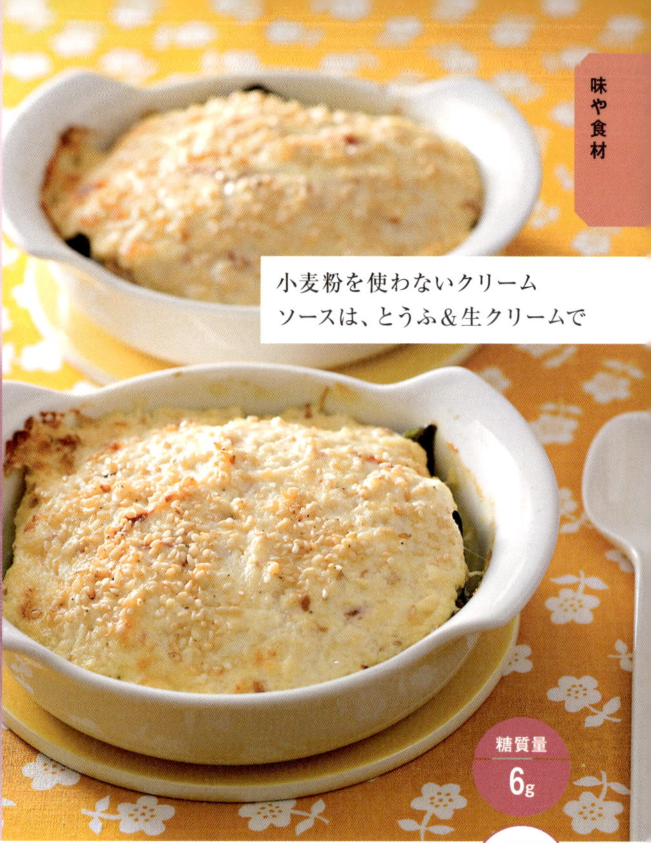

小麦粉を使わないクリーム
ソースは、とうふ＆生クリームで

糖質量 6g

たんぱく質量 30g

鶏肉とわかめのとうふクリームグラタン

材料（2人分）

鶏胸肉…½枚
絹ごしどうふ…1丁（300g）
梅干し…1個
わかめ（塩蔵）…30g
玉ねぎ…¼個
A　生クリーム…50㎖
　　ピザ用チーズ…50g
しょうゆ…小さじ½
いり白ごま…適量

作り方

1 鶏肉はそぎ切りにする。とうふはキッチンペーパーで包んで耐熱皿にのせ、電子レンジ（600W）で1分加熱して水きりする。梅干しは種を除いて包丁でたたく。わかめは水でもどして熱湯でゆで、ざく切りにする。玉ねぎは薄切りにする。

2 ボウルにとうふ、梅肉、Aを入れ、泡立て器でよくまぜる。

3 耐熱容器にわかめを敷き、玉ねぎをのせ、しょうゆを回しかける。鶏肉をのせ、2をかけてごまを振り、180度のオーブンで20分ほど焼く。（堤）

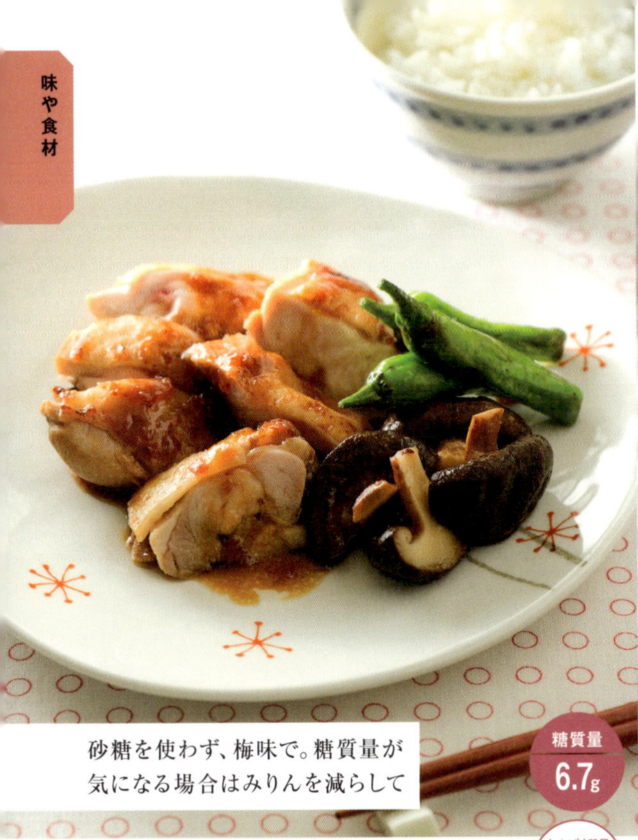

砂糖を使わず、梅味で。糖質量が
気になる場合はみりんを減らして

糖質量 6.7g

鶏もも肉の梅照り焼き

たんぱく質量 23g

材料（2人分）

鶏もも肉…1枚（250g）
しいたけ…4個
ししとうがらし…6本
A 塩…少々／酒…大さじ1
酒…小さじ1
B 梅肉…小さじ1～2／しょうゆ、みりん…各大さじ1
油（キャノーラ油、オリーブ油など）…大さじ½

作り方

1 鶏肉は身に2cm間隔に切り目を入れ、Aをからめて10分おき、水けをふく。しいたけは石づきを除き、縦半分に切る。ししとうは縦に1本切り目を入れ、へたを少し切り落とす。
2 フライパンを油を引かずに熱し、鶏肉を皮目を下にして入れる。小さめのなべぶたをのせて4分焼き、出てきた脂をキッチンペーパーでふく。鶏肉を返し、ふたをのせずに弱めの中火で4分ほど焼く。途中であいたところに油を引き、しいたけを入れ、酒を振って焼く。しいたけを返し、ししとうを加えてさっと焼く。
3 Bをまぜ合わせ、鶏肉にかけてからめ、火を止める。鶏肉を食べやすく切って器に盛り、ししとうとしいたけを添え、フライパンに残った汁を鶏肉にかける。（今泉）

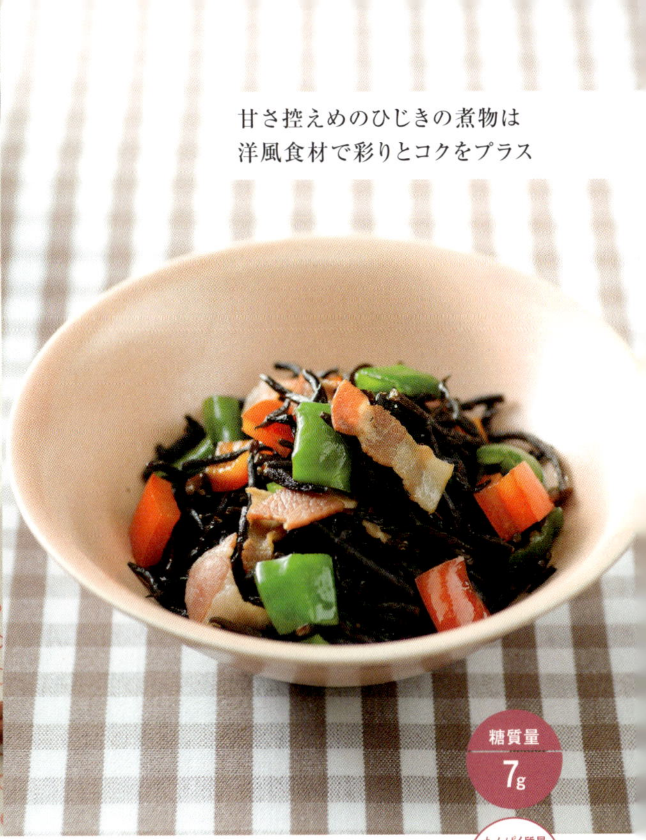

甘さ控えめのひじきの煮物は
洋風食材で彩りとコクをプラス

糖質量 7g

ひじきとベーコンのいため煮

たんぱく質量 4.5g

材料（2人分）

ひじき（乾燥）…25g
ベーコン…2枚
パプリカ（赤）…¼個
ピーマン…1個
A 水…100mℓ／しょうゆ…大さじ1／みりん…大さじ1
油（キャノーラ油、オリーブ油など）…小さじ1

作り方

1 ひじきは洗い、5分ほど水にひたしてもどし、水けをしぼる。ベーコンは1cm幅に切る。
2 パプリカ、ピーマンはへたと種を除いて1cm角に切る。
3 フライパンに油を熱してベーコンをいため、ひじきを加えてまぜ、Aを加える。
4 煮立ったら落としぶたをして弱火で5分ほど煮、2を加えて1分ほどいため煮にする。（牛尾）

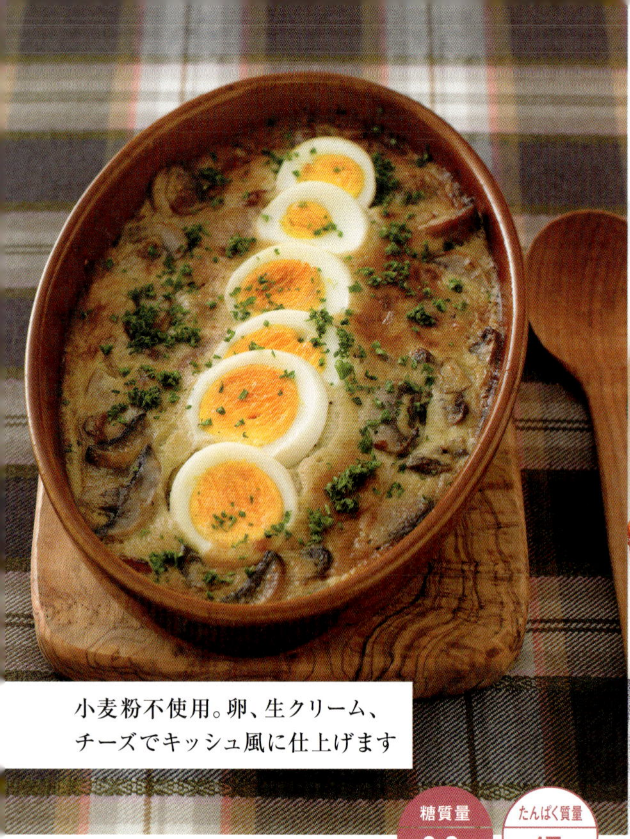

小麦粉不使用。卵、生クリーム、チーズでキッシュ風に仕上げます

糖質量 6.8g　たんぱく質量 17g

マッシュルームとベーコンの卵チーズグラタン

材料（2人分）

マッシュルーム…12個
玉ねぎ…½個
ベーコン…2枚
ゆで卵…1個
油（キャノーラ油、オリーブ油など）…大さじ1
バター…10g
酒…大さじ1
塩、あらびき黒こしょう…各少々
A　卵…1個
　牛乳…大さじ2
　生クリーム…100mℓ
　粉チーズ…20g
パセリのみじん切り…適量

作り方

1 マッシュルームは石づきを落とし、5㎜厚さに切る。玉ねぎは薄切りに、ベーコンは1㎝幅に、ゆで卵は7〜8㎜厚さの輪切りにする。ボウルにAをまぜる。

2 フライパンに油を熱して玉ねぎをいため、しんなりしたらバターとマッシュルーム、ベーコンを加えていためる。酒、塩、黒こしょうを加えてまぜる。

3 耐熱容器にAを流し入れて2を加え、ゆで卵を並べ、オーブントースターで15〜20分焼く（途中、焦げそうならアルミホイルをかぶせる）。中央に竹ぐしを刺して何もついてこなければ焼き上がり。パセリを散らす。（コウ）

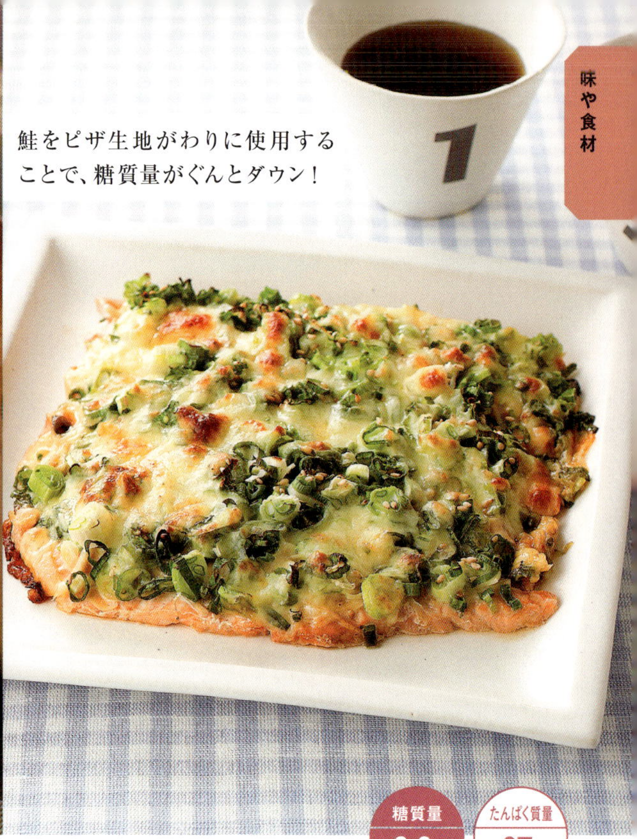

鮭をピザ生地がわりに使用することで、糖質量がぐんとダウン！

糖質量 2.8g　たんぱく質量 27g

鮭の和風ピザ風

材料（2人分）

生鮭…2切れ
わけぎ…2本
しょうが（せん切り）…小1かけ
ピザ用チーズ…50g
いり白ごま…小さじ1
A　酒…大さじ⅔
　しょうゆ…大さじ1

作り方

1 鮭は骨があれば除き、約5㎜厚さに切る（切りにくい場合は薄いそぎ切りでもよい）。ボウルに入れてAをからめ、10分おいて下味をつける。

2 わけぎは小口切りにする。

3 オーブントースターの天板にアルミホイルを敷いて1を並べ、しょうが、わけぎ、チーズを散らし、ごまを振る。予熱したオーブントースター（1000W）で10分ほど焼く。（大庭）

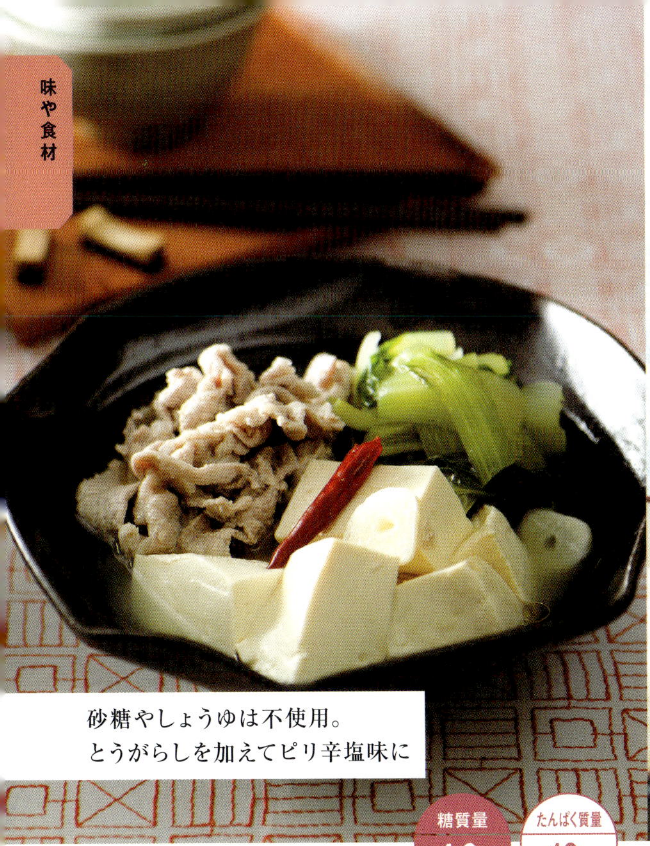

砂糖やしょうゆは不使用。
とうがらしを加えてピリ辛塩味に

糖質量 4.6g　たんぱく質量 19g

中華風塩肉どうふ

材料（2人分）

木綿どうふ…½丁
チンゲンサイ…200g
豚こまぎれ肉…150g
にんにく…1かけ
赤とうがらし…1本

A　鶏ガラスープのもと…小さじ1
　水…400mℓ
　酒…大さじ3
　塩…小さじ½

ごま油…小さじ1

作り方

1 とうふはキッチンペーパーで包んでしっかり水きりし、食べやすく切る。チンゲンサイはざく切りにする。にんにくは薄切りにし、赤とうがらしは種を除く。

2 なべにAを入れて煮立て、豚肉を加える。アクが出たら除き、1を加え、落としぶたをして5分ほど煮る。仕上げにごま油を回しかける。（牛尾）

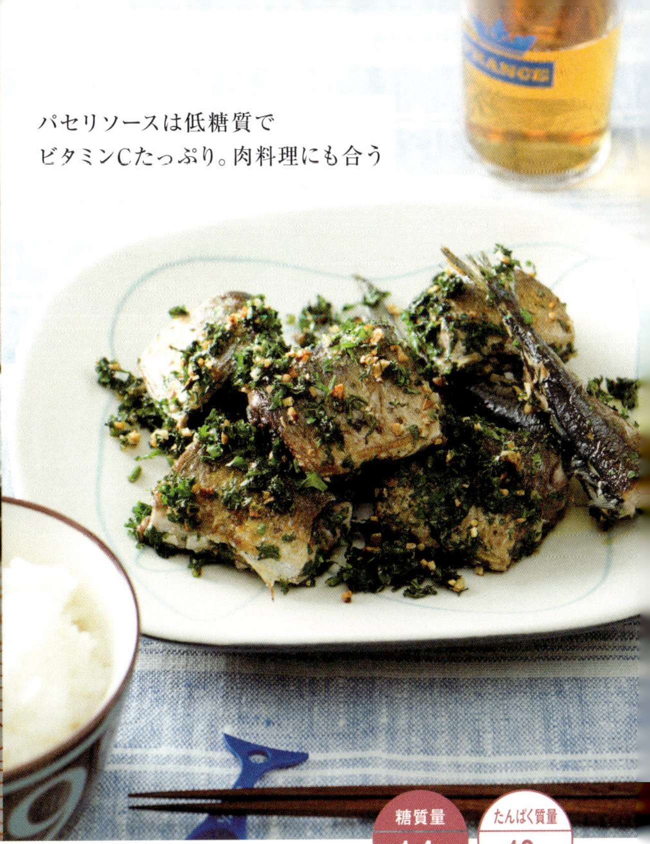

パセリソースは低糖質で
ビタミンCたっぷり。肉料理にも合う

糖質量 1.4g　たんぱく質量 19g

さんまのパセリソースいため

材料（2人分）

さんま…2尾

A　塩…小さじ⅓
　こしょう…少々
　白ワイン（または酒）…大さじ1

にんにく（みじん切り）…1かけ
パセリ（みじん切り）…大さじ4

B　しょうゆ…小さじ1
　白ワイン（または酒）…大さじ1

オリーブ油…大さじ1

作り方

1 さんまは頭を切り落とし、3〜4㎝長さに切る。Aをまぶして5分ほどおく。

2 フライパンにオリーブ油を熱し、キッチンペーパーで汁けをふいたさんまを並べ、中火で2〜3分焼く。上下を返し、火が通るまでさらに焼く。

3 にんにくを加え、にんにくが少し色づくまで1〜2分いためる。パセリとBを加えてまぜ、パセリが少ししんなりしたら火を止める。
＊さんまのはらわたが苦手な人は、除いてからAをからめて。（重信）

食べ方
style

タイプ 5

弁当や間食にも活躍！

作りおきを活用する

糖質オフでダイエットしたいけれど、忙しくて平日は料理をするのは無理！という人に、作りおきできる低糖質のおかずをご紹介。どれも冷めてもおいしいものばかり。作っておけば、夕飯のほか、お弁当や間食などにも活躍します。

作りおきの基本

1. 冷蔵庫に入れておく
2. 食べる前に加熱する
3. たんぱく質源がベスト

小腹がすいて
お菓子に手が
のびるのを防ぐ

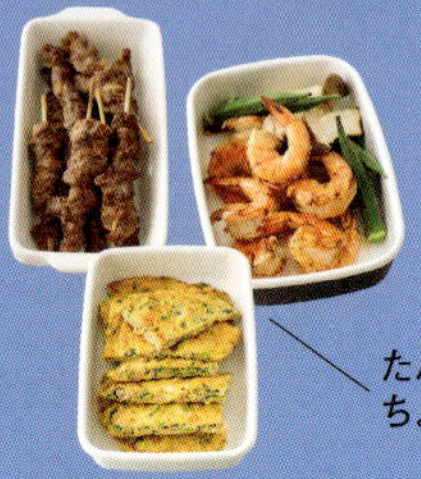

たんぱく質を
ちょこちょこつまむ

糖質量 0.2g　たんぱく質量 32g

レンジサラダチキン

材料（2人分）

鶏胸肉…1枚（300g）
塩…小さじ¼

作り方

1. 鶏肉は全面に塩を振り、よくもみ込む。
2. 耐熱容器に入れてラップをふんわりとかけ、電子レンジ（600W）で3〜4分加熱する。
3. とり出して、ラップをぴったりかけ直し、そのまま5〜6分おいて蒸らす。
4. 完全に冷めたら清潔な保存容器に移し、ふたをして冷蔵庫で保存する。

（検見﨑）

保存期間 3〜4日

＼ Arrange ／

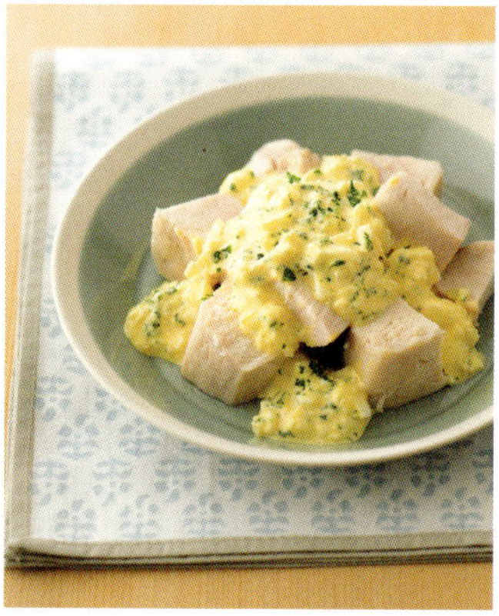

タルタルソースがけ

材料（2人分）

レンジサラダチキン（左記）
…半量
マヨネーズ…大さじ3
ゆで卵…1個
玉ねぎ（みじん切り）…大さじ2
パセリ（みじん切り）…大さじ1
塩、こしょう…各少々

作り方

1. ゆで卵はフォークでつぶし、玉ねぎ、パセリ、マヨネーズを加えてまぜ、塩、こしょうで味をととのえる。
2. サラダチキンを食べやすく切り、1の½量をかける。残りのソースの保存は、清潔な保存容器に入れて冷蔵庫で約2日。（検見﨑）

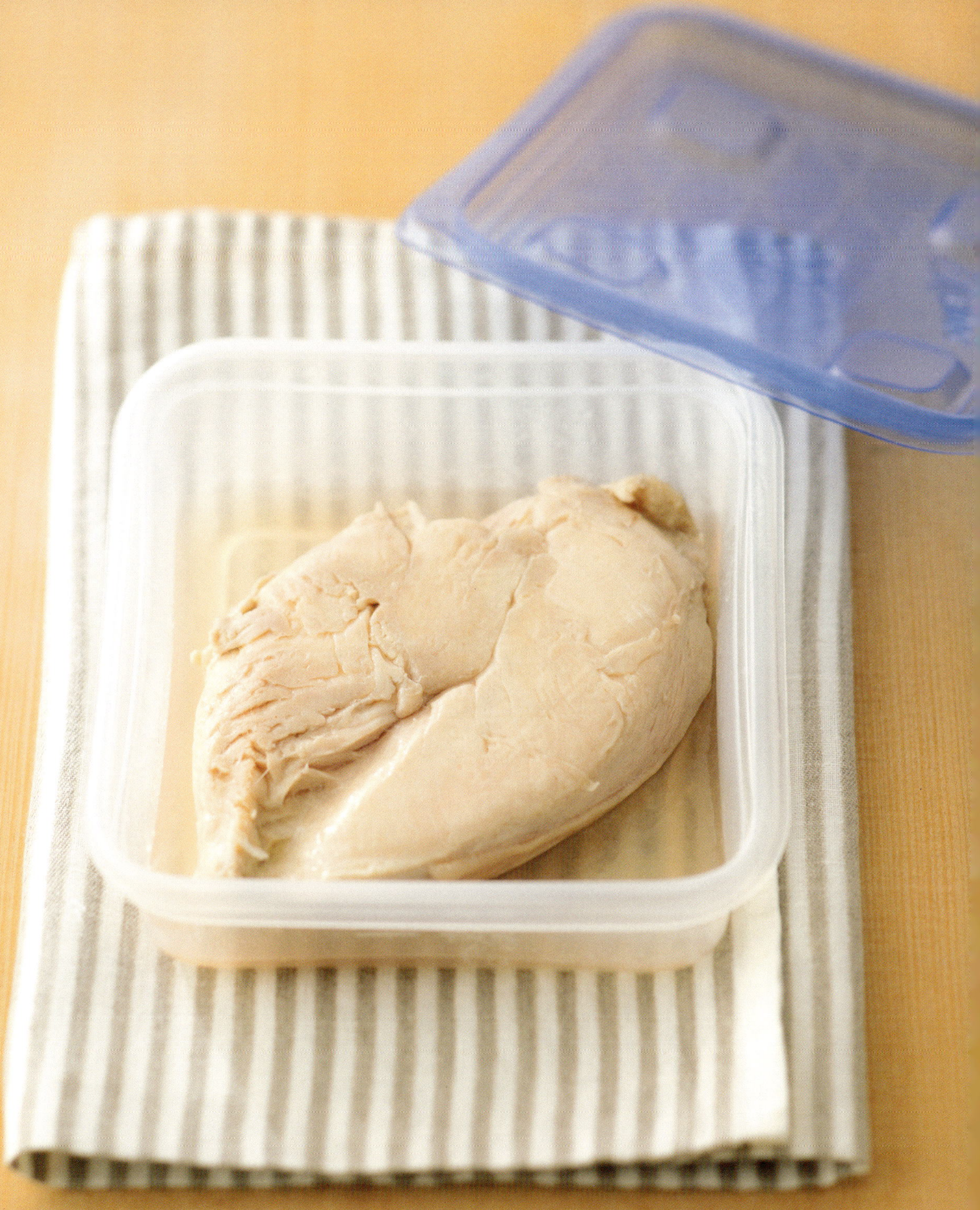

加熱は電子レンジにおまかせだから簡単。
しっとりやわらかに仕上がる

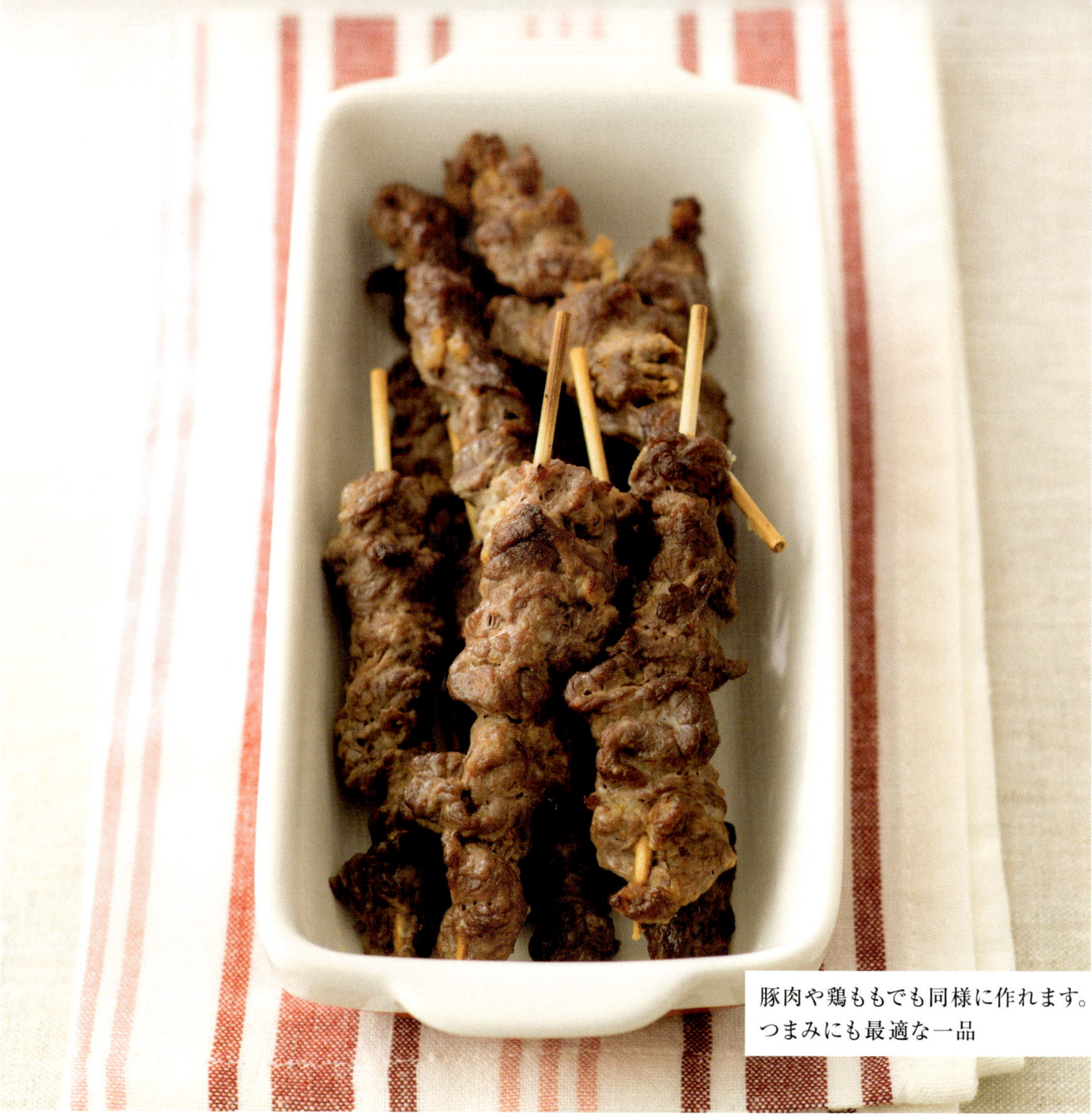

豚肉や鶏ももでも同様に作れます。
つまみにも最適な一品

牛肉のサテ

糖質量 1.3g　たんぱく質量 18g

材料（2人分）

牛こまぎれ肉…200g

A
- カレー粉…小さじ½
- 塩…小さじ¼
- プレーンヨーグルト…大さじ2
- クミンパウダー…少々
- チリペッパー…少々

＊竹ぐし…10本

作り方

1 ボウルに牛肉を入れてAを加え、手でよくもみ込む。

2 10等分し、竹ぐしに刺す。

3 魚焼きグリルの網（またはトレー）に並べ、7〜8分こんがりと焼く（片面焼きの場合は途中で返す。焦げそうな場合は途中でアルミホイルをかぶせる）。

4 とり出して、完全に冷めたら清潔な保存容器に移し、ふたをして冷蔵庫で保存する。

＊クミンパウダーはなければ入れなくてもOK。チリペッパーは一味とうがらしにかえても。（検見﨑）

保存期間 3〜4日

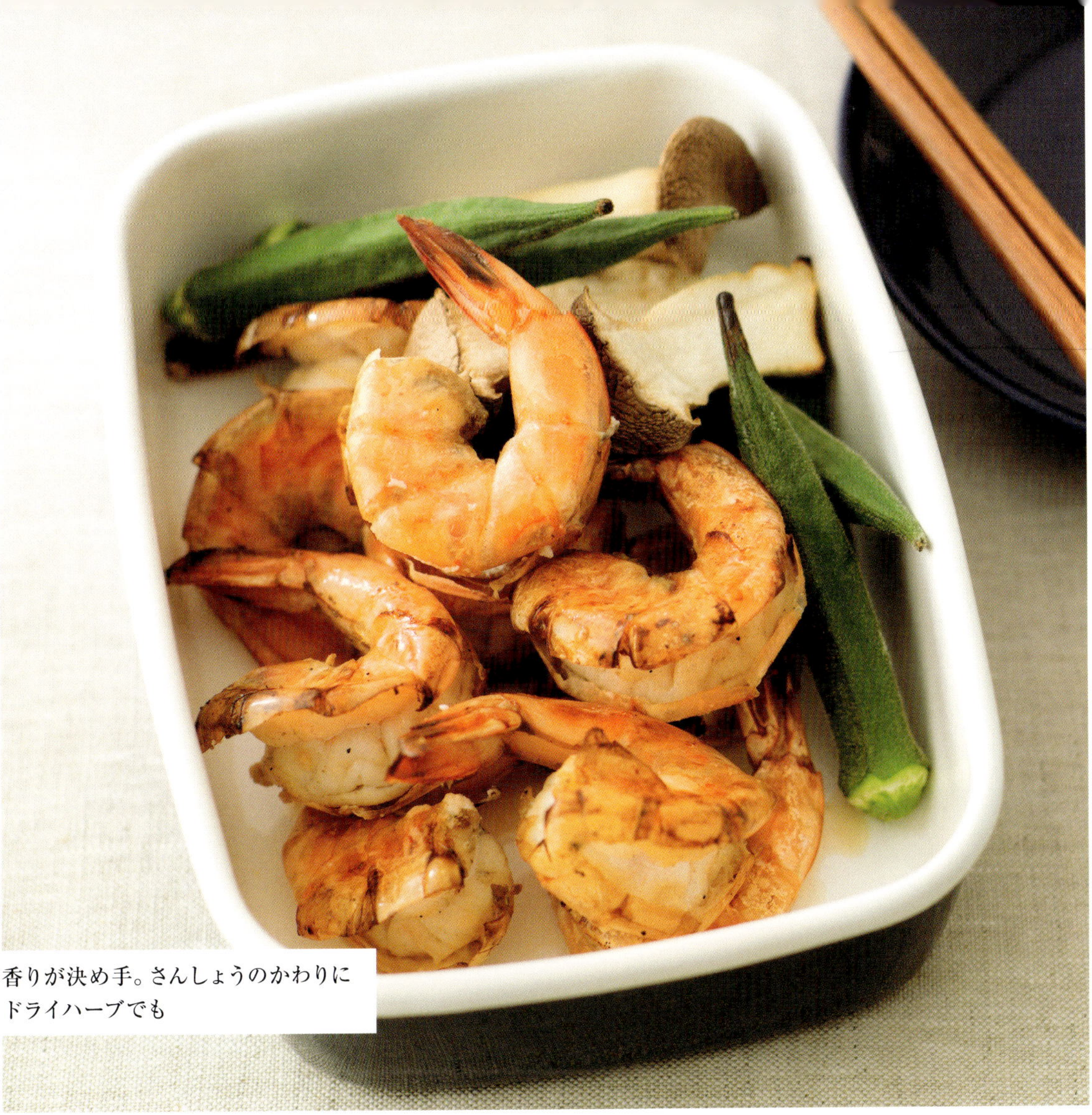

香りが決め手。さんしょうのかわりに
ドライハーブでも

えびのさんしょうづけ焼き

糖質量 3.5g　たんぱく質量 25g

材料（2人分）
えび…10尾（200g）
しょうゆ…大さじ1
粉ざんしょう
…小さじ½
エリンギ…2本
オクラ…6本

作り方
1 えびは殻つきのまま背に切り込みを入れて背わたを除き、しょうゆ、粉ざんしょうをからめて10分おく。
2 エリンギは縦半分に切る。オクラはなり口を少し切り落とし、がくを削る。
3 えび、エリンギ、オクラを魚焼きグリルの網（またはトレー）に並べ、7〜8分こんがりと焼く（片面焼きの場合は途中で返す。焦げそうな場合は途中でアルミホイルをかぶせる）。
4 とり出して、完全に冷めたら清潔な保存容器に移し、ふたをして冷蔵庫で保存する。（検見﨑）

保存期間 3〜4日

ひき肉入りの薄い卵焼き。香菜がなければパセリや三つ葉でも

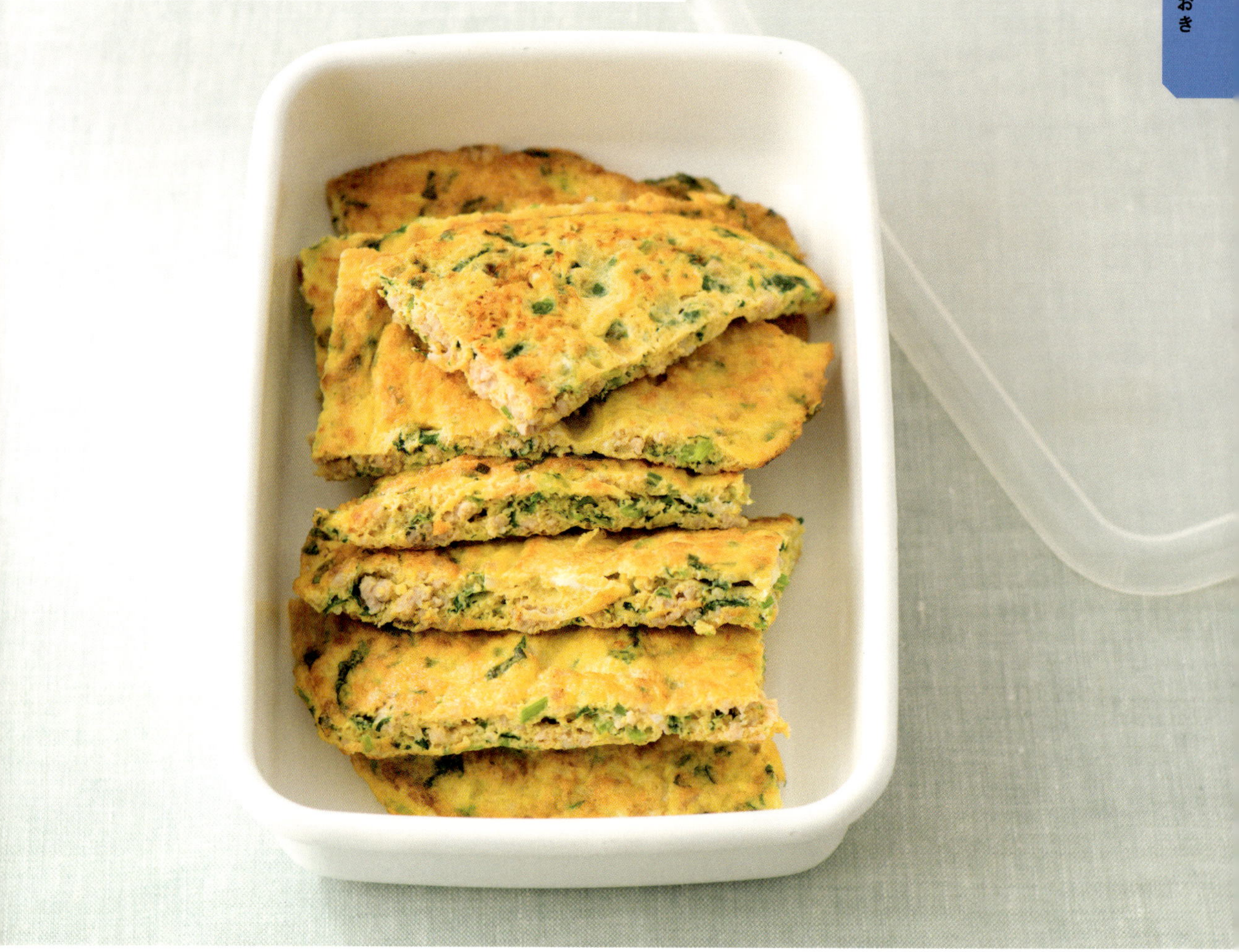

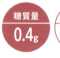

ベトナム風卵焼き

糖質量 0.4g　たんぱく質量 15g

材料（2人分）

豚ひき肉…100g
香菜…5本
卵…2個
ナンプラー…小さじ1
油（キャノーラ油、米油など）…大さじ1

作り方

1 香菜はこまかく刻む。
2 ボウルにひき肉、1、ナンプラーを入れてまぜ、卵を割り入れてよくまぜる。
3 フライパン（20cm程度のもの）に油を中火で熱して2を流し入れて広げる。底面に焼き色がついて上面が乾いてきたら返し、両面ともこんがり焼く。
4 とり出して、完全に冷めたら食べやすく切る。清潔な保存容器に移し、ふたをして冷蔵庫で保存する。（検見﨑）

保存期間 3〜4日

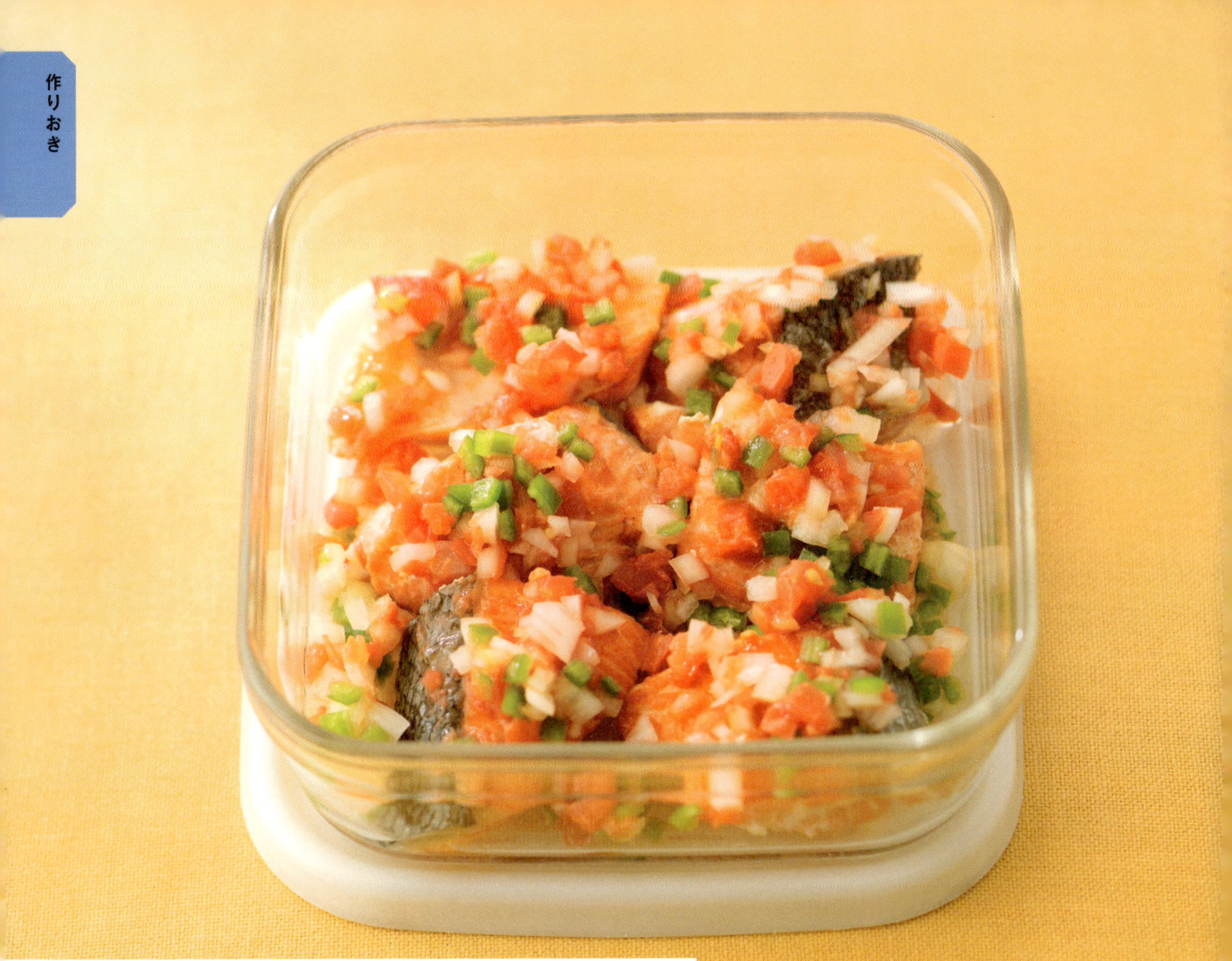

焼いた鮭を野菜とともに酢につけます。酸味のきいたさっぱり味

鮭のソテーマリネ

糖質量 4.2

たんぱく質量 23g

材料（2人分）

- 生鮭…2切れ（200g）
- 塩、こしょう…各少々
- 玉ねぎ…50g
- ピーマン…1個
- トマト…小1個（100g）
- オリーブ油…大さじ½
- 酢…大さじ2
- あらびき黒こしょう…少々

作り方

1 玉ねぎ、ピーマンはみじん切り、トマトは種を除いてあらみじんに切る。鮭は一口大に切り、塩、こしょうを振る。

2 フライパンにオリーブ油を中火で熱し、鮭を焼き色がつくまで片面2〜3分ずつ焼く。

3 バットに入れ、1の野菜をのせ、酢をかけて黒こしょうを振る。

4 完全に冷めたら清潔な保存容器に移し、ふたをして冷蔵庫で保存する。（検見﨑）

保存期間 3〜4日

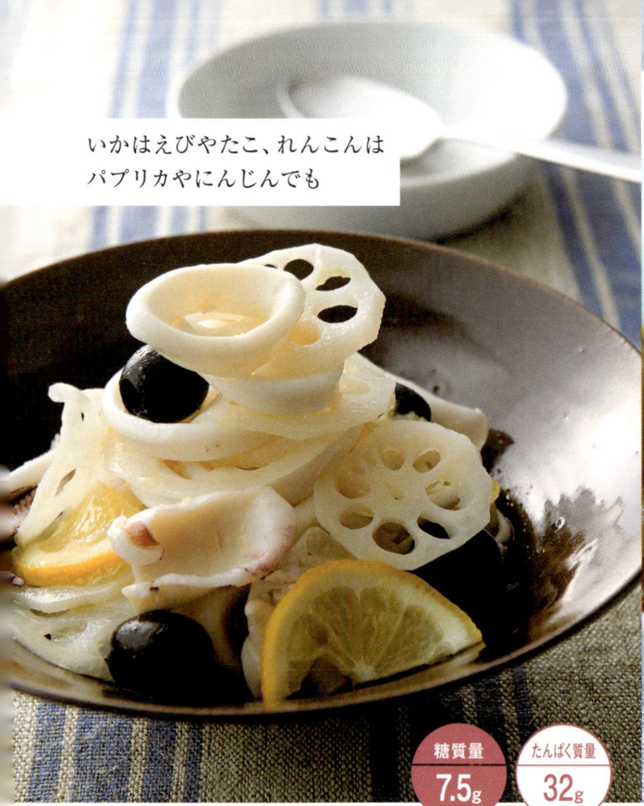

いかはえびやたこ、れんこんは
パプリカやにんじんでも

糖質量 7.5g　たんぱく質量 32g

いかとれんこんのレモンマリネ

材料（2人分）

いか…小2はい
れんこん…100g
スタッフドオリーブ…6個

A
- レモン汁…大さじ1
- オリーブ油…大さじ2
- 塩…小さじ¼
- こしょう…少々
- にんにく（薄切り）…½かけ
- レモン（半月切り）…8切れ

作り方

1 いかはわたを除いて皮をむき、胴は7〜8㎜厚さの輪切りに、えんぺらと足は食べやすく切る。れんこんは薄い輪切りにする。ボウルにAを入れてまぜる。

2 なべに湯を沸かし、れんこんを入れてさっとゆで、ざるに上げる。つづいていかを入れてゆで、煮立ったらざるに上げる。

3 いかとれんこんが熱いうちにAに加えてあえ、オリーブを加える。

4 清潔な保存容器に移し、完全に冷めたらふたをし、冷蔵庫で保存する。（検見﨑）

保存期間　3〜4日

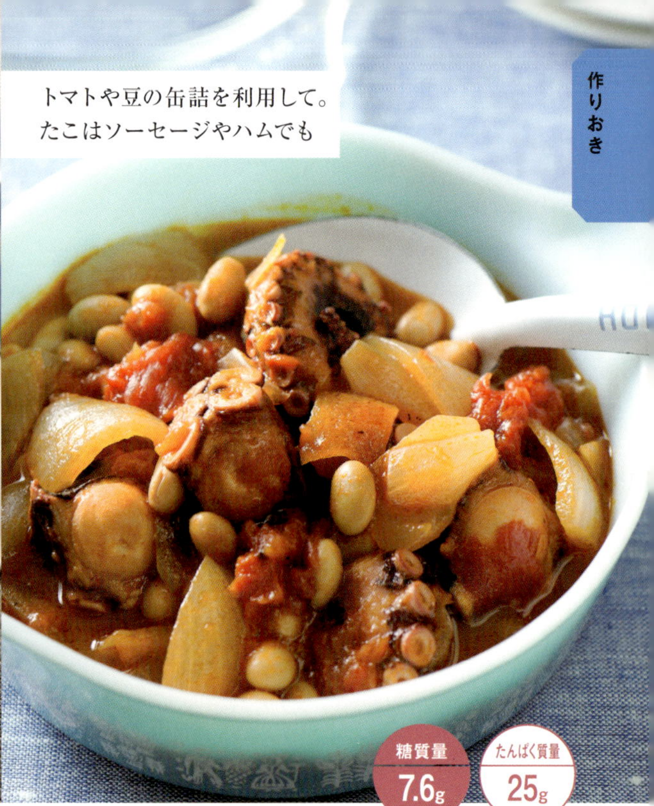

トマトや豆の缶詰を利用して。
たこはソーセージやハムでも

糖質量 7.6g　たんぱく質量 25g

たこと大豆のトマト煮

材料（2人分）

ゆでだこ（足）…1本（約150g）
玉ねぎ…½個
トマト缶（ホール）…½缶（200g）
大豆の水煮缶…1缶（110g）

A
- 塩…小さじ⅓
- しょうゆ…小さじ1
- 水…150㎖

オリーブ油…大さじ1

作り方

1 たこは大きめの乱切りに、玉ねぎは2㎝角に切る。

2 フライパンにオリーブ油を熱し、1を入れて2〜3分いためる。トマトを加えてつぶし、Aを加える。煮立ったら弱火にしてふたをし、ときどきまぜながら20分煮る。大豆を加え、ふたをとってさらに5分煮る。

3 清潔な保存容器に移し、完全に冷めたらふたをし、冷蔵庫で保存する。（重信）

保存期間　4〜5日

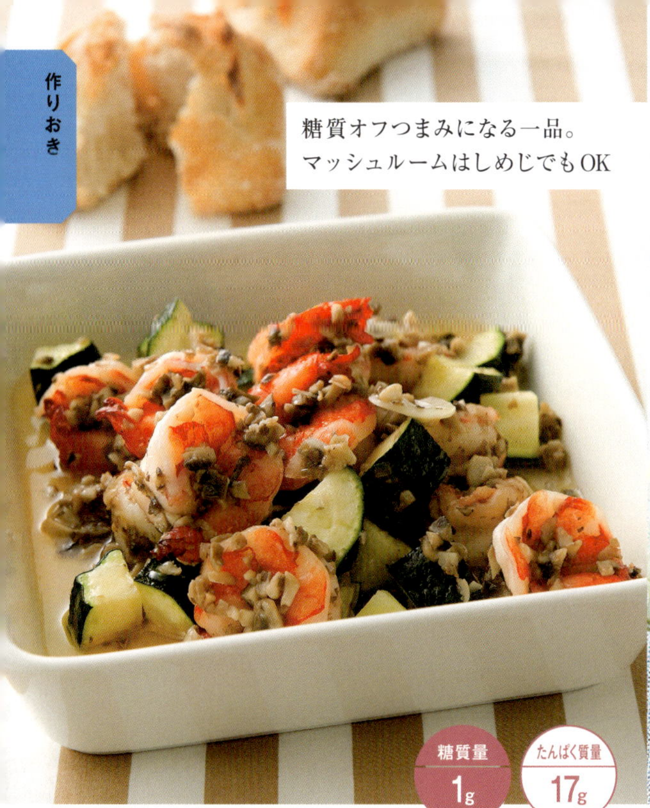

糖質オフつまみになる一品。
マッシュルームはしめじでもOK

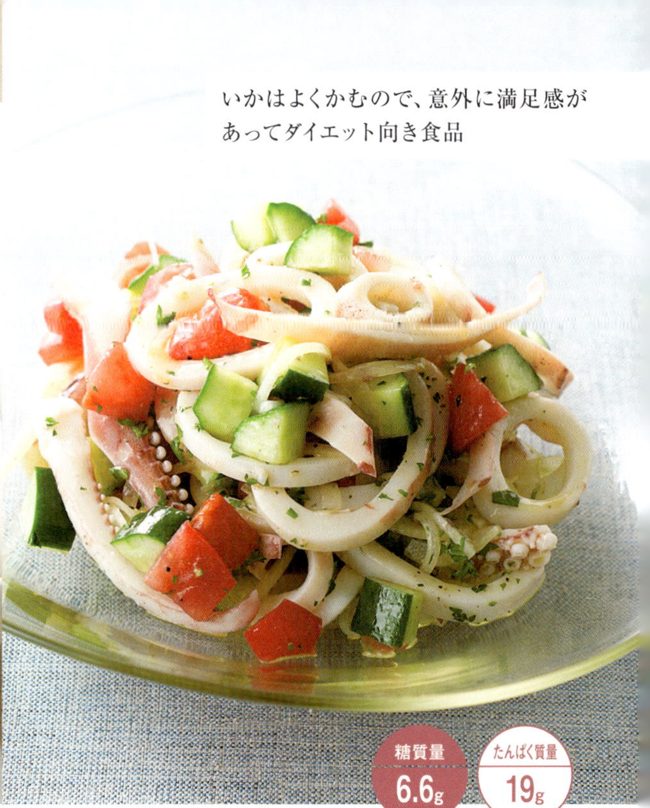

いかはよくかむので、意外に満足感が
あってダイエット向き食品

糖質量 1g　たんぱく質量 17g

えびとズッキーニの マッシュルームオイル煮

材料（2人分）

えび…12尾（150g）
ズッキーニ…½本
マッシュルーム…4個
にんにく（薄切り）…½かけ
オリーブ油…大さじ3
塩…少々

作り方

1 えびは背わた、殻、尾を除き、背に切り込みを入れる。
2 マッシュルームはあらみじんに切り、ズッキーニは1cm厚さのいちょう切りにする。
3 フライパンに1、2、にんにくを入れ、オリーブ油を回しかける。中火にかけ、ときどきまぜながらえびに火が通るまで煮て、塩で味をととのえる。
4 清潔な保存容器に移し、完全に冷めたらふたをし、冷蔵庫で保存する。（検見﨑）

保存期間 5〜6日

糖質量 6.6g　たんぱく質量 19g

ゆでいかのマリネサラダ

材料（2人分）

するめいか…小1ぱい（200g）
くず野菜（ねぎの青い部分やレモンの切れ端、パセリの茎など）…適量
玉ねぎ…小½個
きゅうり…1本
トマト…1個
パセリ（みじん切り）…大さじ2
A オリーブ油…大さじ4
　ワインビネガー（または酢）…大さじ4
　塩…小さじ½〜⅔弱
　こしょう…少々

作り方

1 いかは足を抜いて軟骨を除き、洗って水けをきる。足はわたを切り落とす。
2 なべに水とくず野菜を入れて煮立て、いかを加えて色が変わる程度にゆで、水にとって冷まし、水けをふく。胴は5mm厚さの輪切りに、足は1本ずつ切り分け、長いものは半分に切る。
3 玉ねぎは横薄切りに、きゅうり、トマトは1cm角に切る。
4 ボウルにAを入れて泡立て器でまぜ、2、3、パセリを加えてまぜ、しんなりするまで冷蔵庫で冷やす。
5 清潔な保存容器に移してふたをし、冷蔵庫で保存する。（大庭）

保存期間 3〜4日

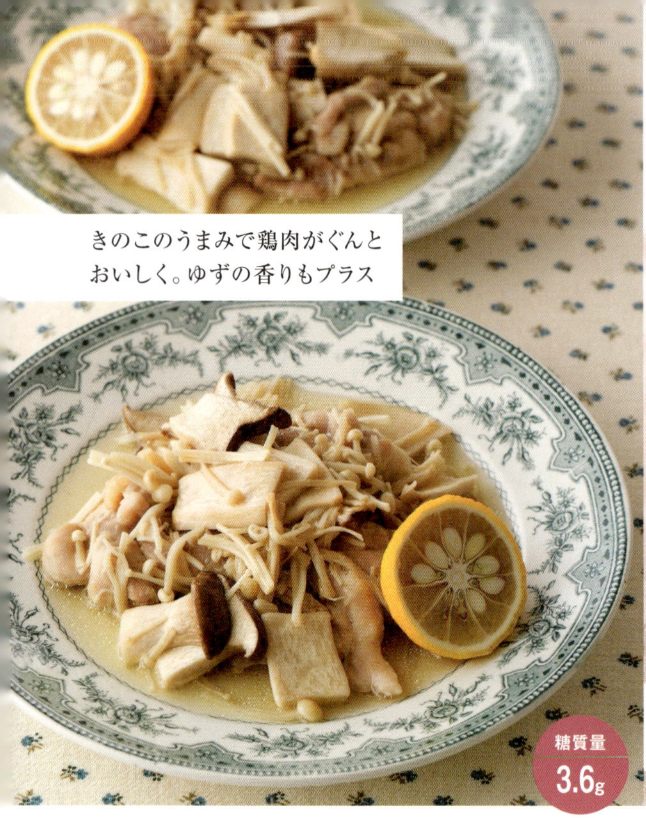

きのこのうまみで鶏肉がぐんと
おいしく。ゆずの香りもプラス

糖質量 3.6g

鶏肉のきのこ蒸し

たんぱく質量 28g

材料（2人分）

好みのきのこ（えのきだけ、エリンギなど各1パック）
…200g
鶏もも肉…大1枚（300g）
塩…小さじ1
こしょう…少々
酒…大さじ2

作り方

1 鶏肉は6等分に切り、塩、こしょうをすり込んで10分おく。
2 えのきは根元を切り落とし、長さを3等分に切ってほぐす。エリンギは長さを2〜3等分に切ってから縦に5㎜厚さに切る。
3 フライパンに鶏肉を並べ、きのこを広げてのせ、酒を振る。ふたをして強火にかけ、煮立ったら弱火で15分ほど蒸し焼きにする。
4 清潔な保存容器に移し、完全に冷めたらふたをし、冷蔵庫で保存する。食べるときに好みでゆずをしぼる。（小林）

保存期間 3〜4日

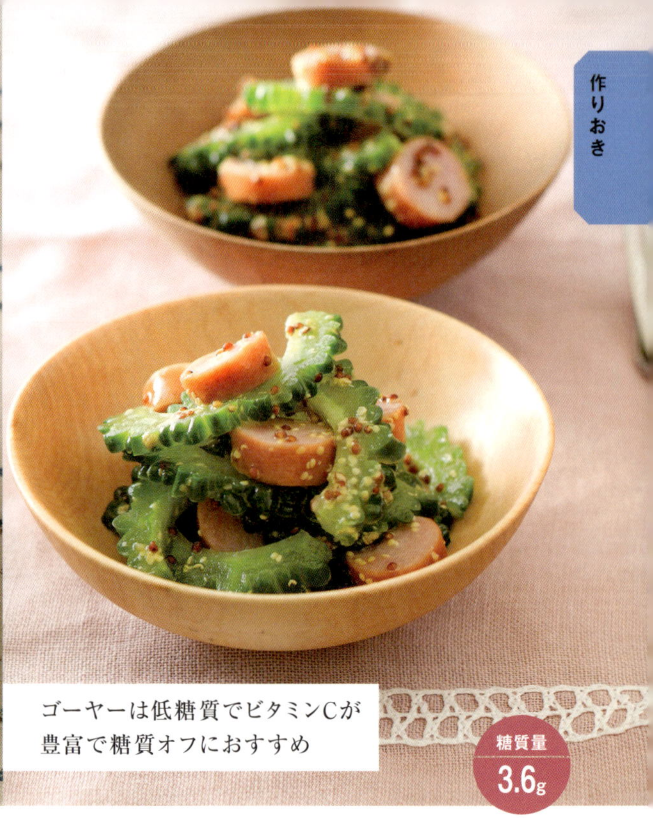

ゴーヤーは低糖質でビタミンCが
豊富で糖質オフにおすすめ

糖質量 3.6g

ゴーヤーとソーセージの粒マスタードサラダ

たんぱく質量 4.5g

材料（2人分）

ゴーヤー…½本（100g）
ウインナソーセージ…2本（40g）
A ｜塩、こしょう…各少々
　｜オリーブ油…小さじ1
粒マスタード…大さじ2

作り方

1 ゴーヤーは縦半分に切って種とわたを除き、5㎜厚さに切る。ソーセージは7〜8㎜厚さの小口切りにする。
2 なべに湯を沸かしてゴーヤーを30秒ほどゆで、ソーセージを加えてさらに10秒ゆでる。合わせてざるに上げ、湯をきる。
3 ボウルに入れてAであえ、あら熱がとれたら粒マスタードを加えてまぜる。
4 清潔な保存容器に移し、完全に冷めたらふたをして冷蔵庫で保存する。（検見﨑）

保存期間 3〜4日

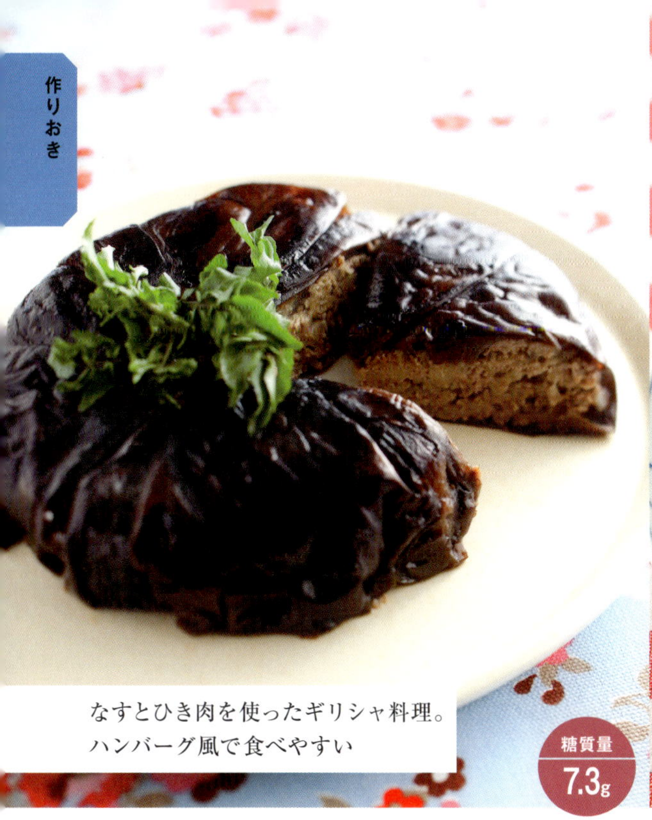

なすとひき肉を使ったギリシャ料理。
ハンバーグ風で食べやすい

糖質量 7.3g

なすのムサカ風

たんぱく質量 16g

材料（2人分）

なす…4個
合いびき肉…150g
サラダ油…小さじ1

A
玉ねぎ（みじん切り）…¼個
おろしにんにく…少々
マヨネーズ…大さじ1
しょうゆ…大さじ½
塩…小さじ½
こしょう…少々

作り方

1 なすはへたを切り落とし、縦半分に切って耐熱皿に並べ、ラップをかけて電子レンジ（600W）で4分加熱する。
2 あら熱がとれたら、皮を破かないように身をスプーンですくい、あらく刻んで水けを軽くしぼる。
3 ボウルになすの身、Aを入れてよくまぜ、ひき肉を加えてねりまぜる。
4 小ぶりのフライパンにサラダ油をなじませ、なすの皮を並べ、3をのせて平らにならす。弱火にかけ、ふたをして6〜7分蒸し焼きにする。皮ごと返して少し火を強め、さらに6〜7分蒸し焼きにする。竹ぐしを刺し、澄んだ汁が出てきたら焼き上がり。
5 食べやすく切り、清潔な保存容器に移し、完全に冷めたらふたをして冷蔵庫で保存する。食べるときに好みでクレソンを添える。（藤井）

保存期間 3〜4日

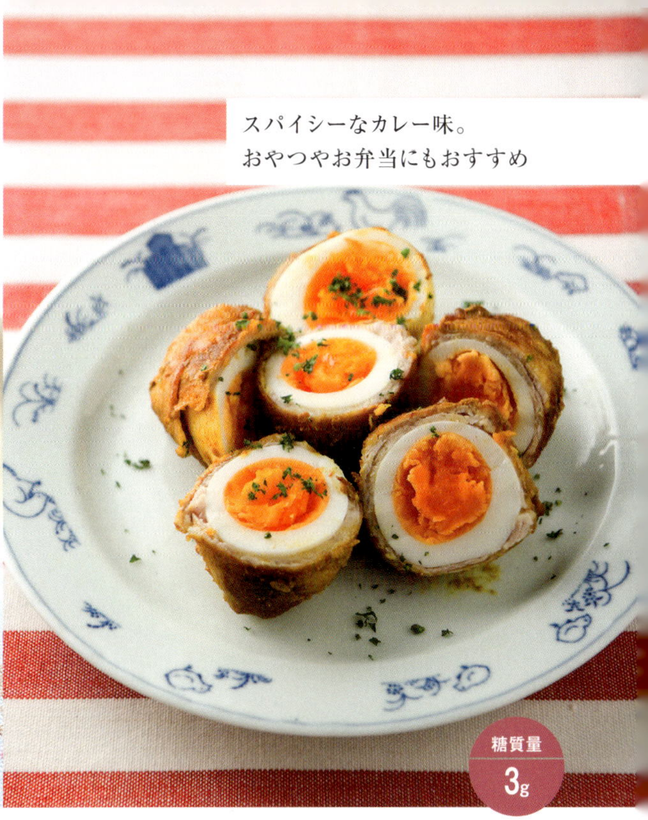

スパイシーなカレー味。
おやつやお弁当にもおすすめ

糖質量 3g

ゆで卵の豚肉巻きカレーソテー

たんぱく質量 25g

材料（2人分）

ゆで卵…3個
豚もも薄切り肉…6枚（160g）
小麦粉…適量
サラダ油…大さじ1

A
塩…小さじ⅓
カレー粉…大さじ½
オリーブ油…大さじ1

パセリ（みじん切り）…少々

作り方

1 ゆで卵は殻をむき、小麦粉をまぶす。
2 豚肉は塩、カレー粉各少々（分量外）をまぶし、2枚1組にしてゆで卵に巻きつける。
3 フライパンにサラダ油を熱して2を入れ、ときどき転がしながら7〜8分焼く。焼き色がついたら、水大さじ4、Aを加えて煮からめる。
4 清潔な保存容器に移し、完全に冷めたらふたをし、冷蔵庫で保存する。食べるときに半分に切ってパセリを振る。（夏梅）

保存期間 3〜4日

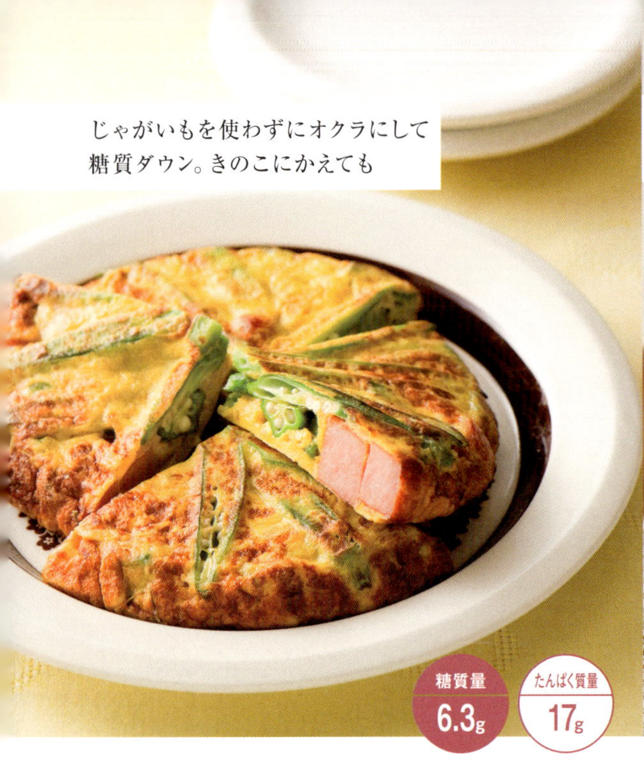

じゃがいもを使わずにオクラにして
糖質ダウン。きのこにかえても

糖質量 6.3g　たんぱく質量 17g

オクラのスパニッシュオムレツ

材料（2人分）

オクラ…10本（100g）
卵…3個
ウインナソーセージ
…4本（100g）
玉ねぎ…½個（100g）
A　塩、こしょう、ナツメグ
…各少々
塩、こしょう…各少々
オリーブ油…大さじ1

作り方

1 オクラは6本を1cm厚さの小口切りにし、残りは縦半分に切る。玉ねぎはあらみじんに切り、ソーセージは1cm厚さに切る。
2 フライパンにオリーブ油大さじ½を中火で熱し、オクラの小口切り、玉ねぎ、ソーセージを入れていため、玉ねぎが透き通ってきたらAを加える。
3 卵は割りほぐして塩、こしょうを振り、あら熱をとった2を加えてまぜる。
4 小ぶりのフライパンにオリーブ油大さじ½を中火で熱し、3を流し入れる。大きくまぜて半熟状になったら表面を平らにならし、縦半分に切ったオクラを放射状に並べる。表面の卵液が流れなくなったらふたの上にのせて返し、こんがりと焼く。
5 切り分けて清潔な保存容器に移し、完全に冷めたらふたをし、冷蔵庫で保存する。（検見﨑）

保存期間 3〜4日

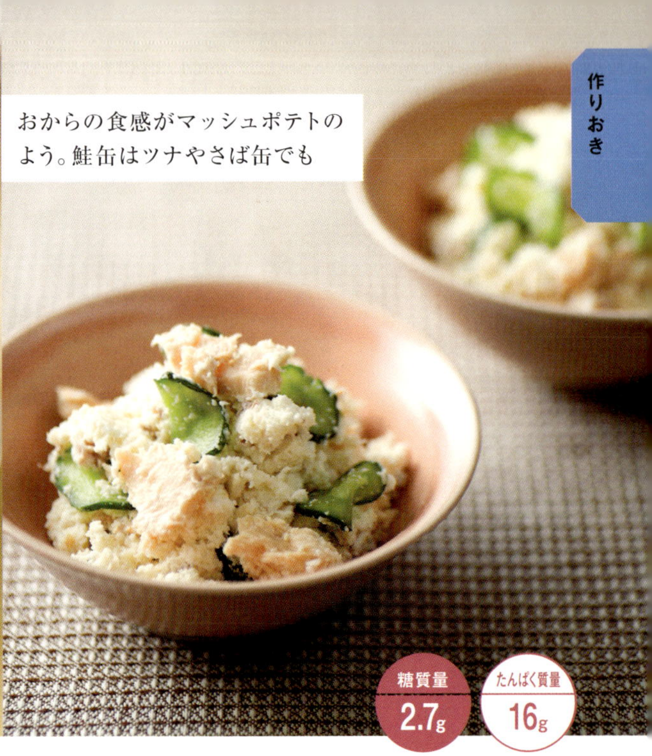

おからの食感がマッシュポテトの
よう。鮭缶はツナやさば缶でも

糖質量 2.7g　たんぱく質量 16g

おからのポテサラ風

材料（2人分）

おから…150g
鮭缶…80g
きゅうり…½本
塩…少々
A　マヨネーズ…大さじ3
塩、こしょう…各適量

作り方

1 おからは電子レンジ（600W）で30秒ほど加熱し、冷ます。
2 きゅうりは小口切りにし、塩を振ってもみ、しんなりしたら水けをしぼる。
3 ボウルにおからを入れ、鮭（缶汁ごと）、きゅうりを加えてまぜ合わせ、Aであえる。
4 清潔な保存容器に移し、完全に冷めたらふたをし、冷蔵庫で保存する。（牛尾）

保存期間 3〜4日

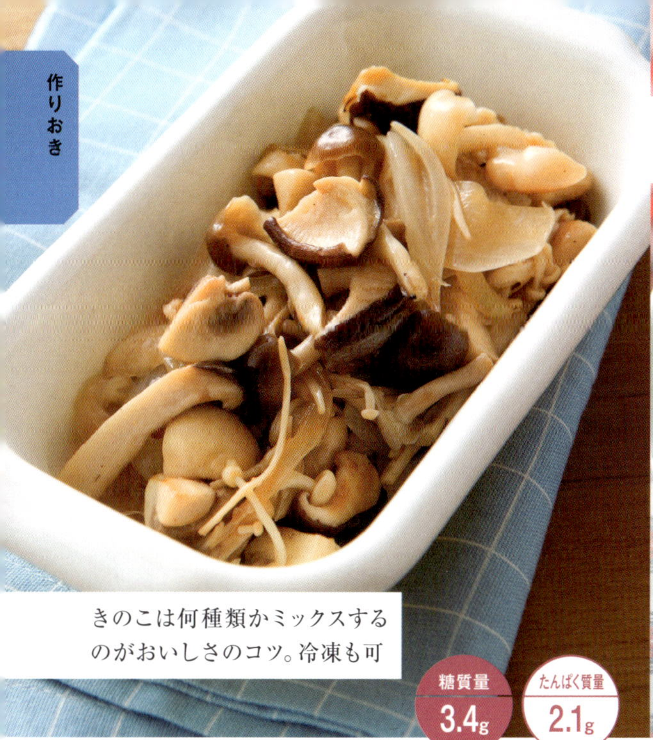

きのこは何種類かミックスするのがおいしさのコツ。冷凍も可

糖質量 3.4g　たんぱく質量 2.1g

きのこのマリネ

材料（作りやすい分量・約8人分）

しいたけ…1袋
マッシュルーム…1パック
エリンギ…1パック
しめじ…1パック
まいたけ…1パック
えのきだけ…1袋
玉ねぎ…1個（250g）
にんにく（みじん切り）…小さじ½
A
- 白ワインビネガー…50mℓ
- 塩…大さじ½
- こしょう…適量

オリーブ油…大さじ4

作り方

1 きのこは石づきを切り落とす。しいたけ、マッシュルーム、エリンギは縦4～6等分に切る。しめじ、まいたけは大きめにほぐし、えのきは長さを半分に切ってほぐす。玉ねぎは縦半分に切ってから薄切りにする。

2 フライパンにオリーブ油大さじ1を熱し、きのこの⅓量を入れて広げ、中火でしばらくおく。焼き色がついてきたらフライパンをときどき揺すっていため、香ばしくなったらとり出す。残りのきのこも同様にいためる。

3 フライパンにオリーブ油大さじ1とにんにくを熱し、玉ねぎを入れて広げ、中火でしばらくおく。しんなりしたらときどき揺すっていため、焼き色がついたらきのこを戻し、Aを加えてまぜる。

4 清潔な保存容器に移し、完全に冷めたらふたをし、冷蔵庫で保存する。（川上）

保存期間 5～6日

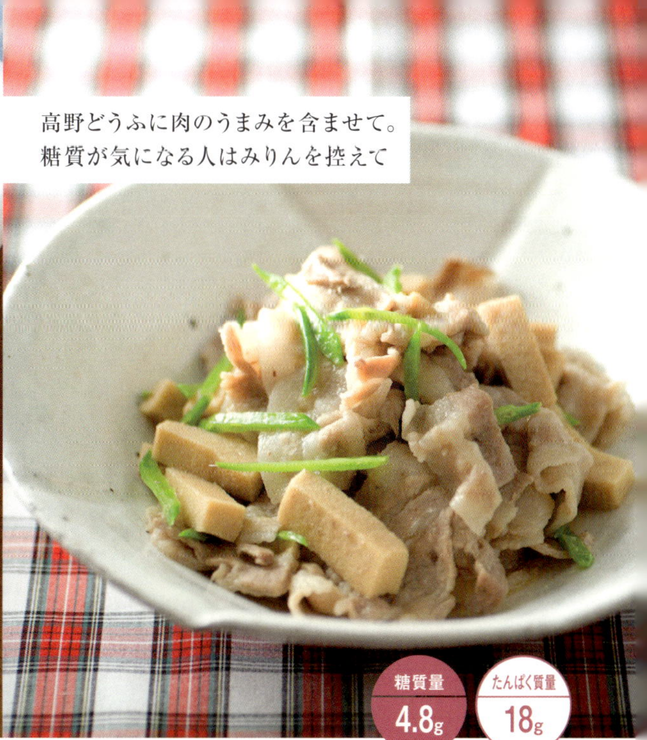

高野どうふに肉のうまみを含ませて。糖質が気になる人はみりんを控えて

糖質量 4.8g　たんぱく質量 18g

豚バラ肉と高野どうふの煮物

材料（2人分）

豚バラ薄切り肉…150g
高野どうふ…1個
絹さや…4～5枚
だし…200mℓ
酒…大さじ1
みりん…大さじ1
しょうゆ…大さじ½
塩…小さじ⅓

作り方

1 高野どうふはぬるま湯に10分つけてもどし、水けをしぼり、厚みを半分に切ってから短冊切りにする。絹さやは斜め細切りに、豚肉は食べやすく切る。

2 なべにだしを入れて中火にかけ、煮立ったら豚肉を加え、アクを除く。高野どうふ、酒、みりんを加えて1～2分煮る。弱火にし、しょうゆ、塩を加え、アルミホイルで落としぶたをして5～6分煮、絹さやを加えてひと煮する。

3 清潔な保存容器に移し、完全に冷めたらふたをし、冷蔵庫で保存する。（武蔵）

保存期間 3～4日

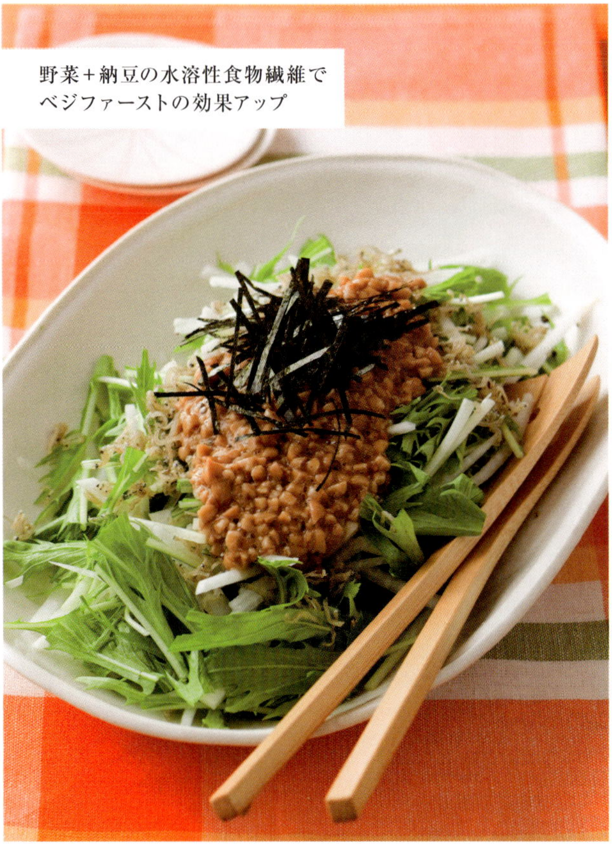

野菜＋納豆の水溶性食物繊維で
ベジファーストの効果アップ

水菜と納豆のサラダ じゃこオイルがけ

糖質量 6g

たんぱく質量 10g

材料（2人分）

納豆（ひき割り）…2パック（80g）

A　めんつゆ（3倍濃縮）…大さじ1.5
　　水、酢…各大さじ½

大根…3cm

水菜…⅓束（70g）

B　ちりめんじゃこ…大さじ2
　　オリーブ油…大さじ1
　　あらびき黒こしょう…少々

刻みのり…適量

作り方

1 納豆はAをまぜる（好みで添付のねりがらしをまぜる）。

2 大根は薄い輪切りにしてからせん切りにし、水菜は4～5cm長さに切り、ともに冷水にさっとさらし、水けをふいて器に盛る。

3 フライパンにBを入れ、カリッとするまで中火でいためて2にかける。1とのりをのせ、よくまぜる。（今泉）

糖質オフの効果を上げる食べ方

野菜を先に食べて、やせやすい体に

野菜やきのこ類など糖質量が少なく食物繊維が多い食品を先に食べることで、血糖値の上昇を抑えます。

食物繊維を先に消化器官に送っておくと、あとから糖質の多い食材を食べても、食物繊維が包んだりからまったりして、糖の消化吸収を抑え、ゆっくりにします。糖の吸収がおだやかであれば、血糖値は急上昇しないので、一度に大量のインスリンを分泌する必要がなくなり、すい臓の負担が軽くなります。

野菜料理→肉や魚のおかず→汁物→ごはん（炭水化物）という順に食べることで、血糖値の上がり方は変わってきます。また、ごはんをあとで食べる習慣がつくため、ごはんの量を自然と減らす効果も期待できます。

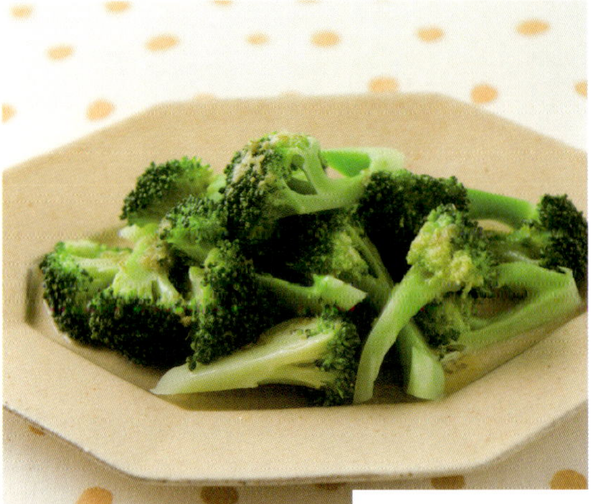

ブロッコリーは低糖質で
ビタミンCが豊富なおすすめ野菜

ブロッコリーのフライパン蒸しサラダ

糖質量 0.5g　たんぱく質量 1.9g

材料（2人分）

ブロッコリー…小1個
オリーブ油…大さじ½
塩…少々
A｜オリーブ油…大さじ1
　｜酢…大さじ½
　｜ゆずこしょう、塩…各少々

作り方

1 ブロッコリーは房を小さめに切り分け、水に3分つけ、水けをきる。
2 フライパンにオリ　ブ油を熱し、1をいためて塩を振り、水大さじ3を加えてふたをする。1分ほど蒸し焼きにして水けをきり、器に盛る。
3 Aをまぜ合わせてかける。（検見﨑）

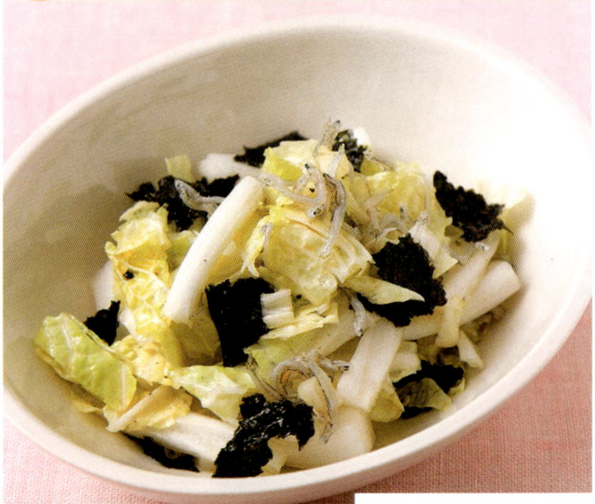

白菜はうまみ成分が豊富な野菜。
生で食べてもおいしい

白菜のナムル風のりあえ

糖質量 2g　たんぱく質量 2g

材料（2人分）

白菜…200g
焼きのり（全形）…½枚
ちりめんじゃこ…大さじ1
A｜ごま油…小さじ2
　｜塩…小さじ⅓
　｜こしょう…少々

作り方

1 白菜は4cm幅のざく切りにしてから繊維に沿って1cm幅の細切りにする。
2 A、ちぎったのり、じゃこを加えてあえる。（牛尾）

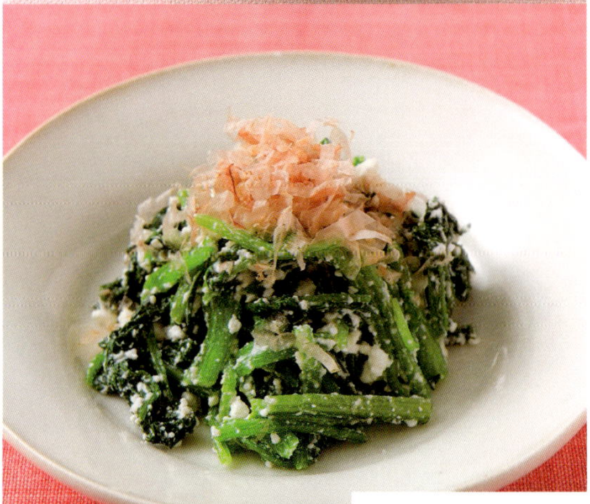

ほうれんそうと乳製品で、ビタミンと
カルシウムがいっしょにとれる

ほうれんそうのチーズ白あえ

糖質量 0.9g　たんぱく質量 4.5g

材料（2人分）

ほうれんそう…200g
カテージチーズ…30g
薄口しょうゆ…小さじ½
削り節…適量

作り方

1 ほうれんそうは塩（分量外）を加えた熱湯でゆでて水けをしぼり、4〜5cm長さに切る。
2 カテージチーズ、薄口しょうゆを加えてあえ、器に盛り、削り節をのせる。（牛尾）

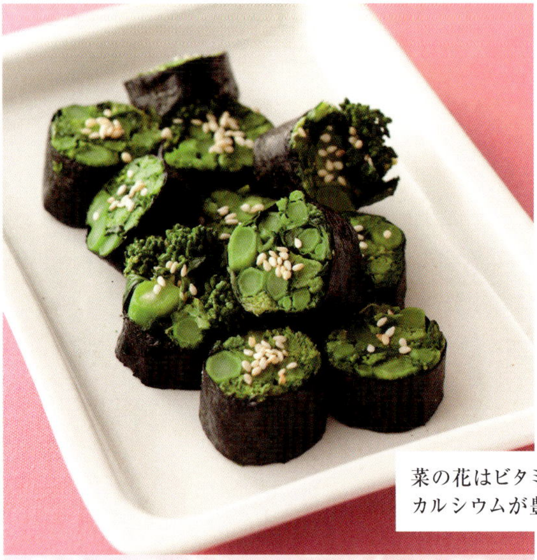

菜の花はビタミンC、β-カロテン、
カルシウムが豊富な野菜

菜の花ののり巻き

糖質量 2.2g　たんぱく質量 3.5g

材料(2人分)

菜の花…½束
焼きのり(全形)…1枚
A しょうゆ…小さじ2
　ねりがらし…小さじ½
いり白ごま…少々

作り方

1 菜の花は塩少々(分量外)を加えたたっぷりの熱湯でゆでる。水にとり、水けをしっかりしぼり、まぜ合わせたAをからめる。
2 のりは半分に切って縦長におく。1の半量を横向きにのせて手前から巻き、巻き終わりを水でとめる。残りも同様に作る。
3 6〜8等分に切って器に盛り、ごまを振る。(市瀬)

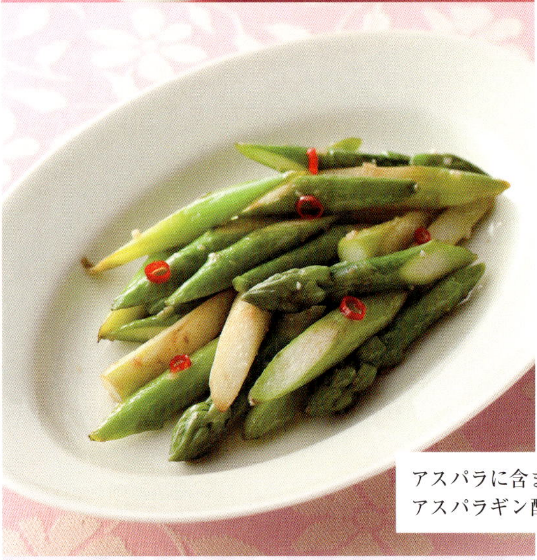

アスパラに含まれるアミノ酸・
アスパラギン酸は疲労回復に役立つ

アスパラガスのアーリオ・オーリオ

糖質量 1.5g　たんぱく質量 1.6g

材料(2人分)

グリーンアスパラガス…5本
にんにく…½かけ
赤とうがらし…½本
オリーブ油…小さじ2
塩、こしょう…各少々

作り方

1 アスパラは根元のかたい部分をピーラーでむき、7〜8cm長さの斜め切りにする。にんにくはみじん切り、赤とうがらしは種を除いて小口切りにする。
2 フライパンにオリーブ油、にんにく、赤とうがらしを入れて火にかける。香りが立ったらアスパラを加えていため、火が通ったら塩、こしょうを振る。(市瀬)

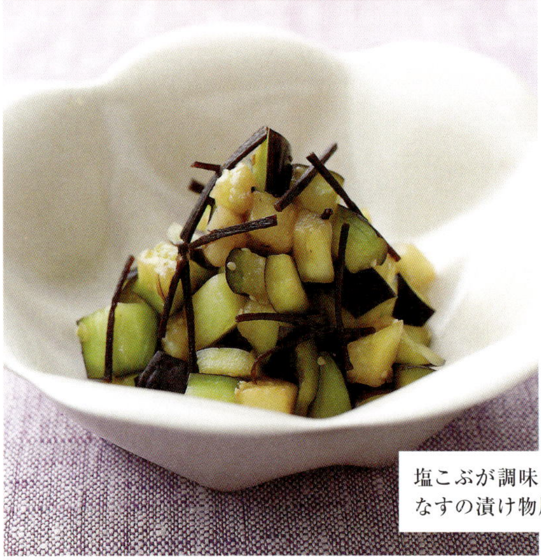

塩こぶが調味料がわりに。
なすの漬け物風の一品に

なすの和風あえ

糖質量 1.7g　たんぱく質量 0.8g

材料(2人分)

なす…1個
塩…小さじ⅓
塩こぶ(細切り)…3g

作り方

1 なすは1cm角に切り、塩をまぶして10分おき、洗って水けをしぼる。
2 塩こぶをまぶして10分おき、全体をまぜて10分おく。(川上)

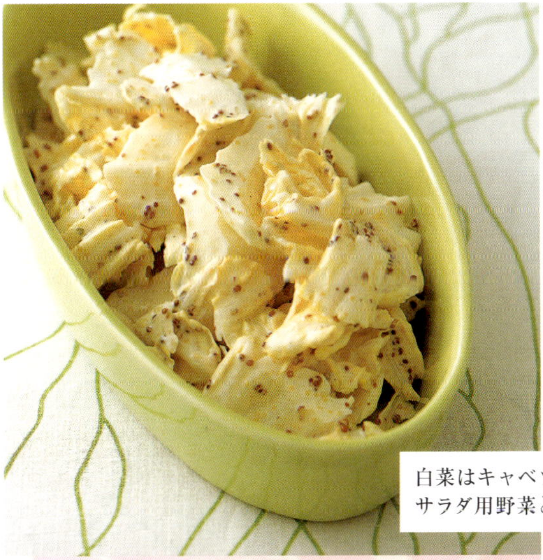

白菜はキャベツよりも糖質が低く、
サラダ用野菜としておすすめ

白菜のマヨサラダ

糖質量 2.7g　たんぱく質量 1.7g

材料(2人分)

白菜…150g

A　マヨネーズ…大さじ2
　　しょうゆ…小さじ1
　　粒マスタード…小さじ2

作り方

1 白菜は横に1〜1.5cm幅のそぎ切りにし、冷水に5〜6分放してパリッとさせ、ざるに上げて水けをふく。

2 大きめのボウルにAを入れてまぜ、白菜を加えてあえる。(大庭)

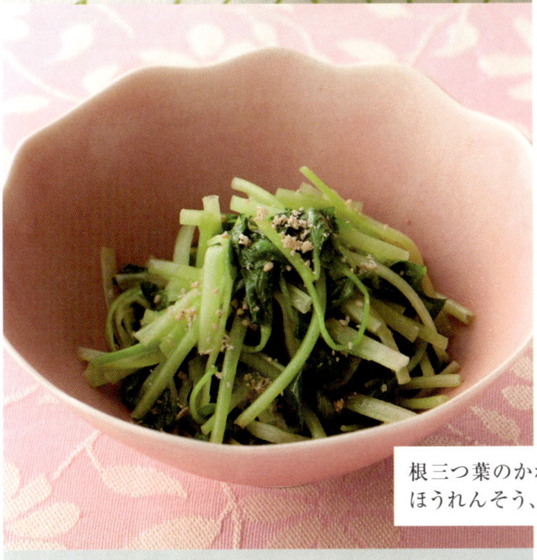

根三つ葉のかわりに、小松菜や
ほうれんそう、クレソンでも

根三つ葉のナムル

糖質量 1g　たんぱく質量 1.9g

材料(2人分)

根三つ葉…1束(根つきで220g)

A　すり白ごま…大さじ½
　　ごま油…小さじ2
　　塩、こしょう…各少々

作り方

1 根三つ葉は根元を切り落とし、ざく切りにする。たっぷりの熱湯に茎、葉を順に入れてさっとゆで、ざるに上げて湯をきる。

2 あたたかいうちにボウルに入れ、Aを加えてあえる。(市瀬)

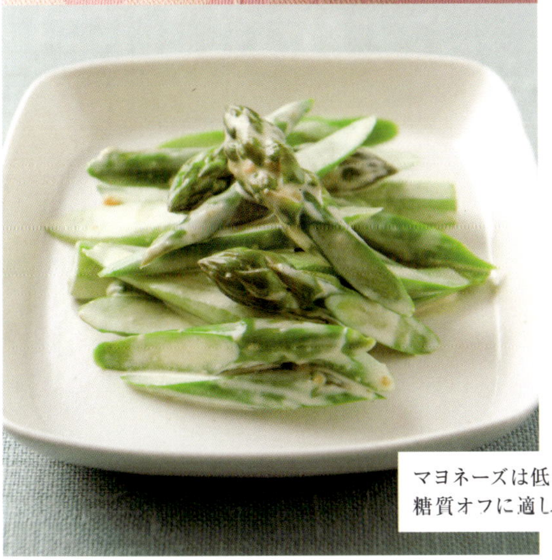

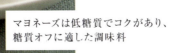

マヨネーズは低糖質でコクがあり、
糖質オフに適した調味料

アスパラのみそマヨあえ

糖質量 1.5g　たんぱく質量 1.7g

材料(2人分)

グリーンアスパラガス…1束

しょうゆ…小さじ½

A　みそ…小さじ½
　　マヨネーズ…大さじ1

作り方

1 アスパラは根元のかたい部分をピーラーでむき、長さを半分に切る。なべに湯を沸かして塩約小さじ1(分量外)を加え、アスパラを根元から入れてゆで、氷水にとる。

2 水けをきり、1cm厚さの斜め切りにし、しょうゆをからめ、汁けをふく。

3 ボウルにAを入れてまぜ、2を加えてあえる。(検見﨑)

糖質オフの効果を上げる食べ方

具だくさんの汁物で満足度アップ

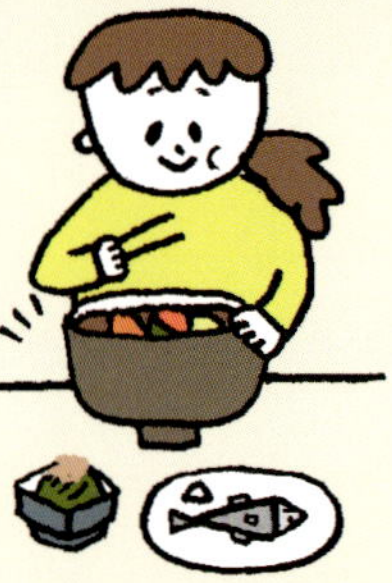

糖質オフでは肉や魚、野菜のおかずを積極的に食べ、ごはんなどの主食の量を制限します。とはいえ、ごはんやめんが大好きで、なかなかやめられない、量を減らせないという人も多いのでは？　そんな人におすすめしたいのが、スープやみそ汁などの汁物。

献立に汁物が入ると、水分だけでもおなかがふくれるため、満腹になりやすく、結果、ごはんの量を減らすことができます。

汁物は具材をできるだけたくさん入れましょう。具材が多いとボリュームが出るだけでなく、具材をよくかんで食べるので、汁だけを飲むより満足感は各段にアップします。

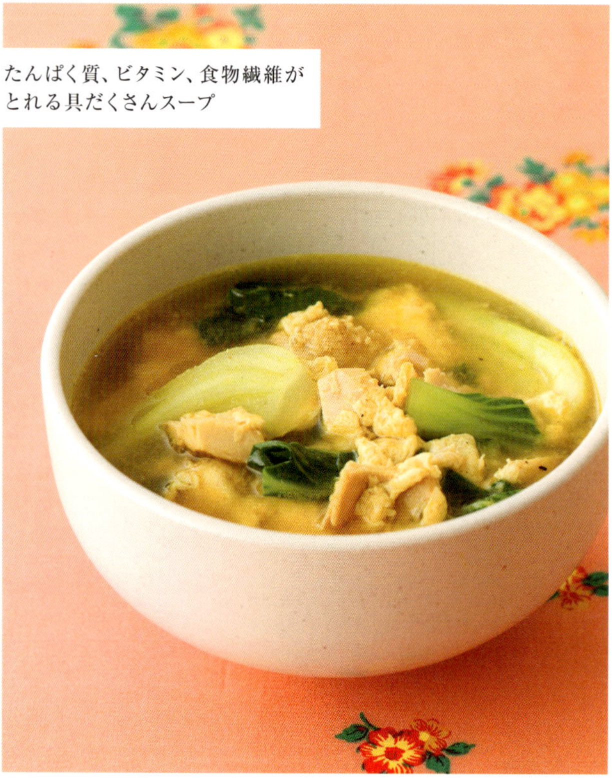

たんぱく質、ビタミン、食物繊維がとれる具だくさんスープ

ツナとチンゲンサイのカレー卵スープ

糖質量 1.5g

たんぱく質量 7.3g

材料（2人分）

- ツナ缶…½缶（40g）
- チンゲンサイ…1株（110g）
- 卵…1個
- カレー粉…小さじ1
- 固形スープ…½個
- 塩…少々
- こしょう…少々
- オリーブ油…大さじ½

作り方

1. チンゲンサイは葉は5cm長さに切り、軸は根元をつけたまま8等分のくし形に切る。ツナは缶汁をきる。卵は割りほぐす。
2. なべにオリーブ油を熱し、チンゲンサイの軸をいためる。しんなりしたらカレー粉、水400mℓ、固形スープを加える。
3. 煮立ったらチンゲンサイの葉、ツナを加えてひと煮し、塩、こしょうで味をととのえる。とき卵を細く流し入れ、浮き上がってきたら火を止める。（市瀬）

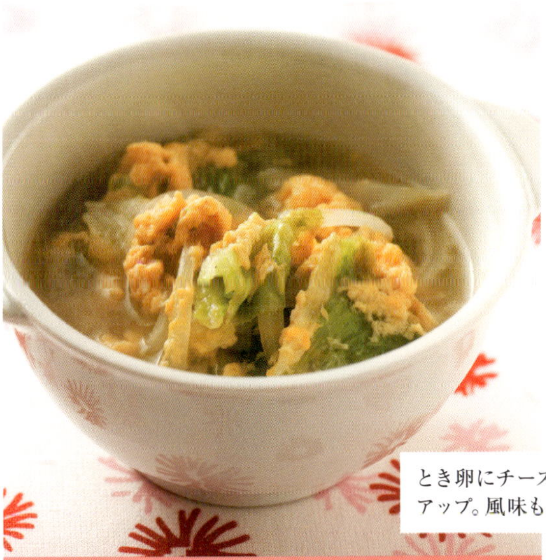

とき卵にチーズを加えてカルシウムをアップ。風味もよくなります

レタスかき玉スープ

糖質量 3.3g　たんぱく質量 3.5g

材料（2人分）

レタス…100g
玉ねぎ…¼個
とき卵…½個分
粉チーズ…大さじ1
オリーブ油…大さじ½
A　固形スープ（チキン）…½個
　　湯…300mℓ
塩、こしょう…各少々

作り方

1 レタスは一口大にちぎる。玉ねぎは薄切りにする。
2 なべにオリーブ油を入れて熱し、1をいためる。しんなりしてきたらAを加え、固形スープをとかす。煮立ったら塩、こしょうで味をととのえ、とき卵にチーズをまぜて加え、全体に火を通す。

（検見﨑）

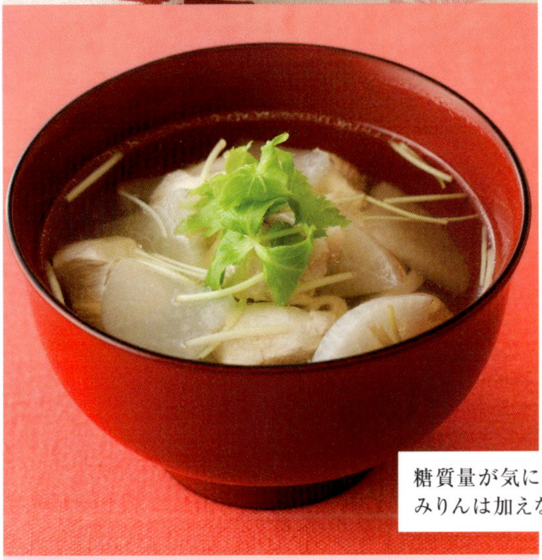

糖質量が気になる人はみりんは加えなくてもOK

鶏肉と大根のあっさり汁

糖質量 2.8g　たんぱく質量 12g

材料（2人分）

鶏胸肉…小½枚（100g）
大根…3cm（100g）
三つ葉…適量
だし…400mℓ
A　みりん…大さじ½
　　薄口しょうゆ…小さじ½
　　塩…小さじ⅓

作り方

1 大根は5mm厚さのいちょう切りにする。三つ葉は葉を摘み、茎を2cm長さに切る。鶏肉は小さめの一口大に切る。
2 なべにだしを入れて火にかけ、煮立ったら鶏肉、大根を加える。再び煮立ったらアクを除き、Aを加え、大根がやわらかくなるまで弱めの中火で煮る。
3 器に盛り、三つ葉をのせる。

（検見﨑）

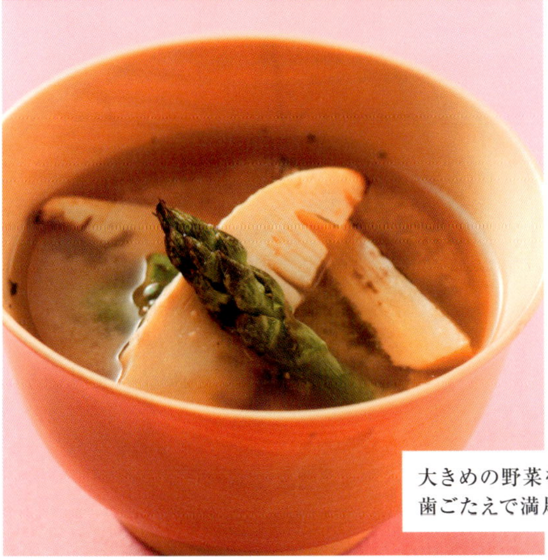

大きめの野菜を焼いて、香ばしさと歯ごたえで満足感が増す

焼き野菜のみそ汁

糖質量 4g　たんぱく質量 4g

材料（2人分）

グリーンアスパラガス…2本
ゆでたけのこ…75g
だし…300mℓ
みそ…大さじ1.5

作り方

1 たけのこは縦に5mm厚さに切り、さっとゆでる。アスパラは根元のかたい部分をピーラーでむき、4cm長さに切る。
2 1をオーブントースターに入れ、7～8分こんがりと焼く。
3 なべにだしを入れてあたため、みそをとき入れる。
4 器に2を入れ、3を注ぐ。（検見﨑）

焼きなすとみょうがの赤だし

糖質量 3.8g　たんぱく質量 3.6g

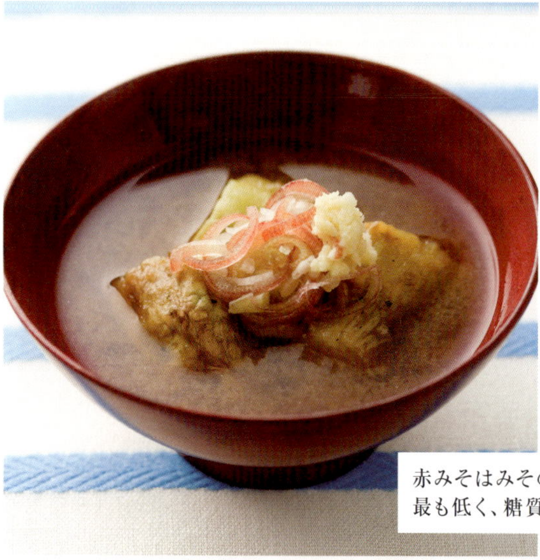

赤みそはみその中では糖質量が最も低く、糖質オフ向き

材料（2人分）

なす…2個
みょうが…1個
おろししょうが…少々
だし…400㎖
赤みそ（豆みそ）…大さじ1.5

作り方

1 なすはへたのまわりをぐるりとむき、焼き網に並べて真っ黒になるまで強火で焼く。あら熱がとれたら皮をむき、食べやすく切る。みょうがは薄い小口切りにし、水にさらす。
2 なべにだしを入れてひと煮立ちさせ、赤みそをとき入れる。
3 器になすを入れて2を注ぎ、水けをきったみょうがとしょうがをのせる。（小林）

キムチとおからの呉汁風

糖質量 3.5g　たんぱく質量 6.1g

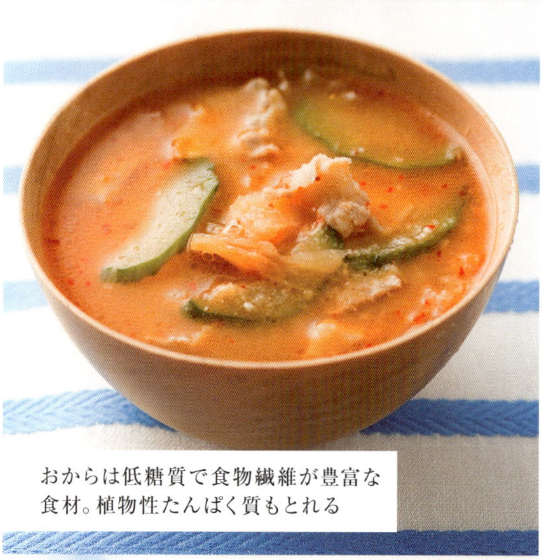

おからは低糖質で食物繊維が豊富な食材。植物性たんぱく質もとれる

材料（2人分）

白菜キムチ…20g
豚バラ薄切り肉…50g
きゅうり…½本
おから…25g
A　水…300㎖
　鶏ガラスープのもと…小さじ½
　酒…大さじ½
みそ…大さじ1
ごま油…小さじ1

作り方

1 キムチは食べやすく切り、きゅうりは縦半分に切ってから斜め薄切りにする。豚肉は2㎝幅に切る。
2 なべにA、豚肉を入れ、ほぐしながらひと煮立ちさせ、アクを除く。
3 おから、キムチ、きゅうりを加えて2分ほど煮る。みそをとき入れ、仕上げにごま油を加える。（小林）

モロヘイヤと鶏ひき肉のスープ

糖質量 1.4g　たんぱく質量 7.9g

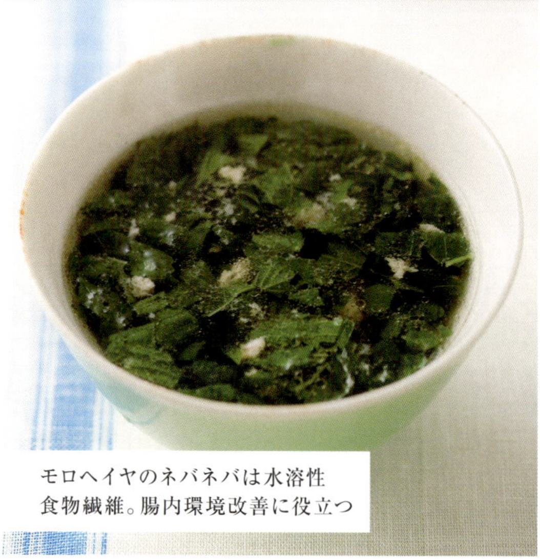

モロヘイヤのネバネバは水溶性食物繊維。腸内環境改善に役立つ

材料（2人分）

モロヘイヤ…½束（45g）
鶏ひき肉…75g
A　鶏ガラスープのもと…小さじ1弱
　酒…大さじ½
　水…400㎖
塩…小さじ½
こしょう…少々
しょうが汁…小さじ1
ごま油…小さじ1

作り方

1 モロヘイヤは葉を摘んで小さめのざく切りにする。
2 なべにAを入れ、ひき肉を加えてほぐしながらひと煮立ちさせ、アクを除く。
3 モロヘイヤを加えてとろみがつくまで煮て、塩、こしょうを振る。仕上げにしょうが汁とごま油を加え、ひとまぜする。（小林）

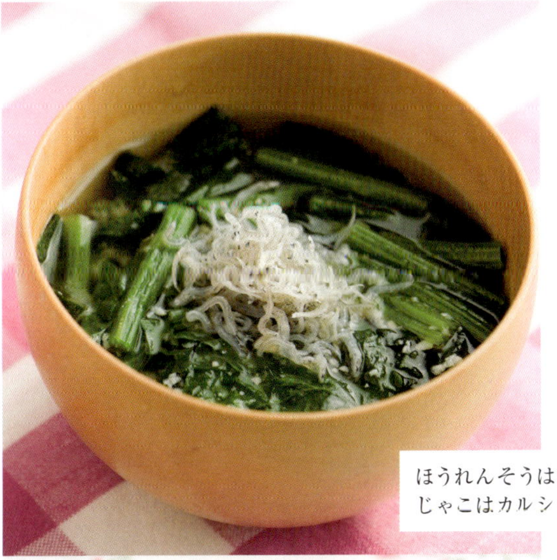

ほうれんそうは鉄分、
じゃこはカルシウムが豊富

ほうれんそうと ちりめんじゃこのみそ汁

糖質量 3g　たんぱく質量 4.9g

材料（2人分）

ほうれんそう…150g
ちりめんじゃこ…大さじ1
だし…100mℓ
みそ…大さじ1.5

作り方

1 ほうれんそうはポリ袋に入れ、電子レンジ（600W）で2分加熱して水にとり、4cm長さに切って水けをしぼる。
2 なべにだしを入れて火にかけ、煮立ったらほうれんそうを加え、みそをとき入れて火を止める。器に盛り、じゃこをのせる。（夏梅）

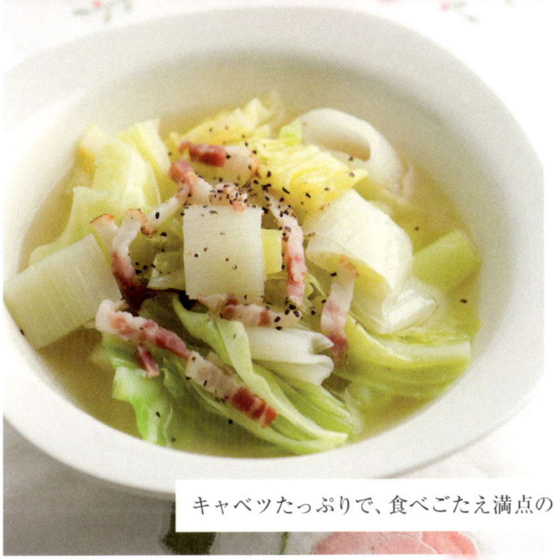

キャベツたっぷりで、食べごたえ満点のボリュームスープ

キャベツとベーコンのスープ

糖質量 6.4g　たんぱく質量 4.4g

材料（2人分）

キャベツ…¼個
ねぎ…½本
ベーコン…2枚
オリーブ油…小さじ½
A　水…300mℓ
　　固形スープ（チキン）…½個
塩、あらびき黒こしょう…各少々

作り方

1 キャベツは芯を除いて5cm角に切り、ねぎは2cm長さに切る。ベーコンは細切りにする。
2 なべにオリーブ油とベーコンを入れて火にかけ、軽くいため、キャベツ、ねぎ、Aを加える。煮立ったらアクを除き、ふたをずらしてのせ、弱めの中火で10分ほど煮る。器に盛り、塩、黒こしょうを振る。（夏梅）

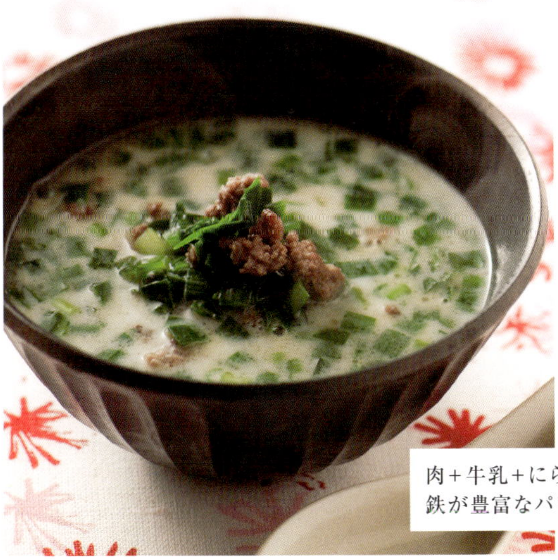

肉＋牛乳＋にらでたんぱく質と
鉄が豊富なパワースープ

にらと合いびき肉の 中華風ミルクスープ

糖質量 2.8g　たんぱく質量 6.5g

材料（2人分）

にら…50g
合いびき肉…50g
ごま油…小さじ1
牛乳…100mℓ
塩、こしょう…各少々

作り方

1 にらはこまかく刻む。
2 なべにごま油を中火で熱し、ひき肉を入れていためる。肉がポロポロになったら1を加えて軽くいため、湯200mℓを加える。
3 煮立ったらアクを除き、牛乳を加え、再び煮立ち始めたら塩、こしょうを振る。（検見﨑）

糖質オフの効果を上げる食べ方

朝食で血糖値を上げないのがカギ

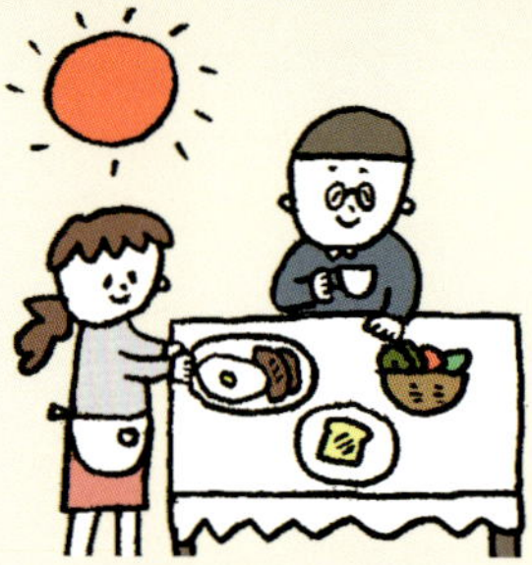

糖質オフをすると、一日を通して血糖値がおだやかに保てます。そのためには一日の始まりである朝食は特に大切。朝食で大量の糖が入ってくると、血糖値は急上昇。高血糖を抑えようと大量のインスリンが分泌され、今度は血糖値は急降下。すると血糖値が下がりすぎるため、すぐにおなかがすいてしまいます（10ページ参照）。

この血糖値の乱高下の流れを朝食でつくってしまうと、その余波はあとの食事にも影響。昼食や夕食をドカ食いする、お菓子ががまんできないなど、一日じゅう食欲に振り回される原因になることも。朝食で血糖値を上げすぎないようにすれば、一日の血糖コントロールは比較的簡単です。

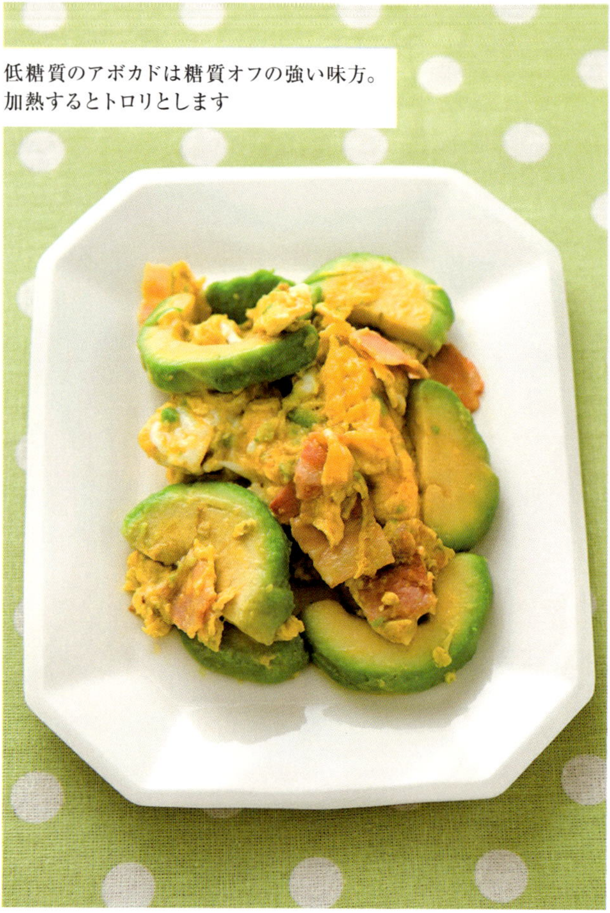

低糖質のアボカドは糖質オフの強い味方。加熱するとトロリとします

アボカドとベーコン、卵のマヨいため

糖質量 1g

たんぱく質量 9.4g

材料（2人分）

卵…2個
アボカド…½個
ベーコン…1.5枚
塩…少々
マヨネーズ…大さじ1
A｜塩、こしょう、しょうゆ…各少々

作り方

1 アボカドは種と皮を除き、1㎝厚さに切る。ベーコンは2㎝幅に切る。
2 ボウルに卵を割りほぐし、塩を加えてまぜる。
3 フライパンにマヨネーズ大さじ½を熱し、ベーコン、アボカドを順に入れていため、Aで調味し、2に加えてまぜる。
4 フライパンをきれいにし、残りのマヨネーズを熱し、3を一気に流し入れ、ひとまぜして半熟状に火を通す。

（小林）

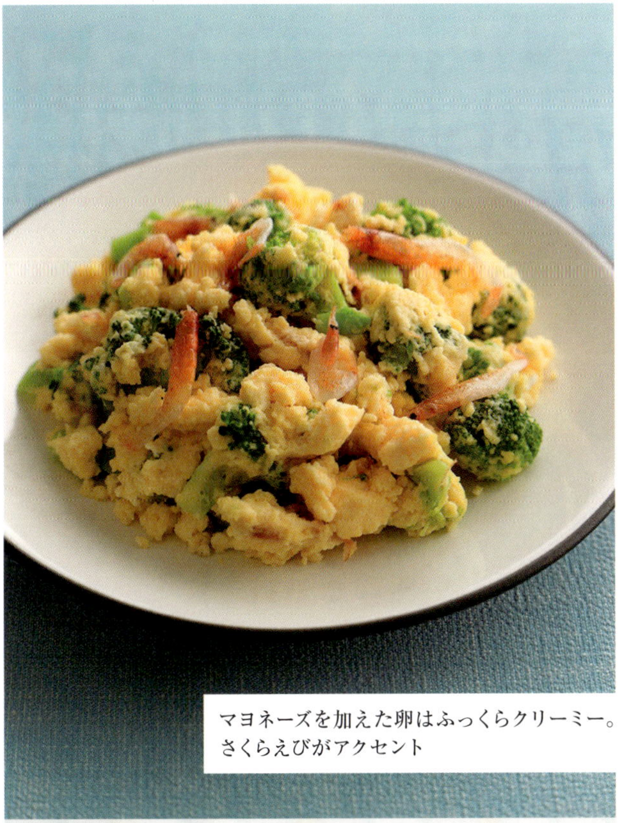

マヨネーズを加えた卵はふっくらクリーミー。さくらえびがアクセント

ブロッコリーのスクランブルエッグ

糖質量 0.8g

たんぱく質量 8.5g

材料(2人分)

卵…2個

A | マヨネーズ…大さじ2
 | 塩、こしょう…各少々

ブロッコリー…4房

さくらえび…小さじ2

作り方

1 ブロッコリーは小さく切る。

2 耐熱容器に卵を割り入れてほぐし、Aを加えてまぜる。

3 1、さくらえびを加えてまぜ、ラップをかけて電子レンジ(600W)で1分加熱する。とり出して全体をまぜ、ラップをかけてさらに30秒加熱する。(吉田)

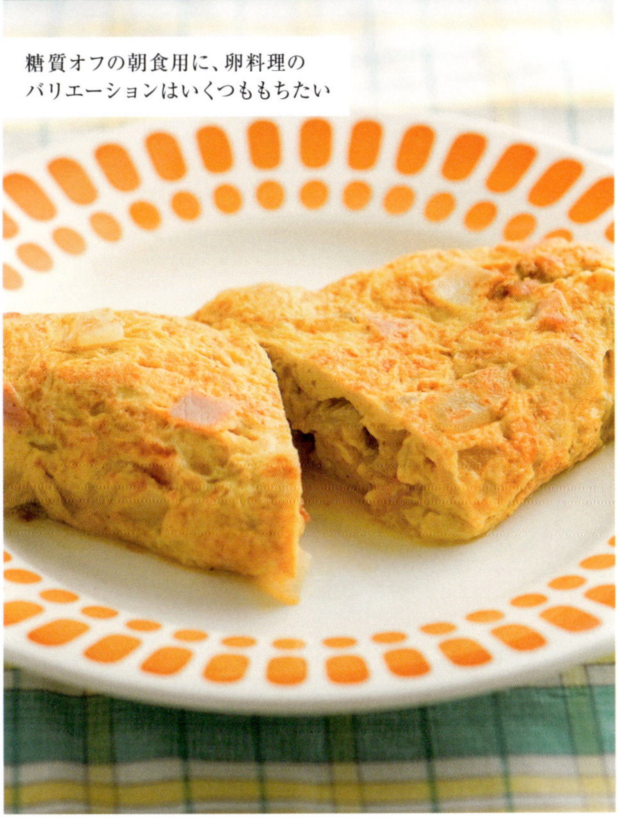

糖質オフの朝食用に、卵料理のバリエーションはいくつももちたい

カレー風味オムレツ

糖質量 2.5g

たんぱく質量 12g

材料(2人分)

卵…3個

玉ねぎ…¼個(50g)

ハム…2枚

A | カレー粉…小さじ½
 | マヨネーズ…大さじ1

塩…少々

オリーブ油…大さじ½

作り方

1 ハム、玉ねぎは1cm角に切る。

2 ボウルに卵を割り入れ、ハム、Aを加えてまぜる。

3 直径18cmのフライパンにオリーブ油を熱して玉ねぎをいため、しんなりしたら塩を振る。2を流し入れ、菜箸で大きくまぜながら半熟状にし、底に焼き色がついてきたら半分に折り、器に盛る。(重信)

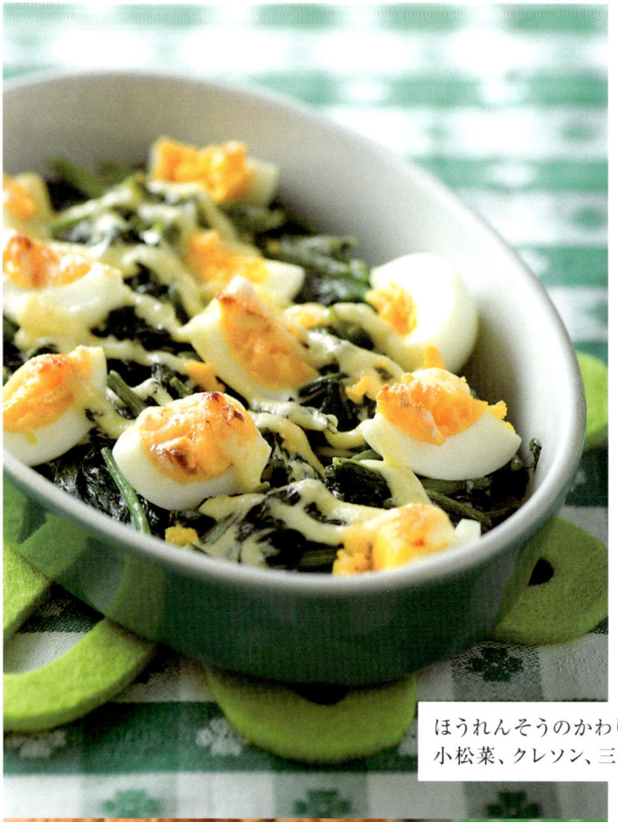

ほうれんそうのかわりに
小松菜、クレソン、三つ葉などでも

ほうれんそうとゆで卵のマヨネーズ焼き

糖質量 0.7g
たんぱく質量 8.7g

材料（2人分）

ほうれんそう…200g
ゆで卵…2個
マヨネーズ…大さじ1強
塩、こしょう…各少々

作り方

1 ほうれんそうは根元に十文字に切り込みを入れ、水につけてよく洗う。熱湯でさっとゆでて水にとり、冷まして水けをしぼり、食べやすく切る。
2 ボウルにマヨネーズ小さじ2と塩、こしょうを入れてまぜ、1を加えてあえる。
3 耐熱皿に2を敷き、ゆで卵を食べやすく切ってのせ、残りのマヨネーズをかけ、オーブントースターで焼き色がつくまで10分ほど焼く。（上田）

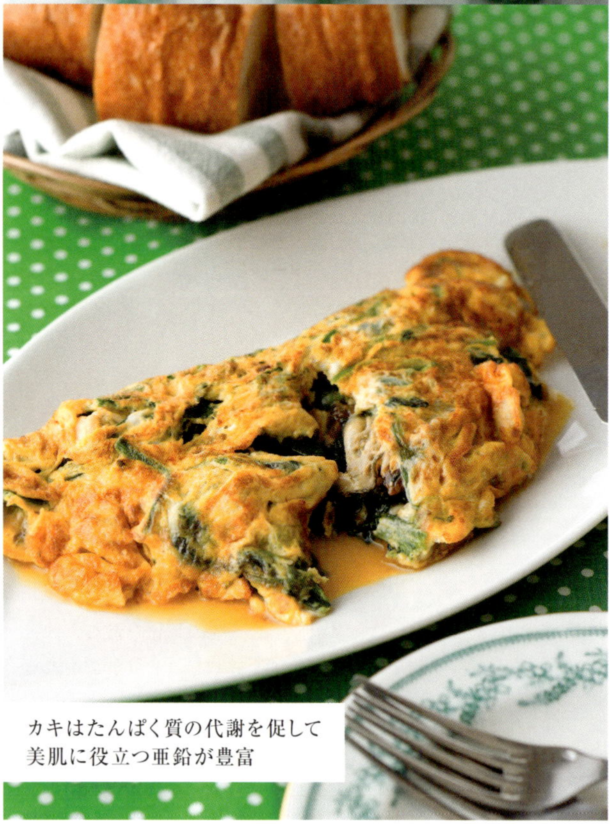

カキはたんぱく質の代謝を促して
美肌に役立つ亜鉛が豊富

ほうれんそうとカキのオムレツ

糖質量 3.2g
たんぱく質量 11g

材料（2人分）

ほうれんそう…½束（100g）
カキ…120g
卵…2個
塩…小さじ¼
こしょう…少々
オリーブ油…大さじ1.5

作り方

1 カキは塩水（分量外）で洗って水けをふき、4等分に切る。
2 ほうれんそうは根元に十文字に切り込みを入れ、水につけてよく洗う。熱湯でさっとゆでて水にとり、冷まして水けをしぼり、食べやすく切る。
3 フライパンにオリーブ油大さじ½を熱してカキ、ほうれんそうを順に加えていためる。カキがぷっくりしたら、塩、こしょうを振って火を止める。
4 ボウルに卵を割りほぐし、3を加えてまぜる。
5 フライパンをふいてオリーブ油大さじ1を熱し、4を流し入れる。菜箸で大きくまぜながら半熟状にし、焼き色がついたら半分に折り、器に盛る。（小林）

スペイン生まれの卵料理。
卵のかたさは好みのぐあいに仕上げて

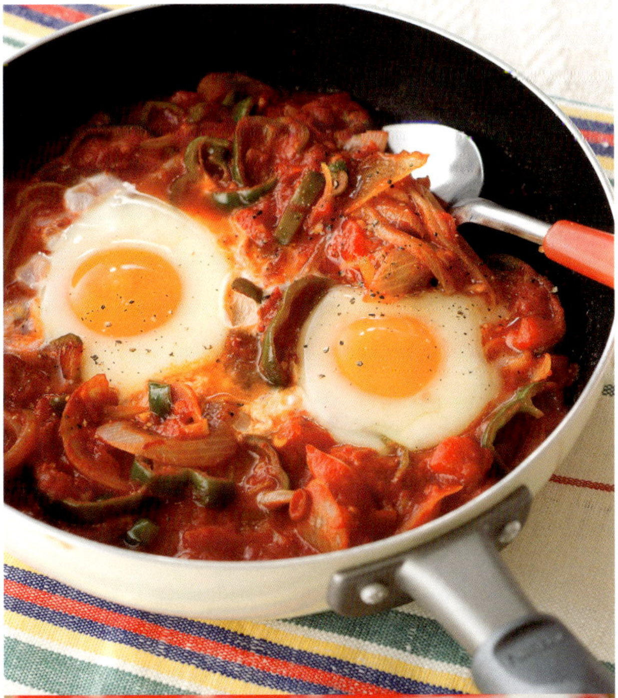

ジャンボ フラメンカエッグ

糖質量 8.4g
たんぱく質量 8.2g

材料(2人分)

卵…2個
トマト缶…1缶
ピーマン…2個
玉ねぎ…½個
にんにく…小1かけ
赤とうがらし…½本
塩、こしょう…各適量
オリーブ油…大さじ1

作り方

1 ピーマンは種とへたをとり、玉ねぎとともに5㎜幅に切る。にんにくはあらみじんに切り、赤とうがらしは小口切りにする。
2 フライパンにオリーブ油、にんにく、赤とうがらしを入れて弱めの中火にかけ、香りが立ってきたら、ピーマン、玉ねぎを加えてさっといためる。トマトを加え、ときどきまぜながら5分ほど煮、塩、こしょうで味をととのえる。
3 中央にくぼみをつくって卵を割り入れ、ふたをして半熟状になるまで火を通す。好みであらびき黒こしょうを振る。(上田)

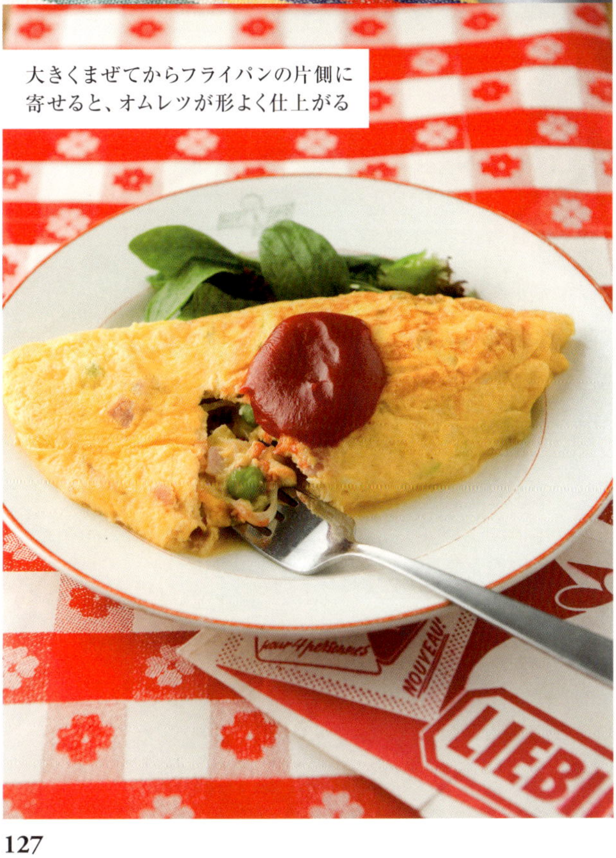

大きくまぜてからフライパンの片側に
寄せると、オムレツが形よく仕上がる

ハムとグリーンピースのオムレツ

糖質量 6.9g
たんぱく質量 18g

材料(2人分)

卵…4個
ハム…3枚
グリーンピース…50g
玉ねぎ…½個
A | 牛乳…大さじ2
  | 塩、こしょう…各少々
バター…25g

作り方

1 玉ねぎは薄切りに、ハムは1㎝角に切る。グリーンピースは塩少々(分量外)を加えた熱湯で5〜6分ゆでる。ボウルに卵を割りほぐし、Aを加えてまぜる。
2 フライパンにバター5gをとかして玉ねぎをいため、しんなりしたらハムとグリーンピースを加えていためる。これを卵液のボウルに加えてまぜる。
3 フライパンにバター10gをとかし、2の半量を流し入れる。菜箸で大きくまぜ、片側に寄せながらひとまとめにし、形をととのえる。残りも同様に作る。
4 器に盛り、好みでトマトケチャップ(できれば低糖質タイプのもの)をかけ、葉野菜を添える。(夏梅)

これなら食べても安心

糖質オフスイーツ

糖質オフ中でも甘いものがどうしても
やめられないという人のために
糖質量を抑えたスイーツレシピをご紹介。
砂糖は糖質ゼロタイプの甘味料にし、
小麦粉のかわりにアーモンドパウダーなどを
使用しています。

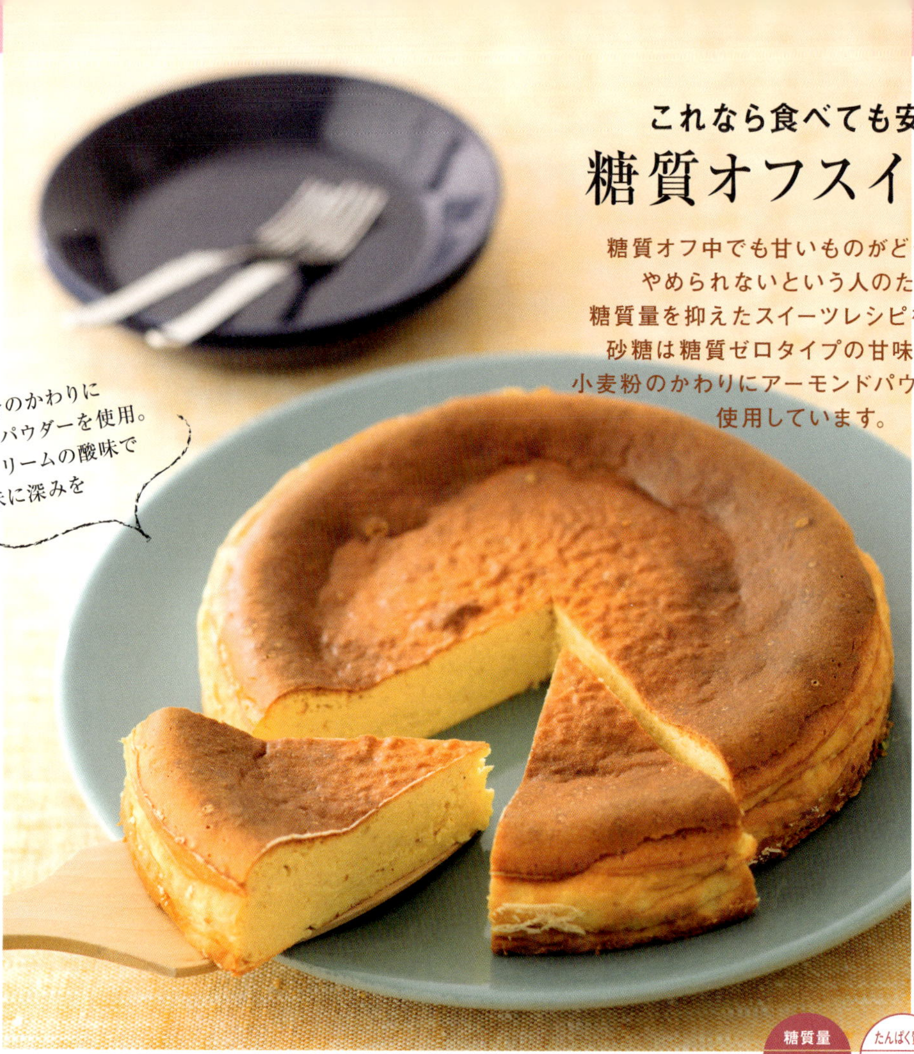

小麦粉のかわりに
アーモンドパウダーを使用。
サワークリームの酸味で
味に深みを

糖質量 1.8g　たんぱく質量 5.9g
(⅛量分)

ベイクドチーズケーキ

材料(直径20cmの丸型1台分)

アーモンドパウダー…20g
クリームチーズ…350g
サワークリーム…100g
ラカントS顆粒などの甘味料…100g
卵…3個
レモン汁…大さじ1

準備

- クリームチーズは20分ほど室温においてやわらかくする。
- 型がフッ素樹脂加工でない場合は、内側にクッキングシートを敷く。
- オーブンは170度に予熱する。

作り方

1 ボウルにクリームチーズ、サワークリームを入れ、泡立て器でなめらかになるまでよくねる。甘味料を加え、さらによくまぜる、

2 卵を割りほぐし、1に5～6回に分けて加え、そのつどよくまぜる。レモン汁を加えてまぜ、アーモンドパウダーを加えてまぜる。

3 型に流し入れ、170度のオーブンで60分ほど焼く。途中で表面が焦げそうになったら、アルミホイルをかぶせて焼く。

4 完全に冷めたら型からとり出し、好みの大きさに切る。
(検見﨑)

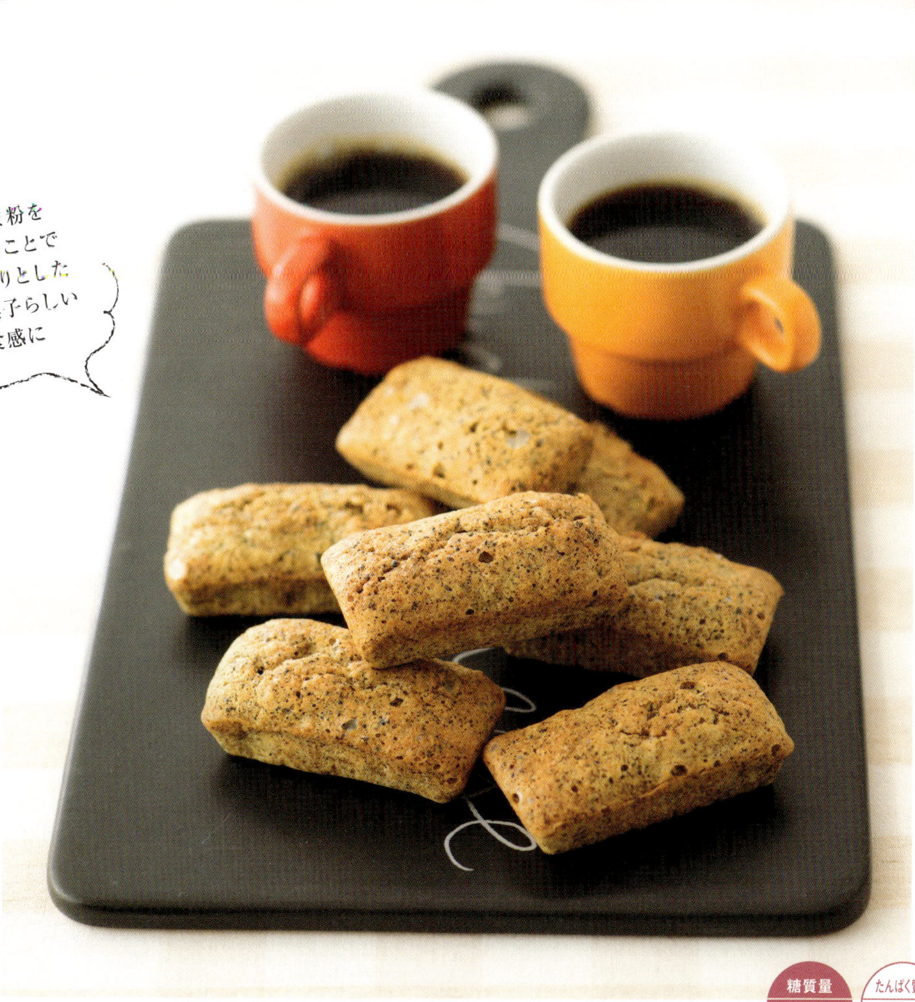

ふすま粉を
加えることで
ざっくりとした
焼き菓子らしい
食感に

糖質量 0.7g　たんぱく質量 1.9g
（1個分）

紅茶のミニパウンド

材料（7×4×高さ1.5cmのミニパウンド型20個分）

A　アーモンドパウダー…80g
　　ふすま粉…20g

バター…100g

ラカントS顆粒などの甘味料…60g

卵…3個

B　ラム酒…大さじ1
　　レモン汁…大さじ1

紅茶葉…大さじ2

＊ふすま粉とは小麦の表皮を精製した粉のこと。

準備

- バターは室温に20分ほどおいてやわらかくする。
- オーブンは180度に予熱する。
- Aはまぜ合わせる。

作り方

1 紅茶葉はすり鉢などですりつぶして粉状にする。卵は卵黄と卵白に分ける。

2 ボウルにバターを入れ、泡立て器でねってクリーム状にする。甘味料を5〜6回に分けて加え、そのつど泡立て器ですりまぜる。卵黄を加えてさらにまぜ、紅茶葉、Bを加えてまぜる。

3 別のボウルに卵白を入れ、角が立つまでしっかり泡立てる。

4 2に3の1/3量を加え、泡立て器でよくまぜる。Aの1/3量を加えてゴムべらでまぜ、残りの3、残りのAを加え、ゴムべらで底からさっくりまぜる。

5 型に流し入れ、180度のオーブンで14〜15分焼く。ケーキクーラーにのせて冷ます。（検見﨑）

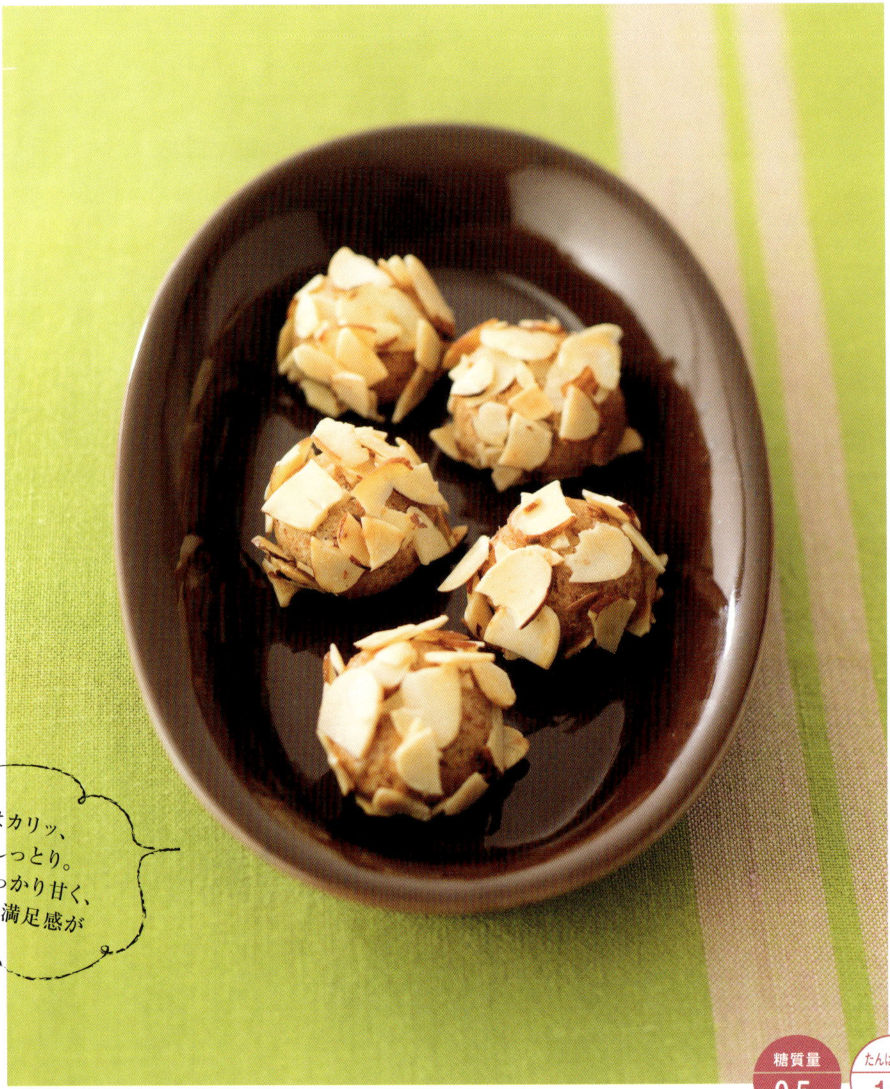

外はカリッ、
中はしっとり。
1粒でしっかり甘く、
少量でも満足感が

糖質量 0.5g　たんぱく質量 1.1g

（1個分）

アーモンドマカロン

材料（12個分）

A｜アーモンドパウダー…50g
　｜ラカントS顆粒などの甘味料…50g

卵白…小さじ1〜2

アーモンドスライス…15g

準備

- オーブンは130度に予熱する。
- オーブンの天板にクッキングシートを敷く。

作り方

1 ボウルにAを入れ、かたまりが残らないようにまぜ合わせる。

2 別のボウルに卵白を入れ、軽く泡立つ程度にまぜ、よくほぐす。

3 1に2を少しずつ加え、そのつど手でよくねりまぜ、指先で丸められるほどのかたさにする。

4 3をまとめ、12等分して丸める。

5 残った卵白に4をくぐらせ、アーモンドをまぶしつけ、天板に間隔をあけて並べる。

6 130度のオーブンに入れ、少しふくらんで焼き色がつくまで45分ほど焼き、ケーキクーラーにのせて冷ます。

（検見﨑）

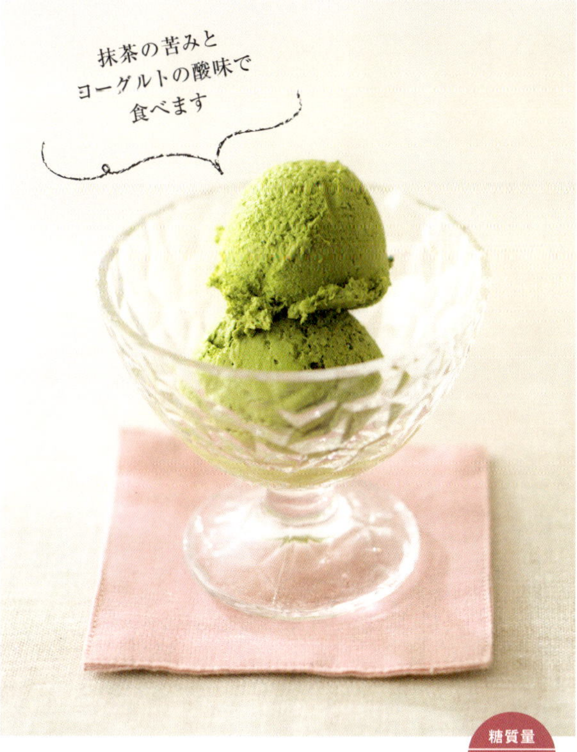
抹茶の苦みと
ヨーグルトの酸味で
食べます

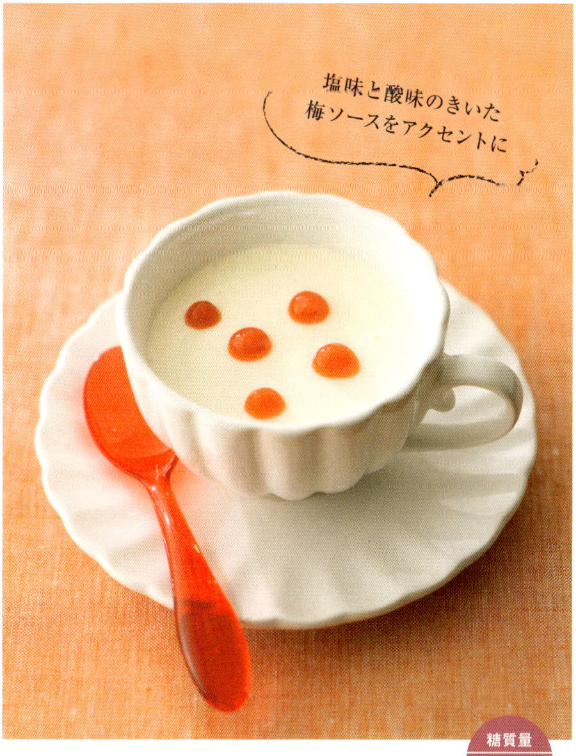
塩味と酸味のきいた
梅ソースをアクセントに

抹茶のフローズン ヨーグルト

糖質量 2.7g

たんぱく質量 2.8g

材料（4人分）

プレーンヨーグルト…150g
生クリーム…100mℓ
ラカントS液状などの甘味料…50g
抹茶…大さじ2

作り方

1 ヨーグルトはキッチンペーパーを敷いたざるに入れ、20分おいて水きりする。
2 ボウルに生クリームを入れ、泡立て器でもったりとろみがつくまで泡立てる。
3 別のボウルに甘味料、抹茶を入れてときまぜる。
4 2に1、3を加え、ゴムべらで色が均一になるまでまぜ合わせる。
5 冷凍庫に入れ、凍り始めたら、ときどきとり出してフォークで全体をまぜ、また凍らせる。(検見﨑)

パンナコッタの梅ソース

糖質量 3.1g

たんぱく質量 3g

材料（4人分）

牛乳…100mℓ
生クリーム…200mℓ
粉ゼラチン…5g
ラカントS顆粒などの甘味料…40g
梅ソース
梅干し…大1個(20g)
糖質ゼロの甘味料（ラカントS液状）…大さじ1
ラム酒…小さじ½

作り方

1 小さめのボウルに冷水大さじ3を入れ、ゼラチンを振り入れてもどす。
2 小なべに牛乳、1を入れて弱火にかけ、煮立てないようにしてとかす。
3 火から下ろし、生クリーム、甘味料を加えてまぜる。
4 器に流し入れ、冷めたら冷蔵庫に入れて冷やし固める。
5 梅ソースを作る。梅干しは全体を竹ぐしで刺し、水に20分つけて塩抜きをする。果肉を裏ごしし、甘味料、ラム酒を加えてまぜる。
6 4に5をのせる。(検見﨑)

成功する人は気合が違う！

糖質オフ4カ月体験談

4名が糖質オフダイエットに挑戦しました。糖質オフをするのは初めての人ばかり。リアルな結果を大公開します。

外食の機会をいかして無理なく-16kg

（吉川 悟さん（仮名）/ 男性）

どうして成功したの!? Q&A

Q なにがよかったと思う？

A ずっと気になっていたが、健康を損ねて本気で減量しなければと思ったこと。

Q なぜ続けられた？

A 好きな肉は、量を気にせず食べられた。

Q 続けるのに、よかったところは？

A 居酒屋には糖質オフのメニューが多かったし、お酒も飲めたところ。

プロフィール

年齢 37歳	身長 178cm
体重 108kg → 92kg	
いままでにやったことがあるダイエットは？ ない	
きっかけは？ 子どもの運動会でギックリ腰になった	
糖質オフのレベル 強	目標体重 85kg

After　　Before

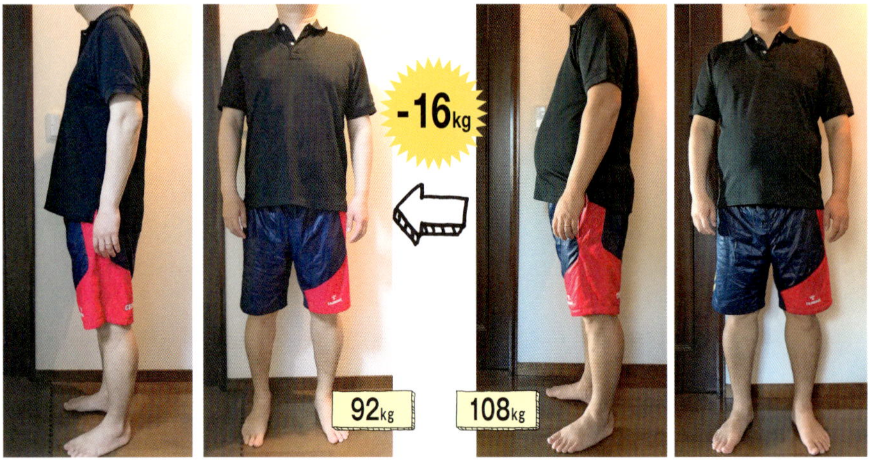

外食は居酒屋を選べば糖質オフは楽しい！

仕事柄つきあいが多く、気がつけば三ケタ超え。健康が気になって、初めて糖質オフに挑戦！外食が多いので不安でしたが、4カ月で12kgも減量できて驚きました。居酒屋に行く機会が多かったので、注文に困ることはほぼなく、好物のから揚げもたくさん食べられて満足。主食を抜いたため、最初はお腹が空いてつらい時期もありましたが、体重が落ちていくのがうれしくて、ごはんの代わりにサラダを食べて乗り越えました。体が軽くなったので、ゴルフもより楽しめると思います。

コンビニランチ

昼は主にコンビニを活用。糖質オフの製品も出ていて助かったけれど、途中から飽き気味。

昼

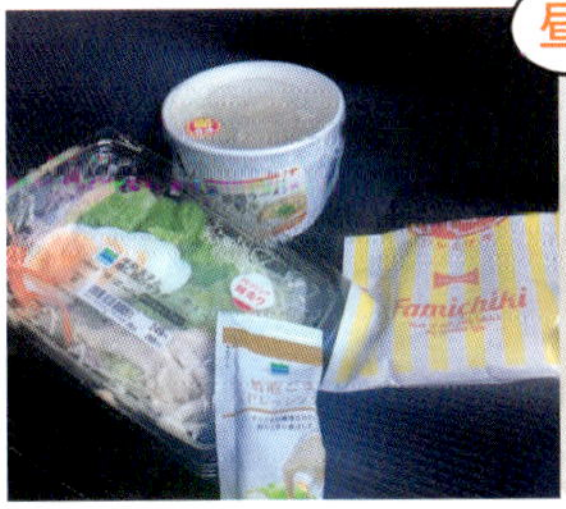
Famichiki

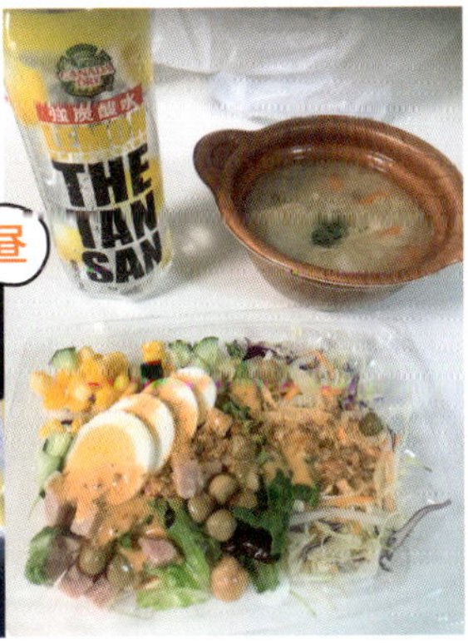
THE TAN SAN

朝 オムレツとスープ

朝食はオムレツとスープが定番。卵はたくさん食べられたのがよかったと思う。

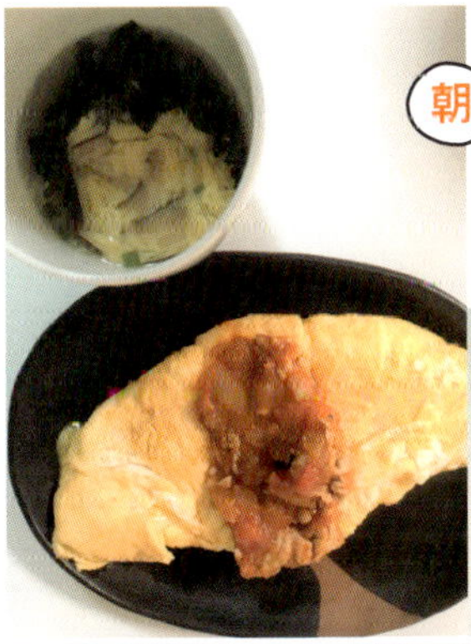

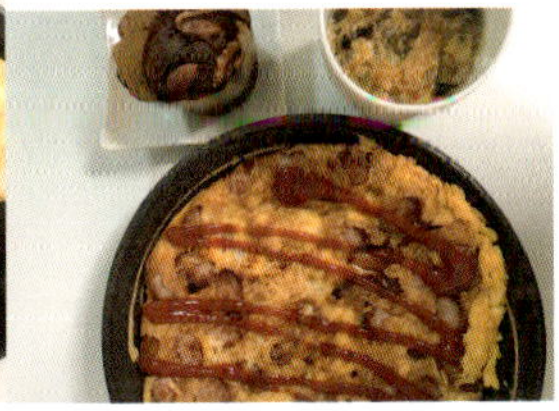

どんなものを食べたの？ 食生活を見せて

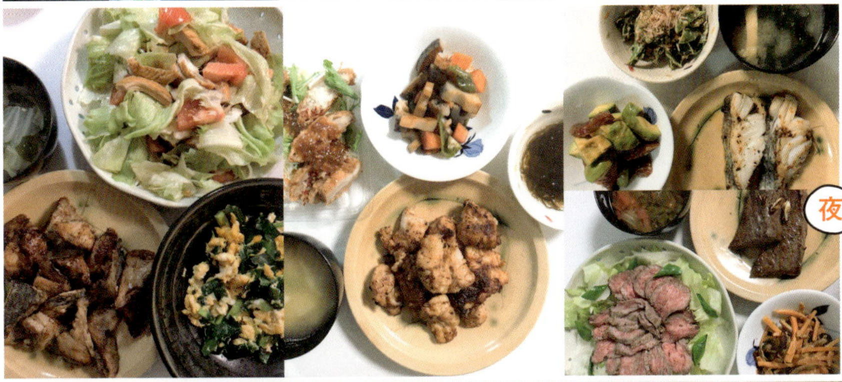

夜 おかずがいっぱい

妻がおかずをいっぱい作ってくれたおかげで、いろんな料理を満喫できてストレスなし。

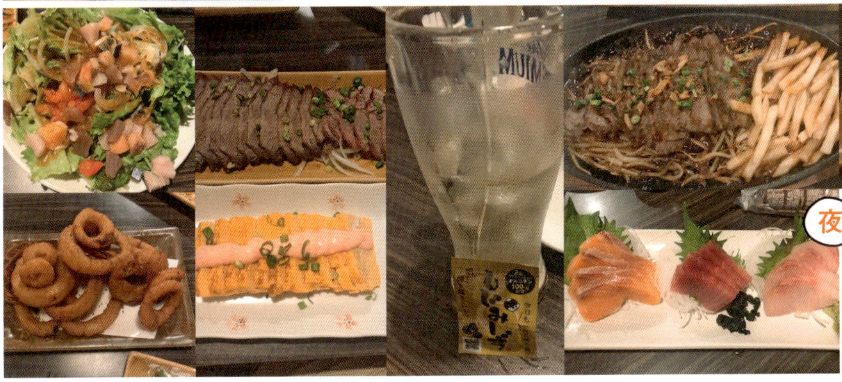

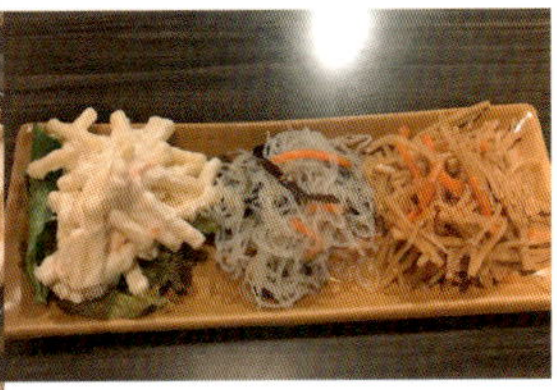

夜 居酒屋を活用

つきあいが多いため、居酒屋に行く機会も頻繁にあるが、ハイボールとつまみで乗り切れた。

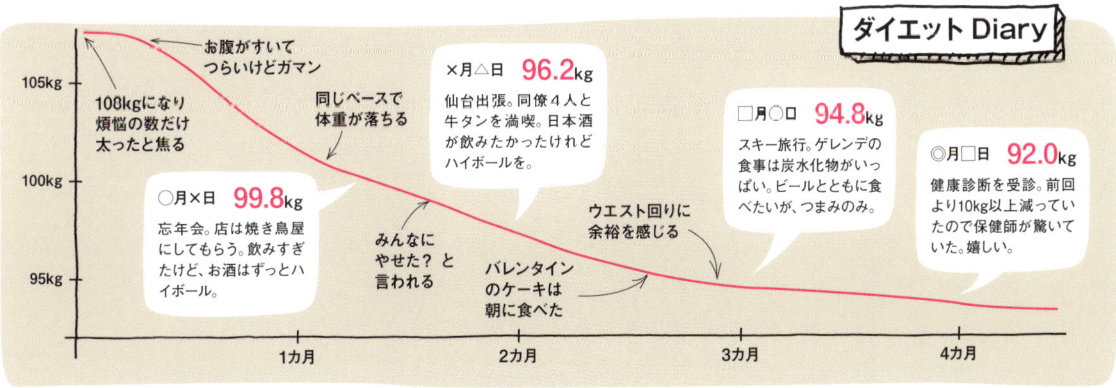
ダイエット Diary
105kg
100kg
95kg
108kgになり煩悩の数だけ太ったと焦る
お腹がすいてつらいけどガマン
同じペースで体重が落ちる
○月×日 99.8kg
忘年会。店は焼き鳥屋にしてもらう。飲みすぎたけど、お酒はずっとハイボール。
みんなにやせた？と言われる
×月△日 96.2kg
仙台出張。同僚４人と牛タンを満喫。日本酒が飲みたかったけれどハイボールを。
バレンタインのケーキは朝に食べた
ウエスト回りに余裕を感じる
□月○日 94.8kg
スキー旅行。ゲレンデの食事は炭水化物がいっぱい。ビールとともに食べたいが、つまみのみ。
◎月□日 92.0kg
健康診断を受診。前回より10kg以上減っていたので保健師が驚いていた。嬉しい。
1カ月
2カ月
3カ月
4カ月

糖質オフ
4カ月体験談

結婚式をめざして勢いで-4.2kg

（浦島辰也さん（仮名）／男性）

After　Before

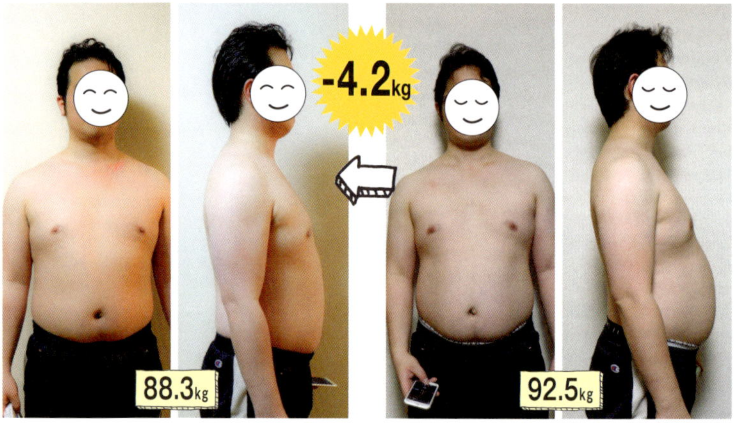

お腹回りのサイズは明らかに減ったので、健康のためにも、長期で徐々に体重を落としていきたい。

どんなものを食べたの？

食生活を見せて

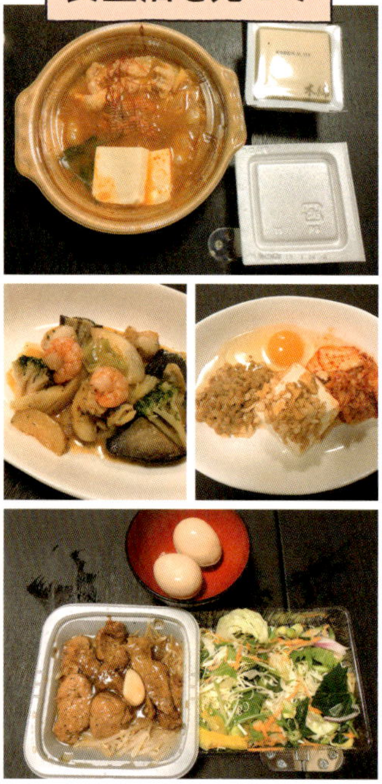

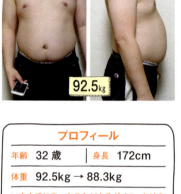

とうふ・キムチ・納豆・卵や、コンビニの鍋料理など、コンビニやスーパーの低糖質食品を総動員。おいしく続けられた。

ダイエット Diary

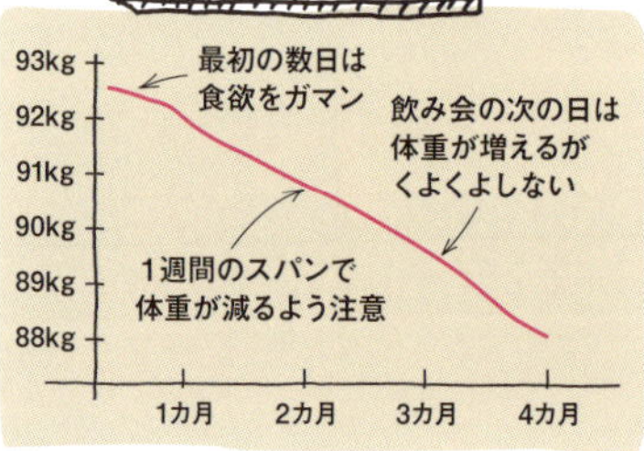

プロフィール

年齢 32歳　身長 172cm

体重 92.5kg → 88.3kg

いままでにやったことがあるダイエットは？
バナナダイエット、ランニング、カロリー制限

きっかけは？ 結婚することになり、いい機会だからやせたいと

糖質オフのレベル 強　目標体重 85kg

一人暮らし、自炊なし。糖質オフなら大丈夫！

最初は炭水化物がほしくなりましたが、数日経つと体が慣れてきました。種類さえ気をつければ、カロリー制限ダイエットよりもしっかり食べられるので、我慢の度合いは糖質オフのほうが低いと思いました。一人暮らしで仕事も忙しいため、なかなか自炊はできませんでしたが、コンビニやスーパーで売っている物で、工夫すれば、糖質オフの食事を楽しく続けることができるのだなと思いました。

ダイエットのモチベーションを保つために、体重は小まめに測った方がいいと思います。ただし神経質になりすぎないよう、体重は一週間スパンでみて、翌週は必ずマイナスにするよう気をつけるとストレスになりません。

今度こそ産後やせ! ズボラでも-5kg

(m.m さん / 女性)

どんなものを食べたの?
食生活を見せて

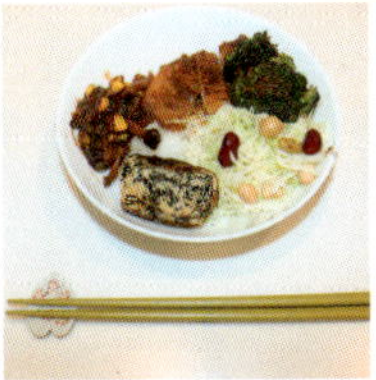
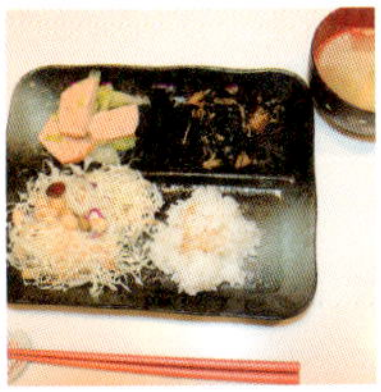
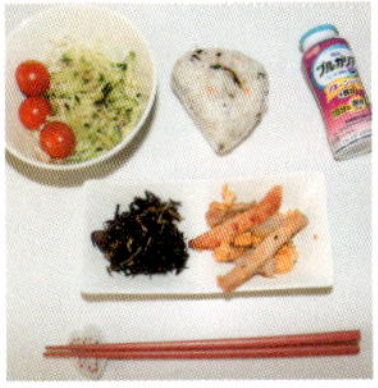
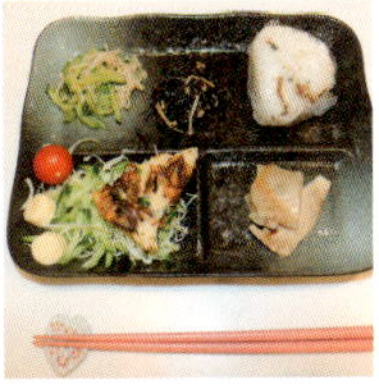
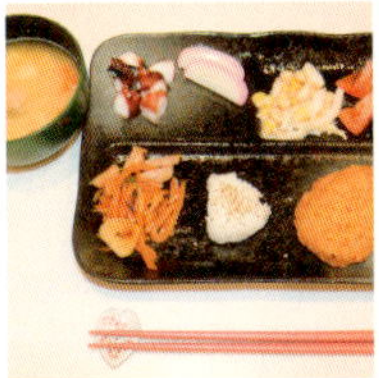
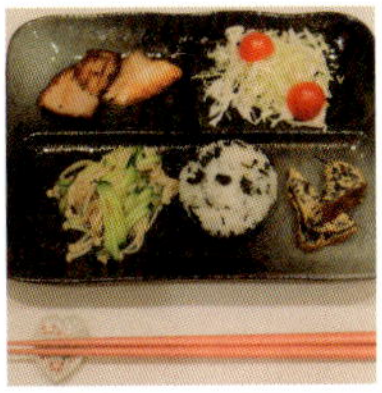
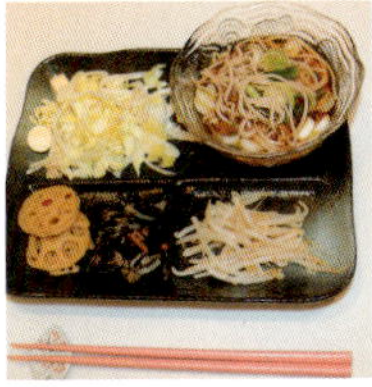
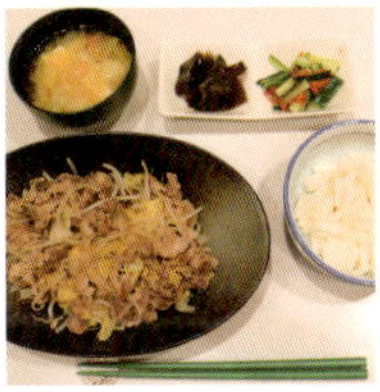
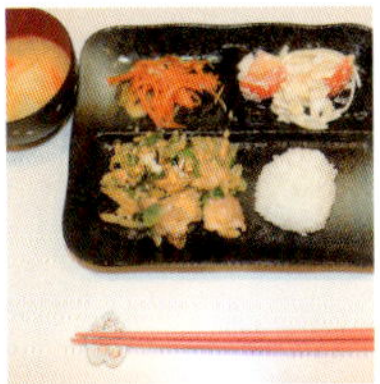

食べるものは少し糖質オフを意識しただけ。炭水化物に代用するものを考えるのが面白く、料理を作るのも楽しいです。

ダイエット Diary

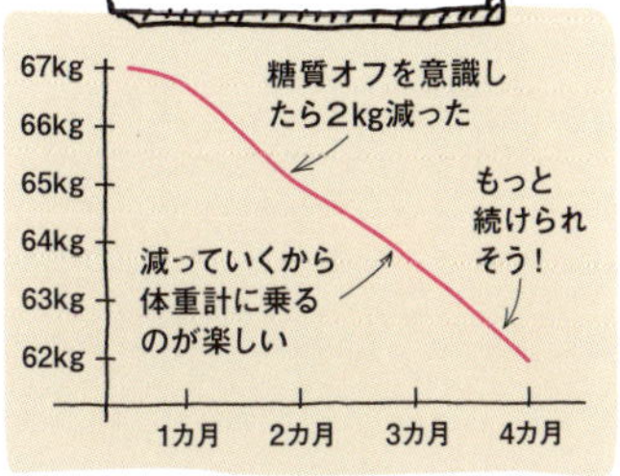

Before

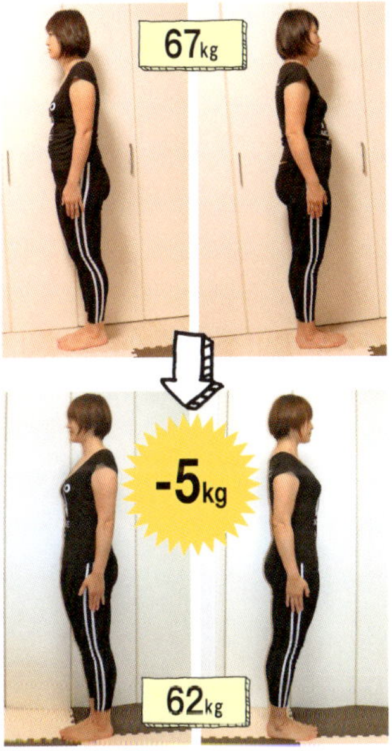

After

プロフィール

年齢 32 歳 | 身長 166cm

体重 67kg → 62kg

いままでにやったことがあるダイエットは?
ジョギング、エステ通い、炭水化物抜き

きっかけは? 夫から、デブ! 可愛くない! と言われた

糖質オフのレベル 弱 | 目標体重 54kg

糖質オフで楽しくダイエットしています

糖質オフは、初めて挑戦しました。「弱レベル」は、特に辛いということもなく、無理なく5kgもストンと落ちて驚いています。糖質オフが自分に合っているなと思います。やせたらとにかく体が軽い! これからは運動と組み合わせてさらに体重を落としたいです。

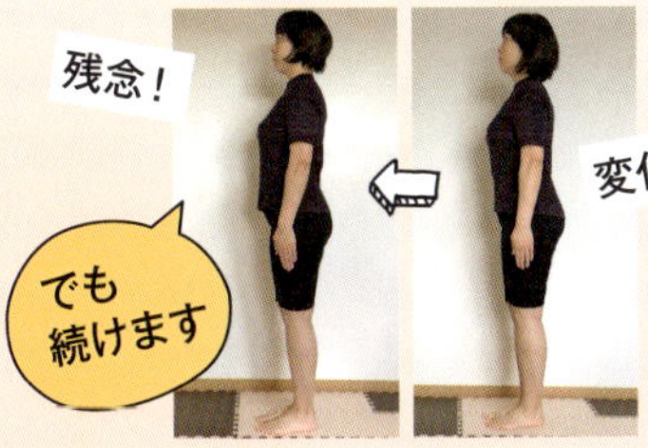

Q どうしてうまくいかなかったと思う?

A 炭水化物(めん類)が好きで、食べムラのある子どもがおり、残したものを捨てるのがもったいなくて、いつも食べていたため、結局糖質オフを実行できなかった……。年末年始、旅行など家族のイベントが多かったので、体重が増えてしまいました。

がんばったけどうまくいかず!

失敗談を聞きました

うまくいかなかった理由から、糖質オフのよくある落とし穴がわかる!

糖質オフ Q&A

糖質オフに関する素朴な疑問を
まとめて解決。なんとなく
心配という人も、ここを読めば
安心することまちがいなし。

Q 糖質オフは初めて。不安なので、少しずつ進めたいのですが、何から始めるのがいいの？

A まずは甘いお菓子とジュースをやめる

日ごろから、甘いジュースや炭酸飲料を飲む、コーヒーなどに砂糖を入れる習慣がある人は、やめましょう。次に菓子パンやお菓子類を控えましょう。特に、朝食に甘いパンはNG。おやつの甘いものをナッツやチーズ、ゆで卵にかえてみましょう。

また、ふだんの食生活をもう一度見直して。めん類、丼もの、パスタ、おにぎり、サンドイッチなど、炭水化物に偏ってはいませんか？ 単品料理は糖質過多になりがちです。ごはん少なめ、おかず中心の食事スタイルに切りかえてみましょう。初めての人は「弱レベル(p.18参照)」から挑戦してみることをおすすめします。

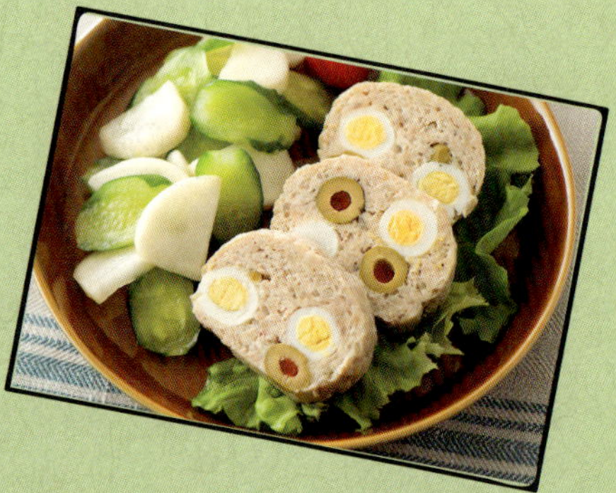

Q どのくらいで効果が出ますか？

A 早い人は1カ月以内。栄養不足の人は、じっくりかまえて

人によって効果や減量の幅はまちまちですが、1カ月以内で成功するケースも。

もし、体重が落ちないようなら、今までの食生活で、体が〝低栄養〟の状態になっているのかもしれません。炭水化物に偏りすぎていたり、極端なダイエットでリバウンドを繰り返したりしていると栄養不足になっていることがあるのです。

炭水化物を控え、肉や魚、卵、野菜をしっかり食べると、体は必要な栄養をため込みます。その結果、一時的に体重が増えたり、コレステロール値が上がったりする場合も。体の準備期間ですので、あきらめずに続けてください。

Q いつまで続けるの？ 目標を達成したらやめていい？

A 以前の食生活に戻るとリバウンドの原因に

糖質オフは、減量のためのメソッドだと思っている人が多いですが、本来は違います。
①糖質過多の食生活を改める（おにぎりやパン、パスタやラーメンなどですませがちな食生活をやめる、お菓子や甘いジュースを控える）。
②たんぱく質、ビタミンなど栄養をしっかりとる（肉や魚、卵、大豆製品、良質な油、野菜を食べる）。

糖質オフは減量を含め、健康や美容のための食生活スタイルです。

目標の体重になったからといって、以前の食生活に戻ってしまうと、元の状態に戻ってしまいます。

Q 短期間で体重は落ちるが、続けるのはむずかしいと聞きました。 続けるコツは？

A 1日にとる糖質量を決めたら変えないこと

目標体重を達成したあとの糖質オフの続け方は、人によってそれぞれですが、成功している人を見てみると、糖質オフのレベル（1日にとる糖質の量）が一定です。

頻繁に1日にとる糖質量を変えるのは、リバウンドの大きな原因になります。もし、お菓子やパンを食べてしまっても自分を責めることはせず、また明日から糖質オフを始めればいいのです。体重だけでなく、自身の体形や体調などをチェックしながら、あまり神経質にならず、微妙な糖質コントロールを日々繰り返していくことが、上手に続けていくコツです。

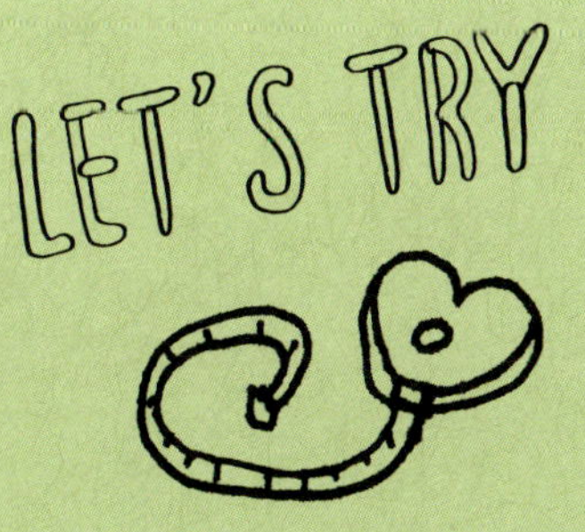

Q カロリー制限と糖質オフ、どう違う？

A 何を基準にするかでまったく違う食生活に

ダイエットの食事法として代表的な2つが、「カロリー制限」と「糖質制限（糖質オフ）」です。

カロリー制限は、摂取カロリー（食事のカロリー）を減らし、消費カロリーが上回ることで、体脂肪が燃焼されやすくなるという理論です。カロリー制限では、毎食のカロリー計算が求められます。油脂類などカロリーの高いものは敬遠されるので、低脂質のメニューになる傾向があります。

糖質オフは、炭水化物を控えて、たんぱく質、脂質をしっかりとる食事法です。炭水化物以外は、肉もしっかりと食べてよいため、満腹感を得やすく、とり組みやすいところが人気です。

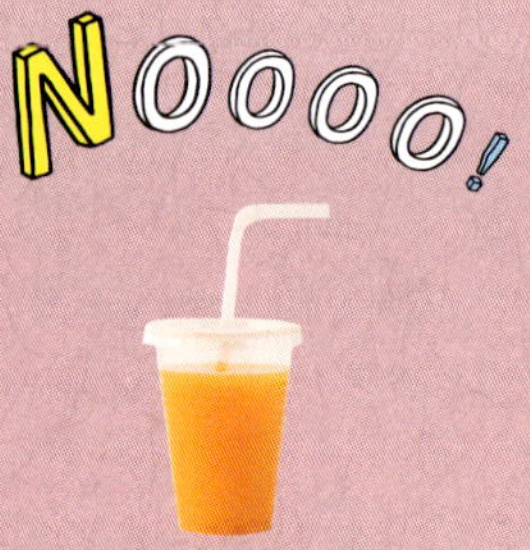

Q 我慢できず、お菓子やパンに手がのびがち。どうしたらいい？

A おやつはp.13を参考に ナッツ類やチーズ、枝豆を

甘いものを食べたいという衝動に駆られたら、まずは、お茶か水を飲みながら、5〜10分ほどがまんしてみてください。その間に、その気持ちがすーっとおさまってくることも多いです。目につくところにお菓子などがおいてあると、どうしても食べたくなります。お菓子などは買わない、見ないようにすることも大切です。

また、おなかがすきすぎると、炭水化物に手がのびがち。小腹がすいたらおやつや間食をとりましょう(p.13参照)。

仕事によっては食事の時間が十分にとれない、不規則という人も多いと思います。そういう場合は、1回に食べる量を減らし、食事の回数を3回から5回に増やすなど、分食するのも手です。1回の量を減らした方が、より血糖値が上がりにくくなるため、糖質オフの効果が増し、血糖値がより安定します。おなかがすきにくくなり、甘いものに手がのびることも減ることでしょう。

Q 外食が多い人はどうすればよいですか？

A 炭水化物と甘い味つけに注意

ダイエットをしていると外食に苦労することが多いですが、糖質オフは外食がラク、むしろ外食に向いている食事法だと思います。その理由は、複雑なカロリー計算がなく、避けたい食材や味つけがはっきりと決まっているからです。

おすすめの外食は、居酒屋とファミレスです(p.28〜29参照)。

糖質オフ実践者は、ストレス解消に外食するという人も少なくありません。お店選びと注文の仕方で、外食もいつもどおり楽しめます。

Q 会食などで、ごはんやパン、お菓子を食べてもいい？

A 明日から、また糖質オフの食生活に戻れば大丈夫

はい、食べてください。せっかくの楽しい食事の雰囲気を壊すことにもなりかねないので、接待やおつきあいの場で、食事やデザートを残す必要はありません。

食べてしまったことで不安になったり、自分を責める必要もありません。また明日からいつものように糖質オフの食事に戻れば大丈夫。気楽に糖質をコントロールしていきましょう。

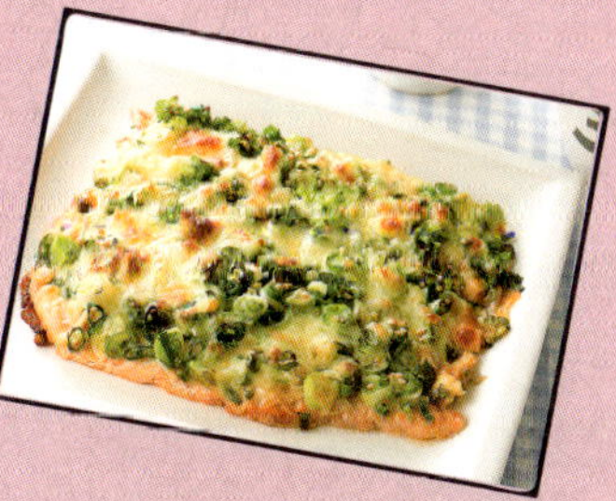

Q ごはん、パン、甘いものを食べていい「チートデイ」をつくっていいですか？

A おすすめしません

チートデイ(Cheat day)の「cheat」は、だます、いかさまをするといった意味があります。ダイエットで用いられるチートデイとは、「好きに食べてもいい日」のことです。ダイエットの停滞期を乗り切るために行う人もいるようですが、これはおすすめできません。

1日だけと思っても、自然と頻度が上がってしまい、元のもくあみという事態に陥る場合も多いのです。

Q 甘い味つけが好き。糖質オフタイプの人工甘味料を、砂糖のかわりに使っていい？

A 塩、こしょうをベースにした塩味に慣れていきましょう

確かに、人工甘味料は血糖値を上げません。しかし、人工甘味料をとることで、甘いものが入ってきたとすい臓が勘違いして、インスリンを分泌する場合もあるのです。血糖値が上がっていないのにインスリンが分泌されることで、血糖値が下がりすぎてしまったり、インスリンの分泌リズムを狂わせるケースも。頻繁に使用するのはおすすめしません。

料理は塩、こしょうをベースにした塩味に慣れるようにし、甘い味つけからは卒業するようにしましょう。

Q とうふや納豆など植物性たんぱく質だけでもいい？

A 動物性食品も食べてください

この本では、たんぱく質をしっかりとる糖質オフの食事法を提案しています。たとえば、体重50kgの人の場合は、1日に必要なたんぱく質量は65g。これを植物性たんぱく質だけでまかなおうとすると、とうふなら4丁以上、納豆なら10パックに相当。

大豆製品はたんぱく質は豊富に含む食材ですが、肉や魚にくらべると、たんぱく質量は約1/3。肉や魚のほうが少量で効率がいい食材といえます。

さらに、肉や魚、卵などの動物性食品には、ビタミンB_{12}・D、脂質など、植物性食品にはない栄養素が含まれています。

動物性食品も敬遠せずに食べてください。

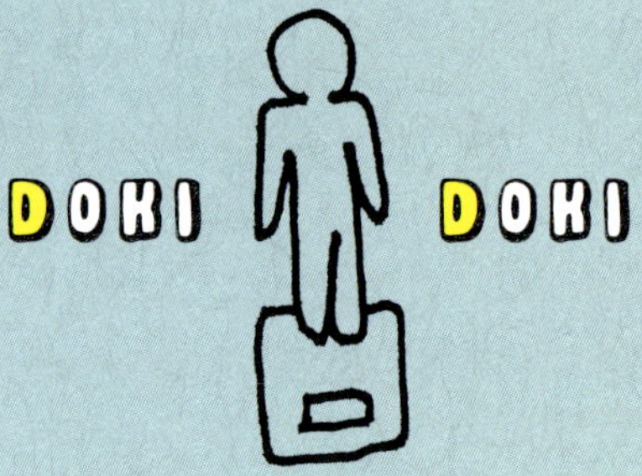

Q 肉を食べたら、胃がもたれるような？

A 現状がたんぱく質不足

肉を食べて胃がもたれると感じる人は、そもそもたんぱく質が足りていない可能性があります。

たんぱく質は、消化器官で分解されてアミノ酸になりますが、そのアミノ酸は再合成され、筋肉や皮膚、髪などの体の組織になります。同時に、唾液や胃液など消化液をつくる材料にもなるのです。

カロリーを気にして肉などの動物性たんぱく質を敬遠してきた人は、たんぱく質不足で消化酵素が足りない状態かもしれません。このような人は、一度にたくさんの肉を食べると消化不良を起こしたり、胃もたれしたりします。動物性たんぱく質をとって、消化酵素を増やすことが大切。半熟卵、ひき肉、ささ身、白身魚、刺し身など、消化のいいものから始め、少しずつ量を増やしましょう。

Q 糖質オフをして便秘に……腸内環境が悪くなった？

A 便秘予防に水を多く飲む＆油をとる

人の消化器官、特に大腸には約100兆個以上の腸内細菌が住みついているとされ、それぞれが細菌叢（グループ）をつくっています。その腸内細菌は、人が食べたものをエサにしているため、食事の内容で細菌叢が大きくなったり小さくなったりと常に変化しています。

主食中心の食事の人が、たんぱく質のおかずを中心に主食を控えると、食べるものによって細菌叢も変化します。慣れないうちは便秘ぎみになる人もいるようです。しばらくたって食事内容に細菌叢が慣れてくると、便秘は解消することが多いようです。

とはいえ、便秘は予防したいですよね。

解決法として、水分を多めにとりましょう。1日1.5～2ℓを目標に、水を携帯して、ちょこちょこ飲むといいでしょう。

油もしっかりとりましょう。かたくなった便を包み、潤滑油としてつるんと出しやすくする効果があります。

納豆やチーズなど発酵食品を積極的に食べるのもおすすめ。腸内環境を良好に保つのに役立ちます。

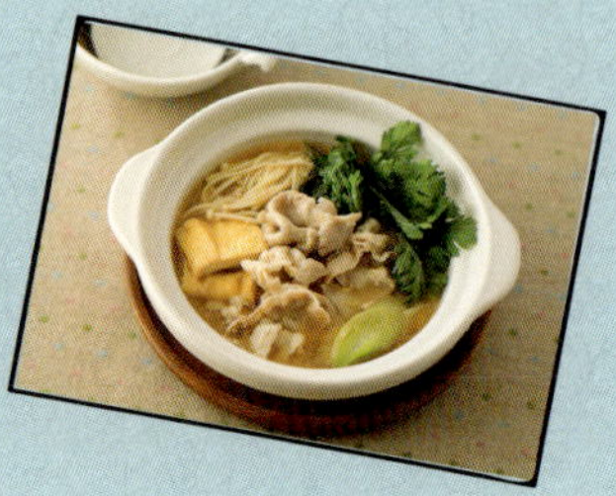

Q 体調が悪いとき、どうしたらいい？

A 水分と消化のいいたんぱく質で栄養補給

体調が悪いときは、おかゆを食べるのが常識のように思われていますが、おかゆはごはんを薄くのばしたものなので、糖質以外の栄養補給はできません。水分といっしょに栄養が補給できる料理を食べましょう。卵やとうふ、白身魚、ひき肉など消化のいいたんぱく質が入ったスープがおすすめ。野菜を加えてもいいですが、野菜の食物繊維は消化ができないため、調子がすぐれないときは胃に負担をかけることがあります。入れるとしても、刻んだねぎをあしらい程度に。

Q 向いている人、してはいけない人はいる？

A 医師により食事指導を受けている場合は、必ず主治医と相談を

いまや国民病ともいえる糖尿病。血糖値が高いことで発症します。原因は糖質のとりすぎ。糖質オフは、糖質を控えることで、食後の血糖値の急上昇を抑え血糖値を安定させるため、血糖値が高めの人には向いている食事法です。ただし、現在、病院で食事療法を指導されている人は、医師と相談してください。

肥満ぎみのかたは、糖質過多が原因です。メタボを解消したい人、BMIが高めの人にも向いています。ただし、逆にBMIが20以下の人は糖質オフでダイエットをする必要はありません。糖質はゆるく控える程度にして、たんぱく質や脂質、野菜で栄養をしっかりとることを実践してください。

以下に糖質オフをするのに注意が必要な人をあげておきます。

●腎臓に疾患があり、通院や食事指導を受けている
●血圧が140㎜Hg以上ある
●コレステロールが高い人や家族性脂質異常症がある人

医師と相談または、糖質オフにくわしい医師の指導を受けながら実践を。

Q お金がかからない？

A 安くておいしい鶏肉、卵などを上手に利用して

肉料理が多くてお金がかかるイメージがあるようですが、そんなことはありません。鶏むね肉やささ身、豚こまぎれ肉などは比較的お手ごろ。肉以外のたんぱく源も組み合わせ、たんぱく質を上手にとっていきましょう。

たとえば、体重50kgの人は、1日に必要なたんぱく質は65gですが、鶏むね肉½枚（150g）、鮭1切れ（100g）、卵2個、とうふ½丁、納豆1パックでまかなえます。

特に卵は安価で、ビタミンCと食物繊維以外の栄養素を含んでいます。いろいろな食品と組み合わせて、無理なく続けてください。

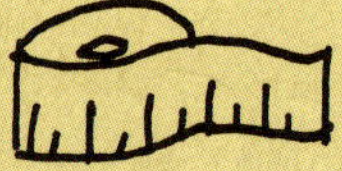

Q 子どもや高齢者にも向きますか？

A たんぱく質をしっかりとりましょう

子ども（背が伸びている間）は、お菓子やジュースなどの甘いものをとりすぎないように注意することは必要ですが、ごはんやパンなどの主食を抜くといった糖質制限を強制的にさせる必要はありません。それよりも、おかずを中心にした献立で、たんぱく質や脂質、ビタミン、ミネラルなどの栄養を十分にとり、成長期の体づくりをしっかりとさせるほうが重要です。

高齢者も同様です。長年の食習慣から動物性たんぱく質を敬遠したり、年をとったら粗食がいいと考えるケースも少なくないようですが、低栄養が心配。主食を減らすことよりも、たんぱく質をしっかりとることを意識してください。たんぱく質が不足すると、筋肉量が落ちて、運動機能が衰えたり、転倒して骨折したりすることがあります。一度にたくさん食べると、消化不良を起こす場合もあるため、体重×1g（体重50kgの人はたんぱく質50g）ほどを目安に、魚やとうふ、卵など、食べやすいものから始め、少しずつ量を増やして。血糖値が高めなど体調に不安を抱えている人は、糖質オフの指導ができる医師に相談してからに。

Q 過酷なスポーツをしている人に向いている？

A アスリートは、たんぱく質をさらに多く

炭水化物を控え、たんぱく質と脂質などの栄養素をしっかりとる糖質オフをとり入れているアスリートはたくさんいます。

特に、脂肪を分解してエネルギー源になるケトン体は、ぶどう糖の1.25倍でエネルギー効率がいいため、持久力が増すともいわれています。

ただし、激しい運動による筋肉疲労を防ぎ、筋肉量を保つまたは増やすことを想定し、たんぱく質は体重×2g（体重50kgの場合100g）を目安に、積極的にとってください。

Q やせていますが、糖質オフをして意味がある？

A ダイエットのほかにさまざまな効果が

p.7でも紹介していますが、生活習慣病予防、メンタルの安定、パフォーマンスの向上、疲れにくくなるなど、やせる以外にもさまざまな効果が期待できます。肌がきれいになった、髪にツヤが出た、若々しくなったという報告もあります。ただ、これらは、炭水化物を控えて、たんぱく質などのおかずをしっかり食べた結果です。主食を控えるだけのまちがった糖質オフをしないように気をつけてください。

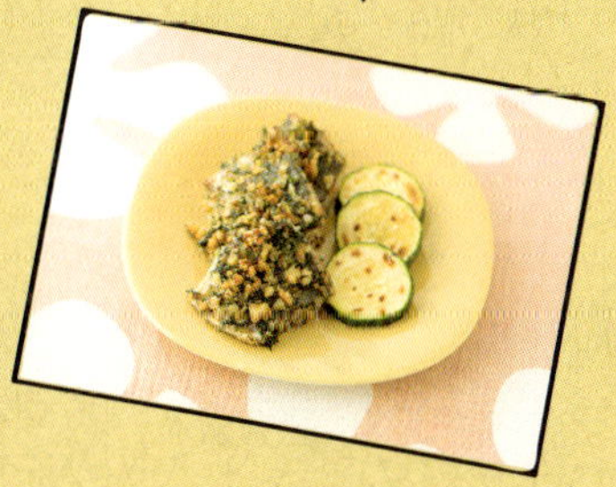

Q体臭が強くなると聞いたが、本当？

A 体脂肪の不完全燃焼で、においのある物質が出ることがある

糖質オフをすると、場合によって、一時的に体臭や口臭が強くなることがあります。これは、体脂肪をエネルギーにかえる回路に切りかわったとき、最初のうちは不完全燃焼を起こすことがあり、においのある物質を出すからです。

もう少しくわしい話をすると、糖質を制限して体内の糖質が枯渇すると、体は体脂肪を分解して、別のエネルギーをつくり出します。これをケトン体といいます。

ケトン体にはβ-ヒドロキシ酪酸、アセト酢酸、アセトンの3種類があります。エネルギー源になるのは、β-ヒドロキシ酪酸ですが、燃焼回路が完全に回り出すまで、ほかの2つもいっしょにつくり出すのです。なかでもアセトンが、独特のすっぱいにおいを放ちます。

前述したように、これは一時的なもので、脂肪の燃焼回路がしっかり動き出せば、アセトンは生成されなくなります。しかし、やはり体臭は気になるものです。

これを防ぐには、糖質オフを、いきなり〝強レベル〟から始めず、〝弱レベル〟から始めることです。糖質を制限するレベルを少しずつ上げていき、体脂肪燃焼回路を徐々に動かすことで、不完全燃焼が防げます。

Q「ケトン体」とは何？どうしたらケトン体ができる？

A ケトン体にこだわりすぎないで

ケトン体とは、脂肪を分解してつくられる、私たちの体を動かすエネルギーのひとつです。「体のエネルギーは糖なのでは？」という疑問もあるでしょうが、脂肪も重要なエネルギー源。現代生活では、炭水化物（糖質）を主食としているため、体は、糖を第一選択として利用。しかしその糖が枯渇したとき、体脂肪を分解してつくり出されるのがケトン体です。

ケトン体は食事で糖質を多くとっている場合は生成されません。この本でいうなら、1日糖質60g以下の〝強レベル〟を根気よく続けると、ケトン体のエネルギー回路を使える体になるでしょう。

しかし、糖質オフはケトン体をつくり出すのが目的ではありません。血糖値を安定させ、たんぱく質などの栄養をしっかりとることが大切。

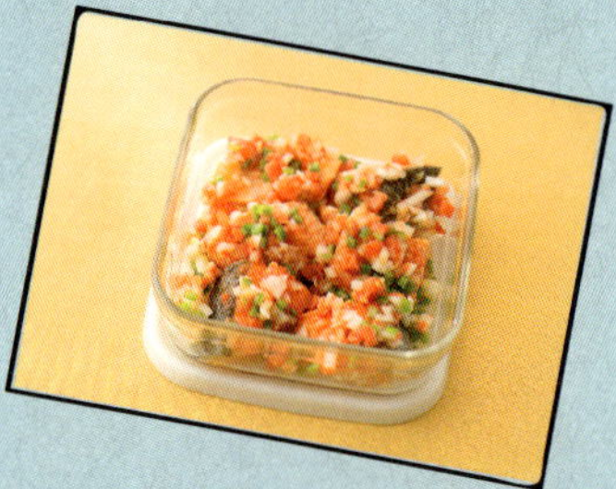

Q イライラしたりうつになったり、精神的にダメージを受けやすいといううわさは本当？

A まちがった糖質オフでたんぱく質、鉄が不足

イライラやうつなどの原因は、食事と大きな関係があります。

一つは、たんぱく質や鉄などの栄養素の不足です。「ごはんを中心とした和食の献立から主食を抜いただけ」のまちがった糖質オフをしていませんか？　加えて、今までのダイエットの常識である「カロリー神話」から抜け出せず、肉や卵、魚などの動物性食品を避け、おかずの内容がとうふや野菜に偏ると、栄養不足に拍車がかかります。

赤血球のヘモグロビンの材料となる鉄は、植物性食品にも含まれていますが、動物性由来のものより吸収率が悪く、効率よく摂取できません。また、造血作用を担うビタミンB_{12}は、動物性食品のみに含まれているため、植物性食品中心の食事では不足しがち。

良質で効率的なたんぱく源である、肉、魚、卵などの動物性食品をしっかり食べましょう。

Q 冷え性や貧血になると聞きましたが……

A たんぱく質、鉄不足は冷えや貧血の原因に

糖質オフというと、今までごはん中心の和食献立から、単純に主食を抜けばいいと考えている人が多いのは残念なことです。まちがった方法では、圧倒的にエネルギー不足、たんぱく質不足。いわば、低栄養の状態なので、十分な血液やホルモンなどをつくることができず、貧血や冷えを感じるようになるのは当然です。

本来の糖質オフは、糖質を控えて、たんぱく質などの栄養素をしっかりとります。栄養が体にめぐることで、筋肉もつくため、基礎代謝も上がります。また、食事をすると体内でエネルギーが発生しますが（食事誘発性体熱産生）、特にたんぱく質が消化されるときは熱産生が高まり、体がポカポカとし、体温が下がりにくくなります。正しい糖質オフを実践すれば、冷え性や貧血は解消されます。

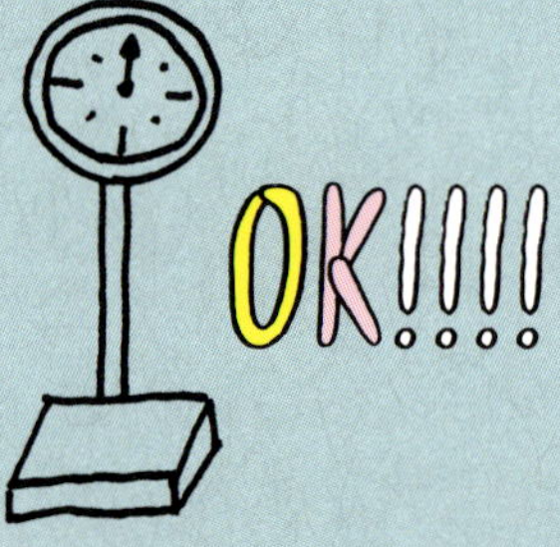

A low carb diet

気になる食品をチェック!

糖質量ガイド

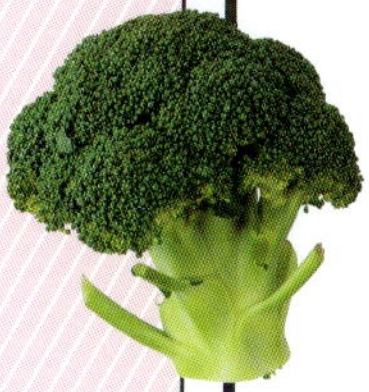

毎日の食事でよく使う食材の糖質量を一覧表にしました。
参考にしつつ、楽しい糖質オフ食生活を送ってください。

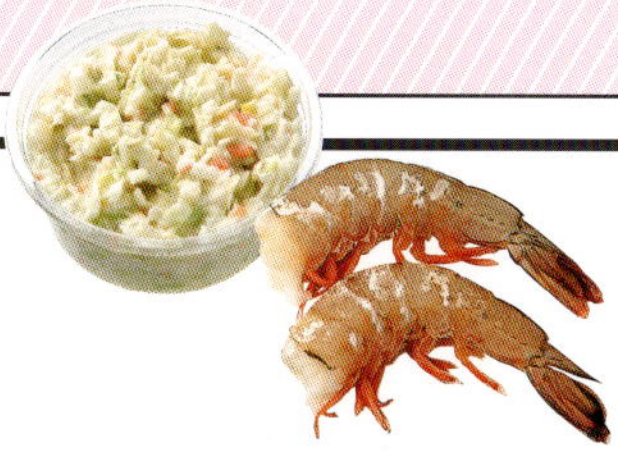

肉類

ランチョンミート 小½缶 (100g)

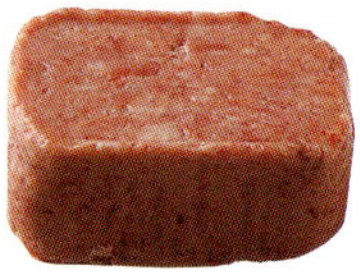

糖質量 **1.9g**
カロリー 290kcal
たんぱく質 14.0g

鶏胸肉 1 枚 (250g)

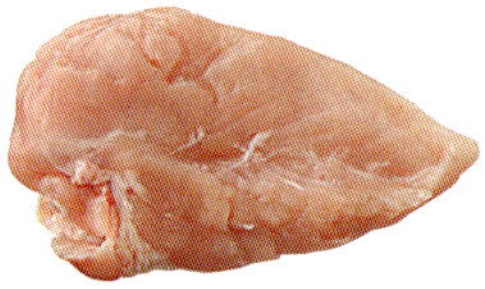

糖質量 **0.3g**
カロリー 363kcal
たんぱく質 53.3g

ベーコン ロングタイプ 5～6 枚 (100g)

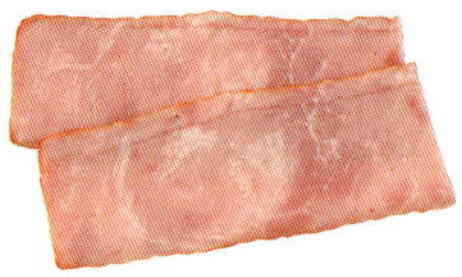

糖質量 **0.3g**
カロリー 405kcal
たんぱく質 12.9g

ラム肉 もも薄切り３枚 (100g)

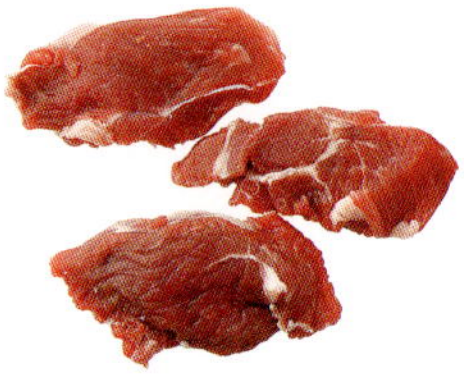

糖質量 **0.3g**
カロリー 198kcal
たんぱく質 20g

牛もも薄切り肉・輸入牛 3枚 (100g)

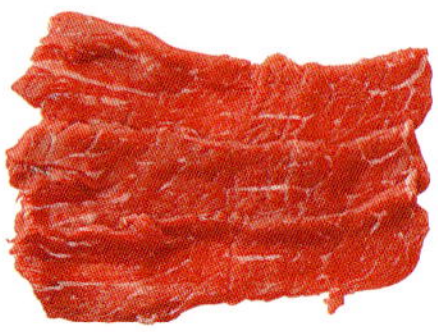

糖質量 **0.4g**
カロリー 165kcal
たんぱく質 19.6g

ウインナソーセージ 約６本 (100g)

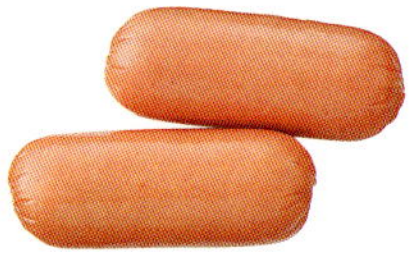

糖質量 **3g**
カロリー 321kcal
たんぱく質 13.2g

合いびき肉 (100g)

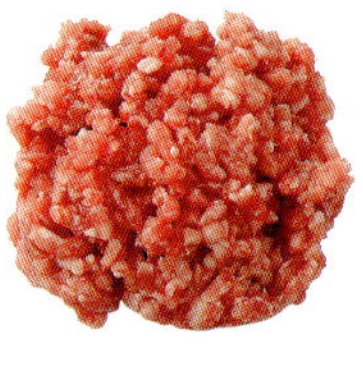

糖質量 **0.2g**
カロリー 254kcal
たんぱく質 17.4g

豚ロース薄切り肉 3～４枚 (100g)

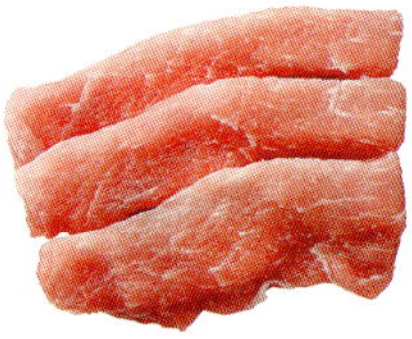

糖質量 **0.2g**
カロリー 263kcal
たんぱく質 19.3g

ロースハム 約６枚 (100g)

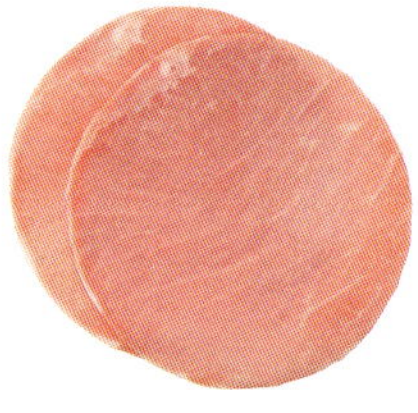

糖質量 **1.3g**
カロリー 196kcal
たんぱく質 16.5g

鶏レバー 約３個 (100g)

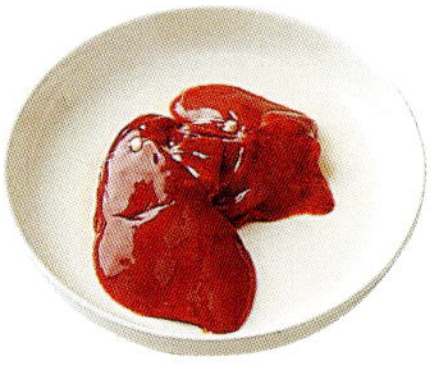

糖質量 **0.6g**
カロリー 111kcal
たんぱく質 18.9g

鶏もも肉 1 枚 (250g)

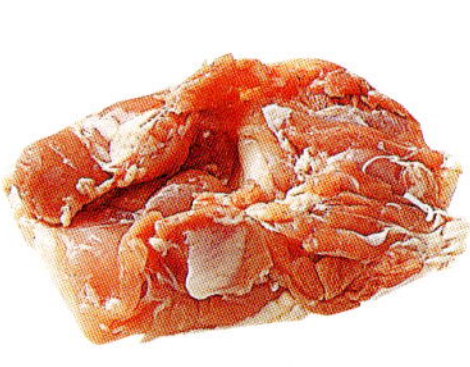

糖質量 **0g**
カロリー 510kcal
たんぱく質 41.5g

	糖質量	カロリー	たんぱく質量
牛タン (100g)	0.2g	356kcal	13.3g
和牛リブロース肉 焼き肉用ロース (100g)	0.1g	573kcal	9.7g
生ハム 5 枚 (100g)	0g	268kcal	25.7g
コンビーフ缶 1 缶 (100g)	1.7g	203kcal	19.8g
豚ひき肉 (100g)	0.1g	236kcal	17.7g
牛サーロイン肉・輸入牛 ステーキ用 1 枚 (150g)	0.6g	447kcal	26.1g
牛ヒレ肉・輸入牛 ステーキ用 1 枚 (150g)	0.4g	200kcal	30.8g
豚もも薄切り肉 3～4 枚 (100g)	0.2g	183kcal	20.5g
豚バラ薄切り肉 3～4 枚 (100g)	0.1g	395kcal	14.4g
鶏ささ身 大２本 (100g)	0g	105kcal	23g

魚介類

カキ　5～6粒（100g）

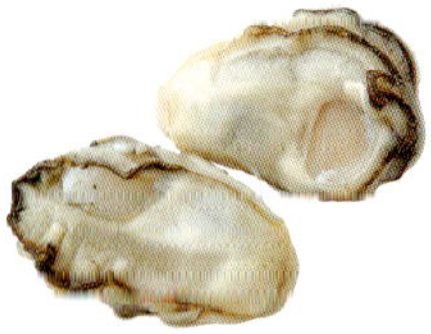

糖質量 **4.7g**
カロリー 60kcal
たんぱく質 6.6g

まぐろ赤身　刺し身 5～6切れ（100g）

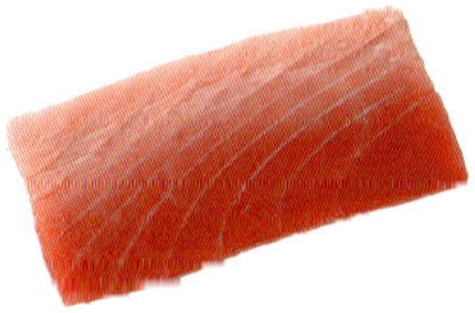

糖質量 **0.1g**
カロリー 125kcal
たんぱく質 26.4g

殻つきあさり20粒（正味100g）

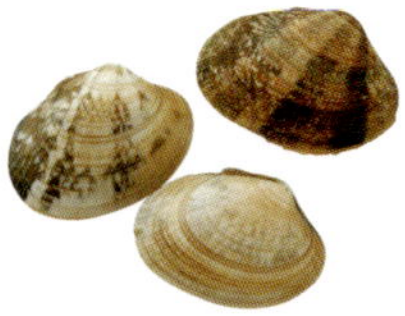

糖質量 **0.4g**
カロリー 30kcal
たんぱく質 6g

ぶり　大1切れ（100g）

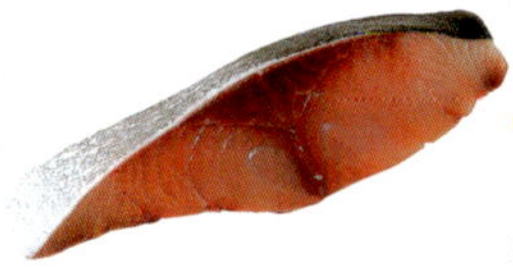

糖質量 **0.3g**
カロリー 257kcal
たんぱく質 21.4g

鮭　大1切れ（100g）

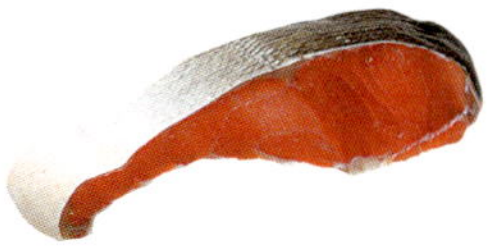

糖質量 **0.1g**
カロリー 133kcal
たんぱく質 22.3g

殻つきブラックタイガー 大5尾（正味100g）

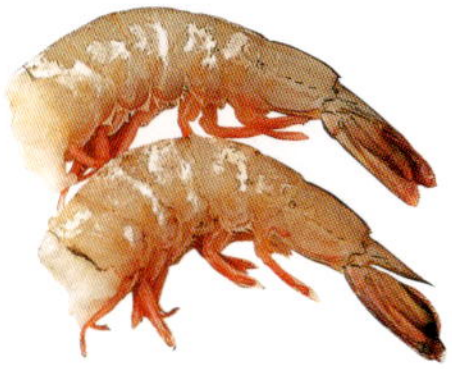

糖質量 **0.3g**
カロリー 82kcal
たんぱく質 18.4g

さば　大1切れ（100g）

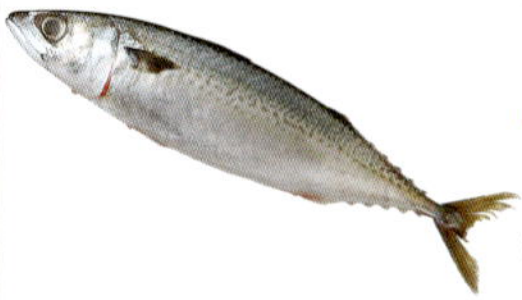

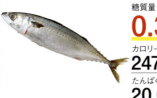

糖質量 **0.3g**
カロリー 247kcal
たんぱく質 20.6g

かつお（春どり）　刺し身 8～9切れ（100g）

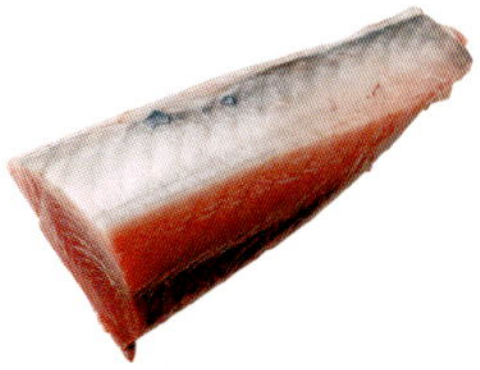

糖質量 **0.1g**
カロリー 114kcal
たんぱく質 25.8g

ちくわ　3～4本（100g）

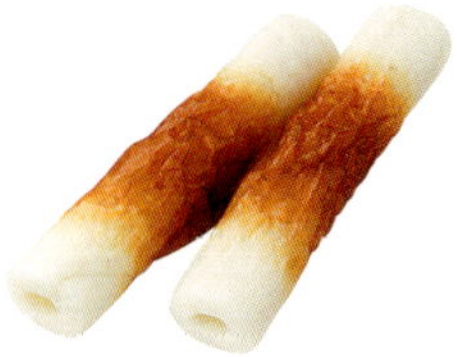

糖質量 **13.5g**
カロリー 121kcal
たんぱく質 12.2g

たら　大1切れ（100g）

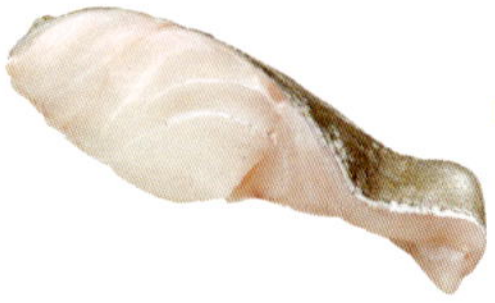

糖質量 **0.1g**
カロリー 77kcal
たんぱく質 17.6g

めかじき　大1切れ（100g）

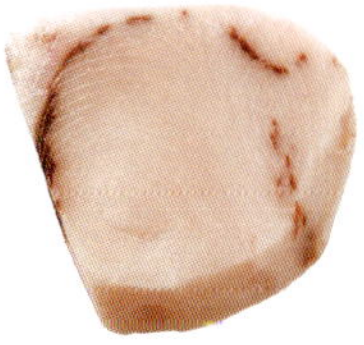

糖質量 **0.1g**
カロリー 153kcal
たんぱく質 19.2g

ツナ水煮缶　小1缶（70g）	糖質量 0.3g	カロリー 68kcal	たんぱく質量 12.8g	かつお　秋どり・刺し身8～9切れ（100g）	糖質量 0.2g	カロリー 165kcal	たんぱく質量 25g
さば缶　1缶（120g）	糖質量 0.2g	カロリー 228kcal	たんぱく質量 25.1g	あじ　2尾分（正味100g）	糖質量 0.1g	カロリー 126kcal	たんぱく質量 19.7g
鯛　大1切れ（100g）	糖質量 0.1g	カロリー 177kcal	たんぱく質量 20.9g	いわし　大1尾分（正味100g）	糖質量 0.2g	カロリー 169kcal	たんぱく質量 19.2g
たらこ（1腹80g）	糖質量 0.3g	カロリー 112kcal	たんぱく質量 19.2g	まぐろトロ　刺し身8～9切れ（100g）	糖質量 0.1g	カロリー 344kcal	たんぱく質量 20.1g
するめいか（正味100g）	糖質量 0.1g	カロリー 86kcal	たんぱく質量 18.6g	さんま　中1尾分（正味100g）	糖質量 0.1g	カロリー 297kcal	たんぱく質量 17.6g

野菜

（　）内は可食部重量

さやいんげん　7～8個（50g）

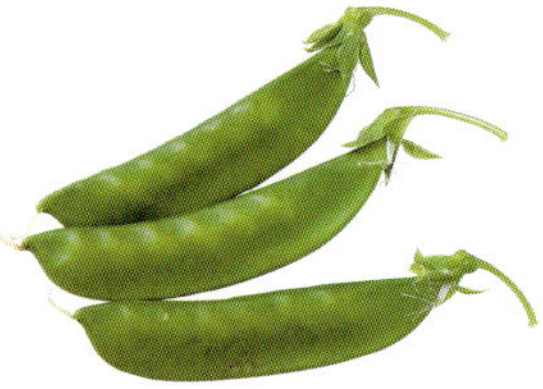

糖質量 1.3g
カロリー 12kcal
たんぱく質 0.9g

ピーマン　3個（100g）

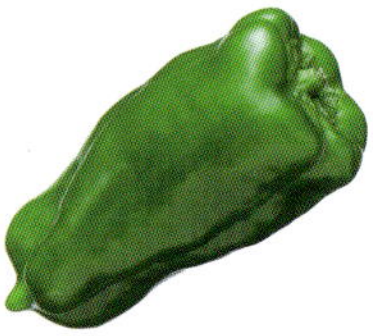

糖質量 2.8g
カロリー 22kcal
たんぱく質 0.9g

チンゲンサイ　1株（100g）

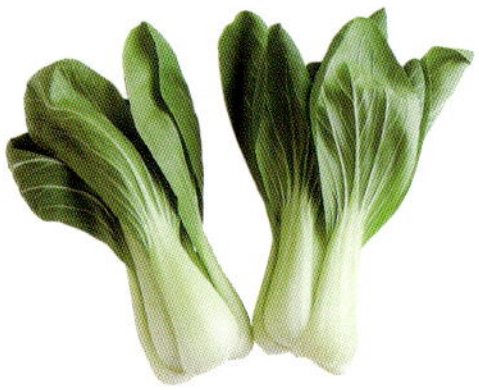

糖質量 0.8g
カロリー 9kcal
たんぱく質 0.6g

オクラ　10本（100g）

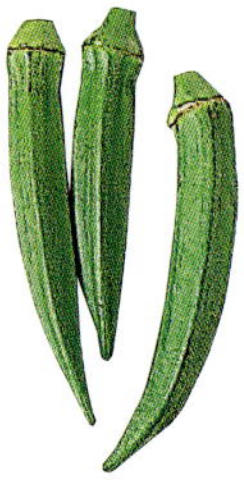

糖質量 1.6g
カロリー 30kcal
たんぱく質 2.1g

ブロッコリー　6房（100g）

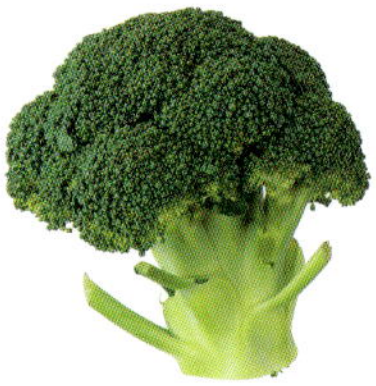

糖質量 0.8g
カロリー 33kcal
たんぱく質 4.3g

ごぼう　1本（100g）

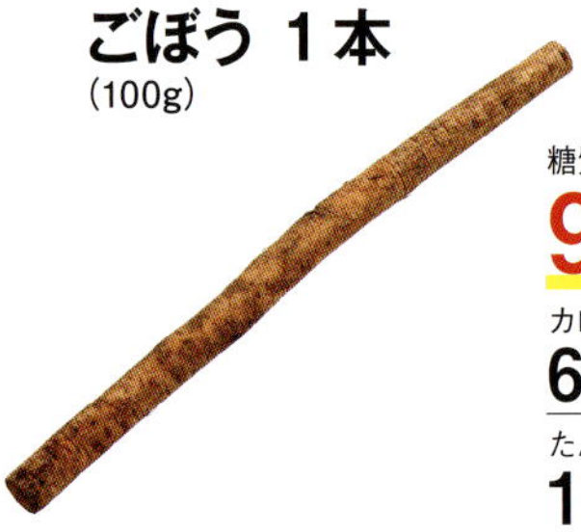

糖質量 9.7g
カロリー 65kcal
たんぱく質 1.8g

グリーンアスパラガス　5～6本（100g）

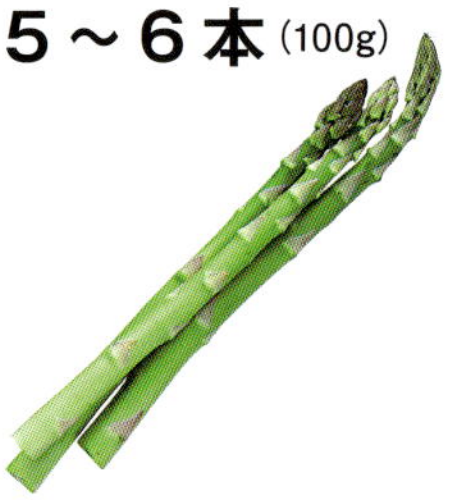

糖質量 2.1g
カロリー 22kcal
たんぱく質 2.6g

ほうれんそう　1束（180g）

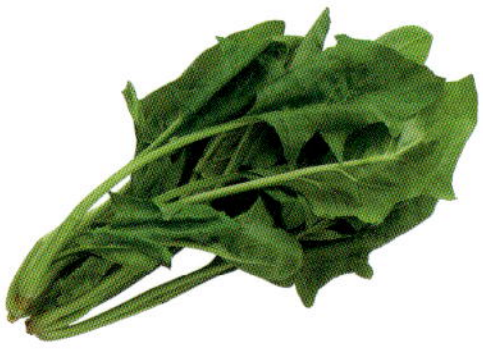

糖質量 0.6g
カロリー 36kcal
たんぱく質 4g

カリフラワー　5房（100g）

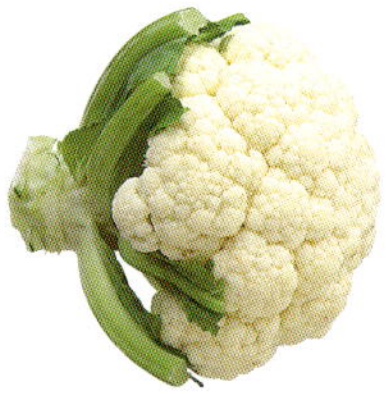

糖質量 2.3g
カロリー 27kcal
たんぱく質 3g

水菜　1束（180g）

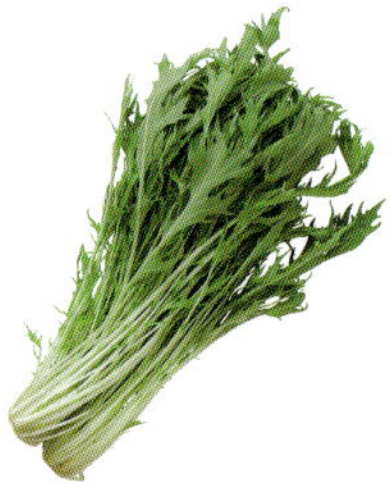

糖質量 3.2g
カロリー 41kcal
たんぱく質 4g

パプリカ　1個（120g）

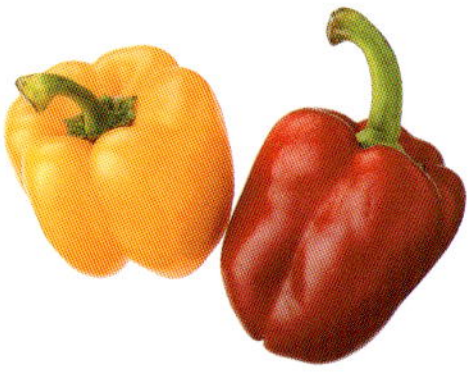

糖質量 6.3g
カロリー 32kcal
たんぱく質 1g

	糖質量	カロリー	たんぱく質量
サラダ菜　大1玉（80g）	0.8g	11kcal	0.8g
にら　1束（100g）	1.3g	21kcal	1.7g
万能ねぎ　1束（90g）	2.6g	24kcal	1.8g
大豆もやし　1袋（200g）	0g	74kcal	7.4g
もやし　1袋（200g）	2.6g	28kcal	3.4g
白菜　葉大2枚（100g）	1.9g	14kcal	0.8g
長ねぎ　1本（100g）	5.8g	34kcal	1.4g
セロリ　1本（100g）	2.1g	15kcal	0.4g
ゆでたけのこ　1本（200g）	4.4g	60kcal	7g
レタス　3～4枚（100g）	1.7g	12kcal	0.6g

とうもろこし　1本（150g）

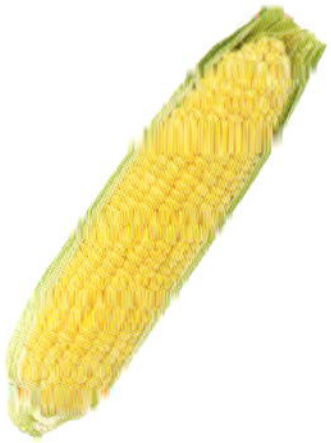

糖質量 20.7g
カロリー 138kcal
たんぱく質 5.4g

にんじん　1本（150g）

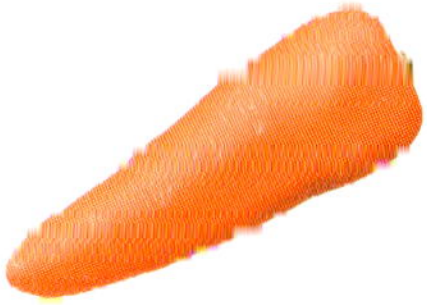

糖質量 9.4g
カロリー 54kcal
たんぱく質 1.2g

トマト　1個（150g）

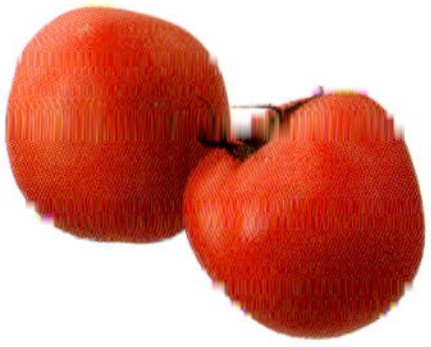

糖質量 5.6g
カロリー 29kcal
たんぱく質 1g

じゃがいも　1個（150g）

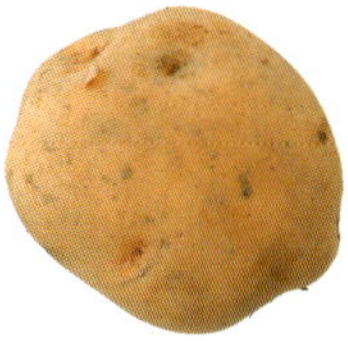

糖質量 24.4g
カロリー 114kcal
たんぱく質 2.4g

かぼちゃ　1/10個（100g）

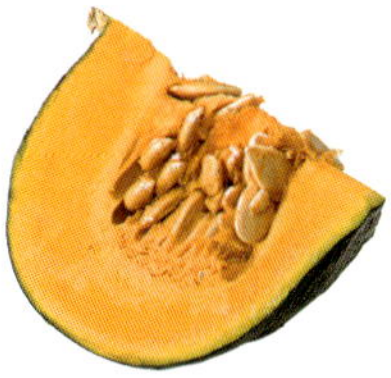

糖質量 17.1g
カロリー 91kcal
たんぱく質 1.9g

キャベツ 葉大2枚（100g）

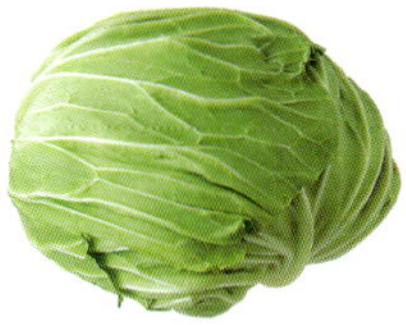

糖質量 3.4g
カロリー 23kcal
たんぱく質 1.3g

さつまいも　1本（250g）

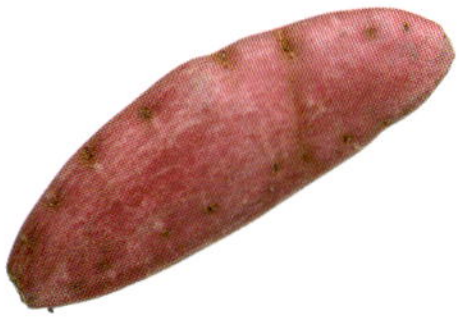

糖質量 74.3g
カロリー 335kcal
たんぱく質 3g

玉ねぎ　1個（150g）

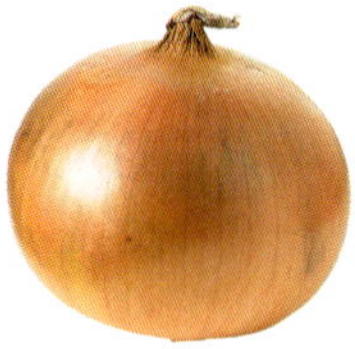

糖質量 10.8g
カロリー 56kcal
たんぱく質 1.5g

大根 4cm（100g）

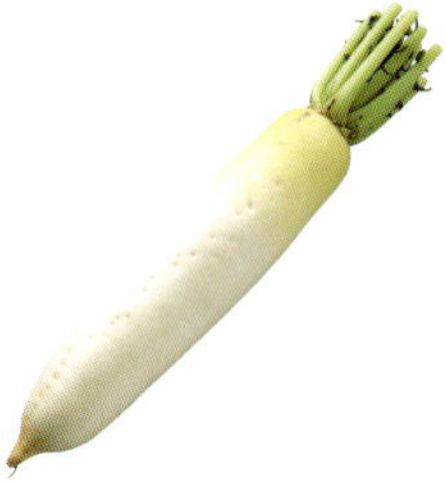

糖質量 2.8g
カロリー 18kcal
たんぱく質 0.4g

れんこん　大1個（100g）

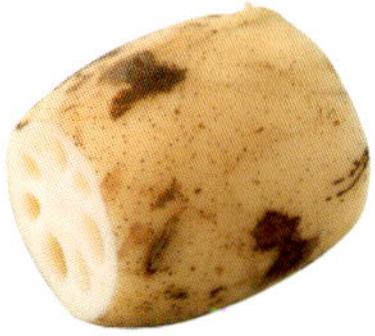

糖質量 13.5g
カロリー 66kcal
たんぱく質 1.9g

なす　1個（80g）

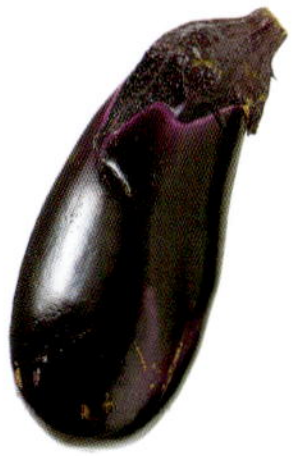

糖質量 2.3g
カロリー 18kcal
たんぱく質 0.9g

きゅうり　1本（100g）

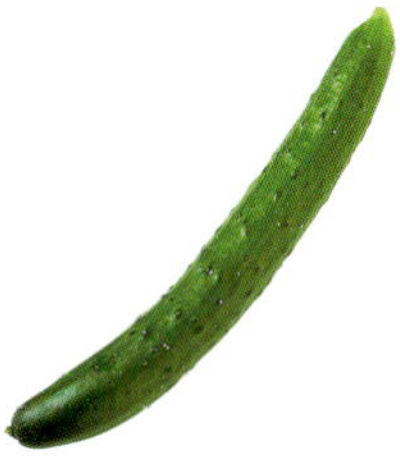

糖質量 1.9g
カロリー 14kcal
たんぱく質 1g

ズッキーニ中　1本（100g）	糖質量1.5g	カロリー 14kcal	たんぱく質量 11.3g	ミニトマト　5～6個（100g）	糖質量5.8g	カロリー 29kcal	たんぱく質量 1.1g
枝豆 25 さや分（55g）	糖質量2.0g	カロリー 74kcal	たんぱく質量 6.4g	トマト水煮缶　1缶（400g）	糖質量12.4g	カロリー 80kcal	たんぱく質量 3.6g
スナップえんどう　10個（70g）	糖質量5.1g	カロリー 30kcal	たんぱく質量 2g	菜の花　1束（100g）	糖質量1.6g	カロリー 33kcal	たんぱく質量 4.4g
かぶ　1個（65g）	糖質量2g	カロリー 13kcal	たんぱく質量 0.5g	ししとう　10個（50g）	糖質量1.1g	カロリー 14kcal	たんぱく質量 0.9g
クレソン　1束（100g）	糖質量0g	カロリー 15kcal	たんぱく質量 2.1g	春菊　1束（200g）	糖質量1.4g	カロリー 44kcal	たんぱく質量 4.6g

フルーツ

( ) 内は可食部重量

バナナ 中１本 (85g)

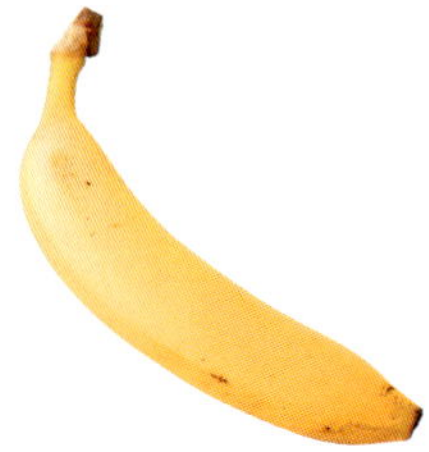

糖質量 18.2g
カロリー 73kcal
たんぱく質 0.9g

みかん 中１個 (70g)

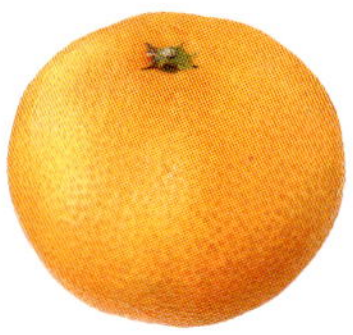

糖質量 7.7g
カロリー 32kcal
たんぱく質 0.5g

パイナップル １切れ (100g)

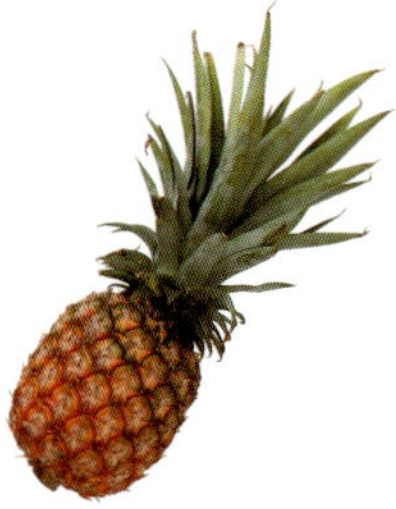

糖質量 11.9g
カロリー 51kcal
たんぱく質 0.6g

キウイフルーツ １個 (100g)

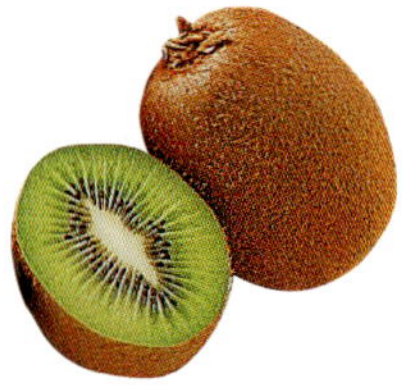

糖質量 11g
カロリー 53kcal
たんぱく質 1g

いちご ６粒 (100g)

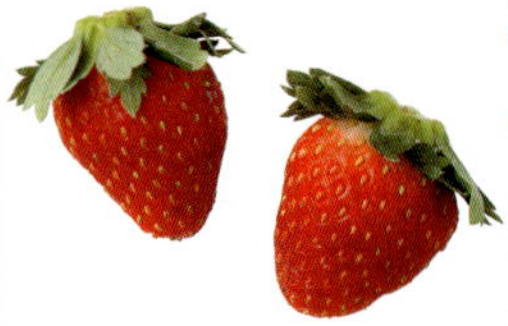

糖質量 7.1g
カロリー 34kcal
たんぱく質 0.9g

アボカド １個 (120g)

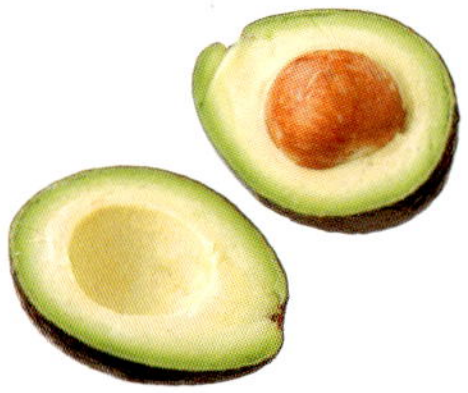

糖質量 1g
カロリー 224kcal
たんぱく質 3.0g

ぶどう 大５～６粒 (75g)

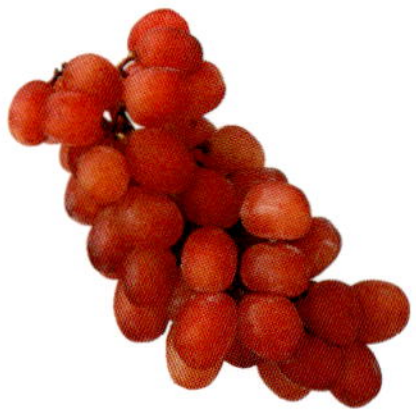

糖質量 11.4g
カロリー 44kcal
たんぱく質 0.3g

りんご １個 (250g)

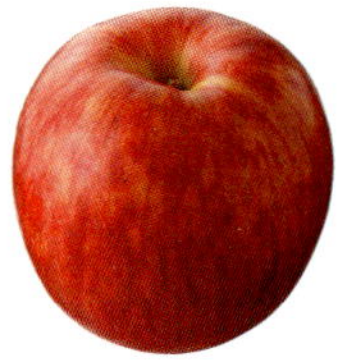

糖質量 35.3g
カロリー 143kcal
たんぱく質 0.3g

みかん缶 20粒 (100g)

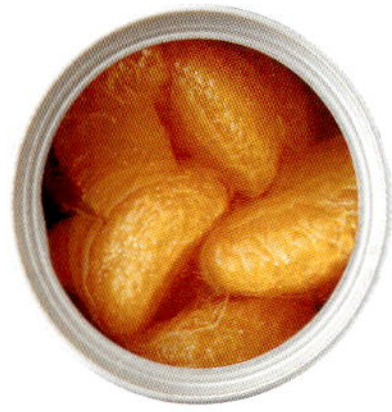

糖質量 14.8g
カロリー 64kcal
たんぱく質 0.5g

干し柿 １個 (40g)

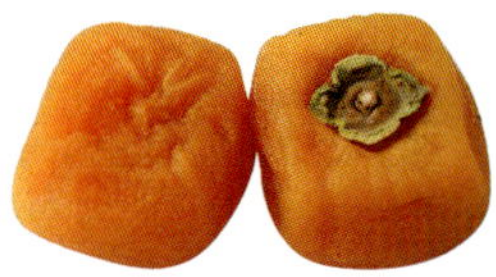

糖質量 22.9g
カロリー 110kcal
たんぱく質 0.6g

グレープフルーツ 中１個 (210g)

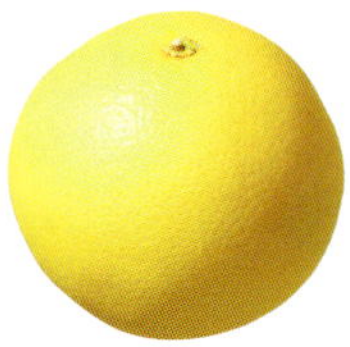

糖質量 18.9g
カロリー 80kcal
たんぱく質 1.9g

夏みかん １個 (200g)	糖質量 17.6g	カロリー 80kcal	たんぱく質量 1.8g	オレンジ １個 (90g)	糖質量 8.1g	カロリー 35kcal	たんぱく質量 0.9g
びわ ４個 (100g)	糖質量 9g	カロリー 40kcal	たんぱく質量 0.3g	柿 １個 (150g)	糖質量 21.5g	カロリー 90kcal	たんぱく質量 0.6g
もも 中１個 (190g)	糖質量 16.9g	カロリー 76kcal	たんぱく質量 1.1g	さくらんぼ 10粒 (80g)	糖質量 11.2g	カロリー 48kcal	たんぱく質量 0.8g
すいか カットすいか一口大５切れ (150g)	糖質量 13.9g	カロリー 56kcal	たんぱく質量 0.9g	なし １個 (250g)	糖質量 26g	カロリー 108kcal	たんぱく質量 0.8g
マンゴー １個 (165g)	糖質量 25.8g	カロリー 106kcal	たんぱく質量 1g	メロン 1/4個 (90g)	糖質量 8.9g	カロリー 38kcal	たんぱく質量 0.9g

おやつ

クッキー　5枚（40g）

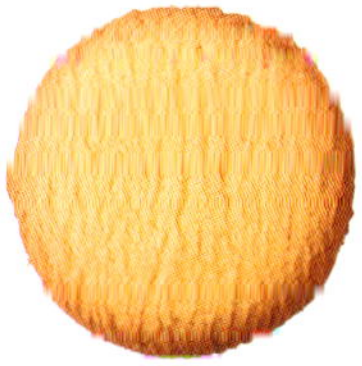

糖質量 **24.4g**
カロリー 209kcal
たんぱく質 2.3g

せんべい　3枚（45g）

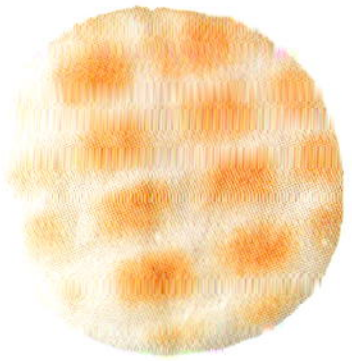

糖質量 **37g**
カロリー 168kcal
たんぱく質 3.5g

まんじゅう　1個（50g）

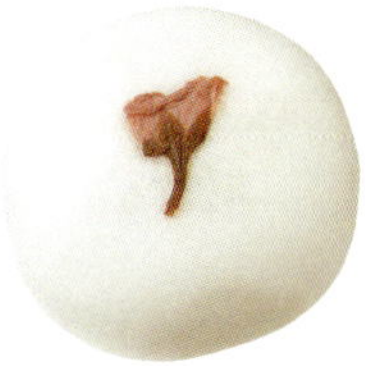

糖質量 **28.1g**
カロリー 130kcal
たんぱく質 2.5g

こんにゃくゼリー　2個（50g）

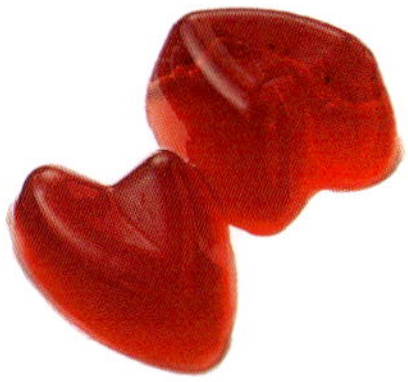

糖質量 **12.4g**
カロリー 50kcal
たんぱく質 0g

くるみ　10粒（60g）

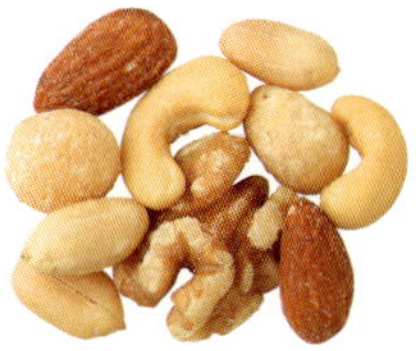

糖質量 **2.5g**
カロリー 404kcal
たんぱく質 8.8g

チョコレートスナック　1袋（36g）

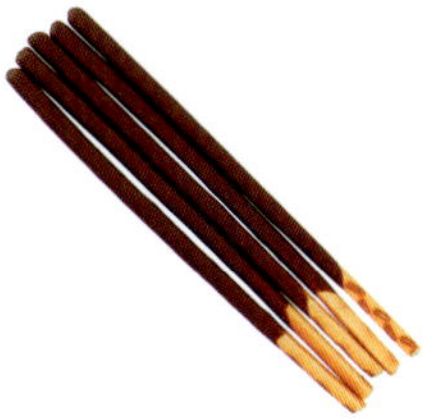

糖質量 **24g**
カロリー 182kcal
たんぱく質 3g

小魚ミックス　小1袋（20g）

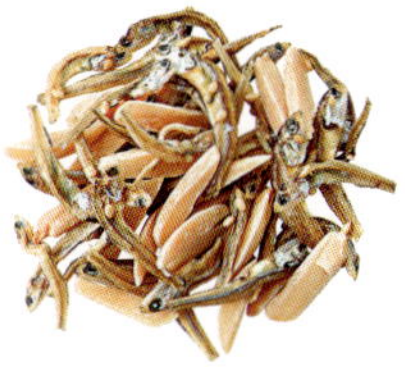

糖質量 **5.9g**
カロリー 69kcal
たんぱく質 9.8g

干しいも　2枚（50g）

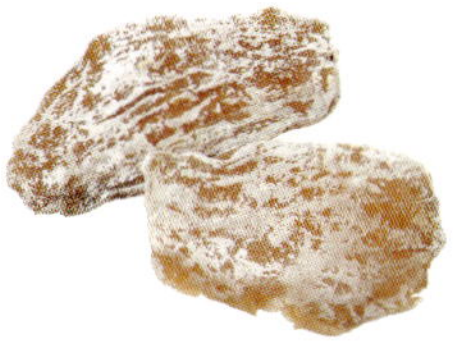

糖質量 **33.0g**
カロリー 152kcal
たんぱく質 1.6g

ショートケーキ　1個（60g）

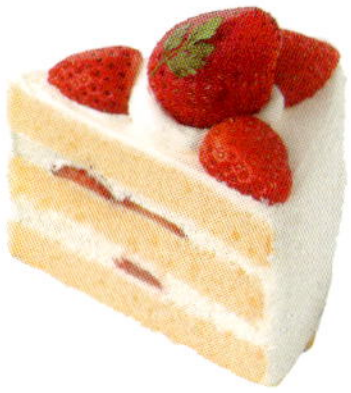

糖質量 **25.8g**
カロリー 196kcal
たんぱく質 4.3g

ミルクチョコレート　1枚（50g）

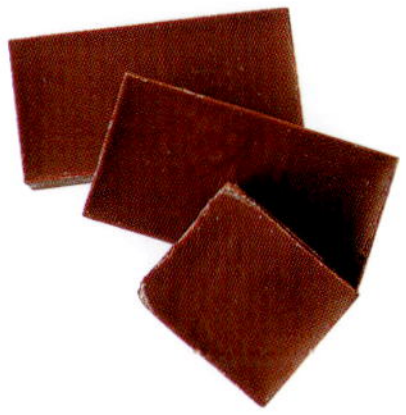

糖質量 **25.9g**
カロリー 279kcal
たんぱく質 3.5g

するめ　7～8切れ（15g）

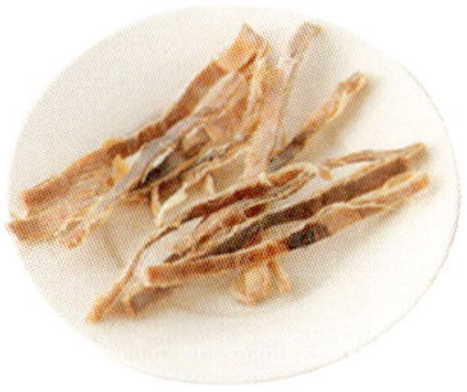

糖質量 **0.1g**
カロリー 50kcal
たんぱく質 10.4g

	糖質量	カロリー	たんぱく質量
プリン　1個（90g）	13.2g	113kcal	5.0g
どら焼き　1個（60g）	33.3g	170kcal	4g
大福もち　1個（77g）	38.3g	181kcal	3.7g
あんまん　1個（100g）	48.5g	280kcal	6.1g
肉まん　1個（100g）	40.3g	260kcal	10.0g
ポテトチップ　1袋（60g）	30.3g	332kcal	2.8g
シュークリーム　1個（60g）	15.2g	137kcal	3.6g
コーヒーゼリー　1個（100g）	10.4g	48kcal	1.6g
カステラ　1切れ（35g）	21.9g	112kcal	2.2g
マドレーヌ　大1個（45g）	21.3g	199kcal	2.6g

がんもどき　1個（45g）

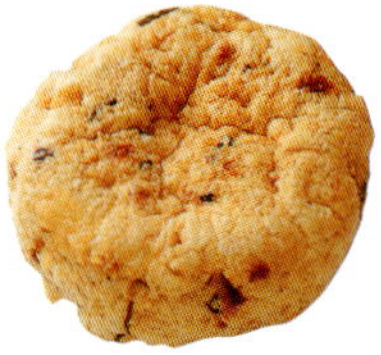

糖質量 0.1g
カロリー 103kcal
たんぱく質 6.9g

大豆製品

卵

（　）内は可食部重量

大豆水煮（100g）

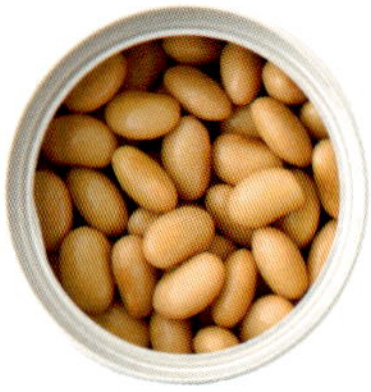

糖質量 0.9g
カロリー 140kcal
たんぱく質 12.9g

木綿どうふ　1丁（300g）

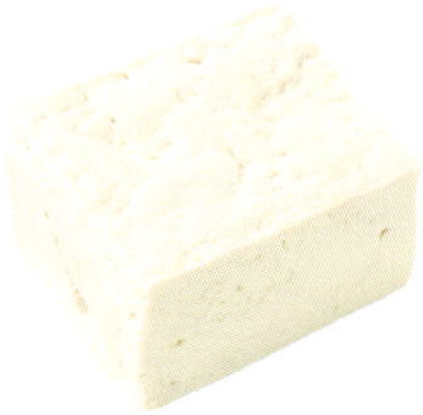

糖質量 3.6g
カロリー 216kcal
たんぱく質 19.8g

卵　1個（50g）

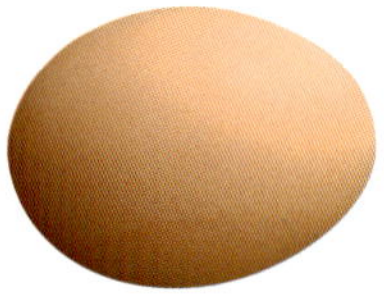

糖質量 0.1g
カロリー 76kcal
たんぱく質 6.2g

厚揚げ　1個（130g）

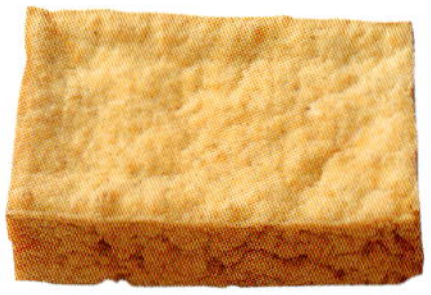

糖質量 0.3g
カロリー 195kcal
たんぱく質 13.9g

高野どうふ　1個（17g）

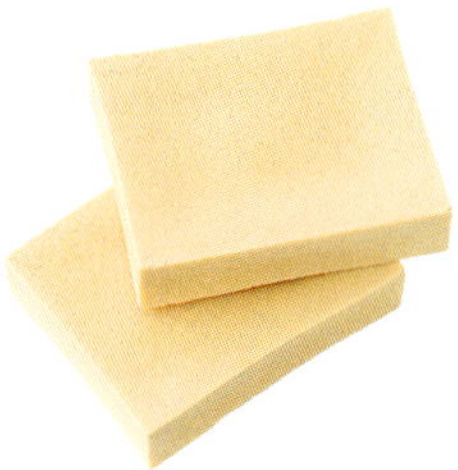

糖質量 0.3g
カロリー 91kcal
たんぱく質 8.6g

ゆで卵　1個（50g）

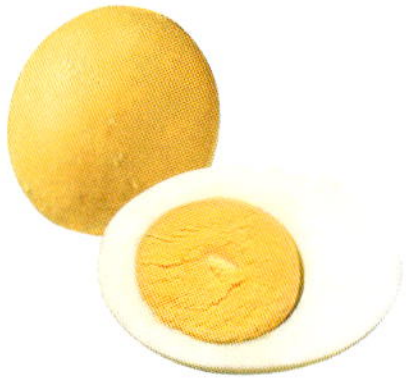

糖質量 0.1g
カロリー 76kcal
たんぱく質 6.5g

油揚げ　1枚（35g）

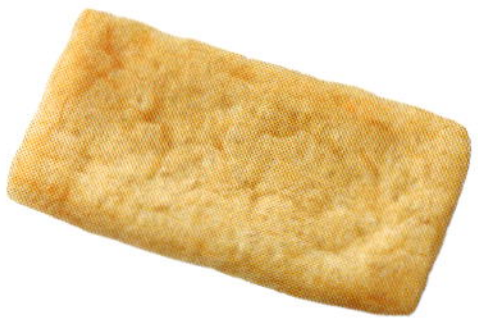

糖質量 0g
カロリー 144kcal
たんぱく質 8.2g

納豆　1パック（40g）

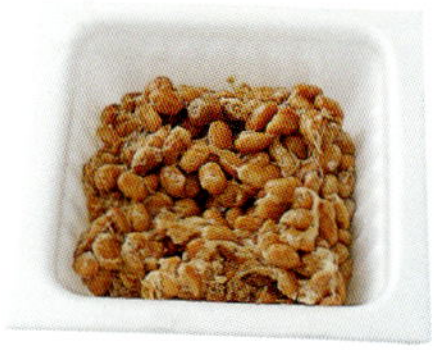

糖質量 2.1g
カロリー 80kcal
たんぱく質 6.6g

卵どうふ　1個（120g）

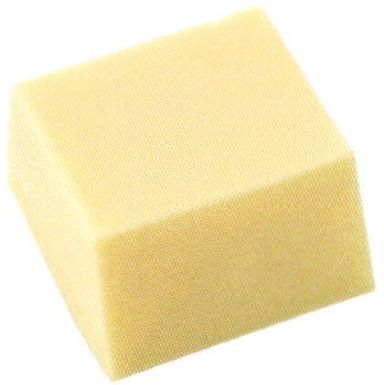

糖質量 2.4g
カロリー 95kcal
たんぱく質 7.7g

	糖質量	カロリー	たんぱく質量
焼きどうふ　1丁（200g）	1.0g	176kcal	15.6g
おから（100g）	2.3g	111kcal	6.1g
生湯葉　1人分（30g）	1.0g	69kcal	6.5g
ひきわり納豆　1パック（40g）	1.8g	78kcal	6.6g
きな粉　大さじ1	0.6g	27kcal	2.2g
ピータン　1個（60g）	0g	128kcal	8.2g
だし巻き卵　1人分（50g）	0.3g	64kcal	5.6g
厚焼き玉子　1人分（50g）	3.2g	76kcal	5.4g
うずら卵水煮　5個（50g）	0.3g	91kcal	5.5g
絹ごしどうふ　1丁（300g）	5.1g	168kcal	14.7g

海藻

乾燥わかめ（塩蔵塩抜き） 1食分（5g）

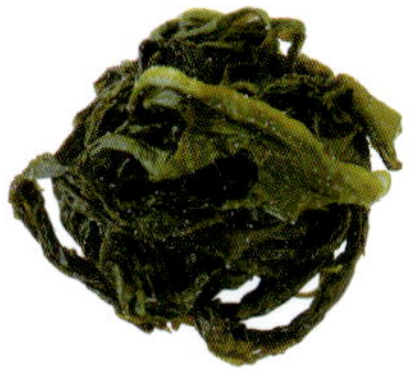

糖質量 **0.5g**
カロリー 1kcal
たんぱく質 2g

のり 全形1枚（3g）

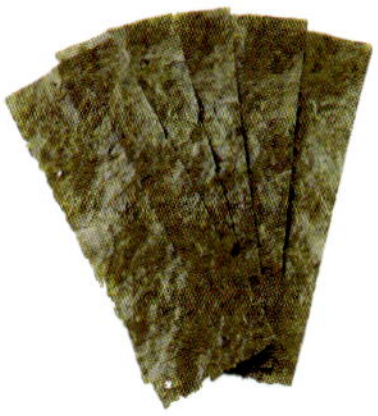

糖質量 **0.3g**
カロリー 6kcal
たんぱく質 1.2g

ひじき（乾燥） 1食分（5g）

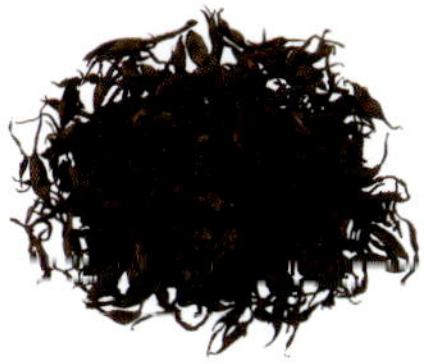

糖質量 **0.3g**
カロリー 7.0kcal
たんぱく質 0.5g

きのこ類

（ ）内は可食部重量

しいたけ 5個（100g）

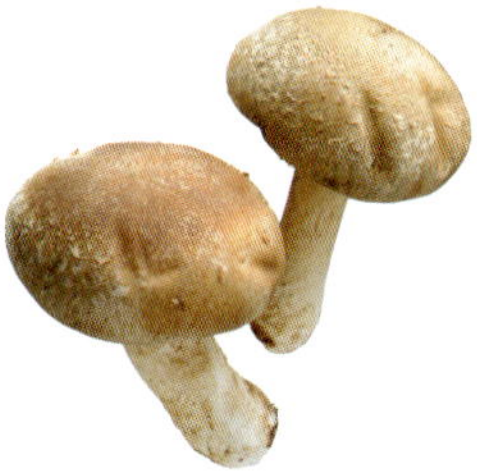

糖質量 **1.4g**
カロリー 18kcal
たんぱく質 3.0g

しめじ 1パック（100g）

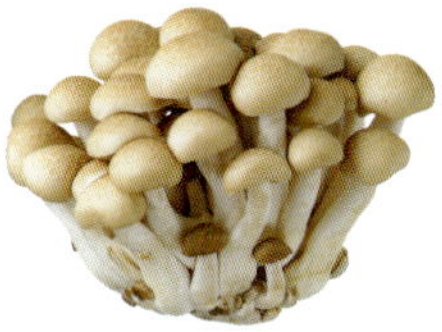

糖質量 **1.3g**
カロリー 18kcal
たんぱく質 2.7g

まいたけ 1パック（100g）

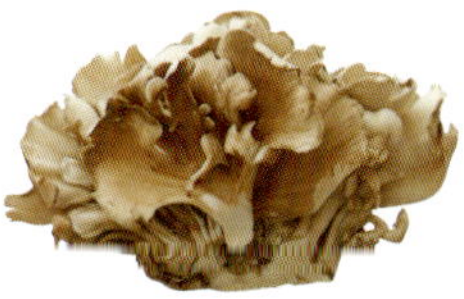

糖質量 **0.9g**
カロリー 15kcal
たんぱく質 2.0g

乳製品

プレーンヨーグルト 小カップ 1個（50g）

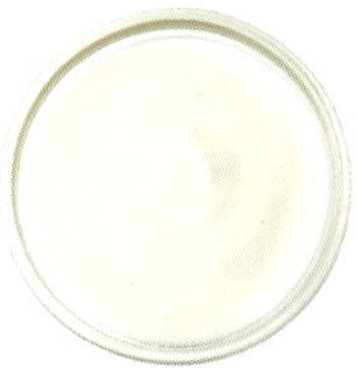

糖質量 **2.5g**
カロリー 31kcal
たんぱく質 1.8g

プロセスチーズ スライス 1枚（18g）

糖質量 **0.2g**
カロリー 61kcal
たんぱく質 4.1g

カマンベールチーズ 1切れ（17g）

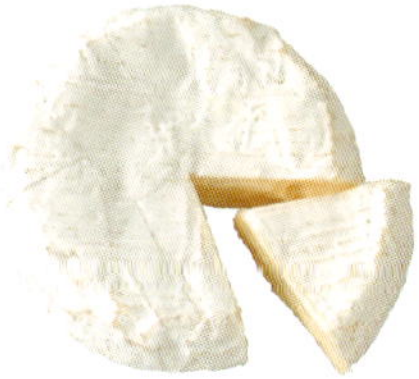

糖質量 **0.2g**
カロリー 53kcal
たんぱく質 3.2g

	糖質量	カロリー	たんぱく質量
なめこ 1袋（100g）	1.9g	15kcal	1.7g
もずく・味なし 1人分（35g）	0g	2kcal	0.1g
ところてん・味なし 1人分（100g）	0g	2kcal	0.2g
めかぶ・味なし 1人分（50g）	0g	6kcal	0.5g
こぶ 10㎝角	3g	15kcal	0.8g
生クリーム 大さじ1	0.5g	65kcal	0.3g
加糖ヨーグルト 小1カップ（50g）	6.0g	34kcal	2.1g
粉チーズ 大さじ1	0.1g	29kcal	2.6g
エリンギ 中2本（100g）	2.6g	19kcal	2.8g
えのきだけ 1パック（100g）	3.7g	22kcal	2.7g

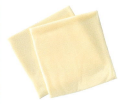

調味料

マヨネーズ　大さじ1

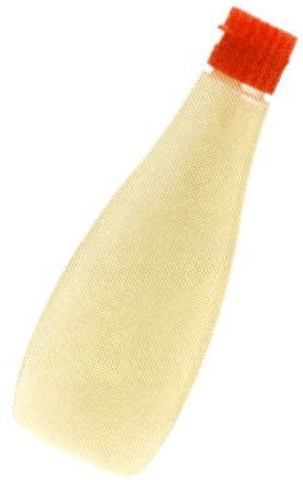

糖質量 0.3g
カロリー 101kcal
たんぱく質 0.4g

酢　大さじ1（穀物酢・リンゴ酢）

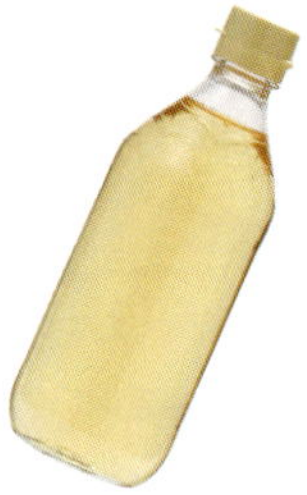

糖質量 0.4g
カロリー 4kcal
たんぱく質 0g

粒マスタード　大さじ1

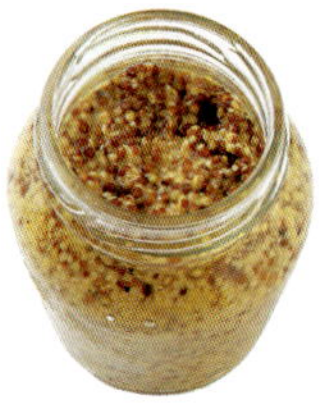

糖質量 2.3g
カロリー 41kcal
たんぱく質 1.4g

みそ　大さじ1

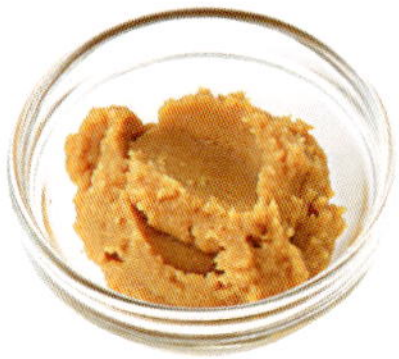

糖質量 3g
カロリー 35kcal
たんぱく質 2.3g

塩　小さじ1

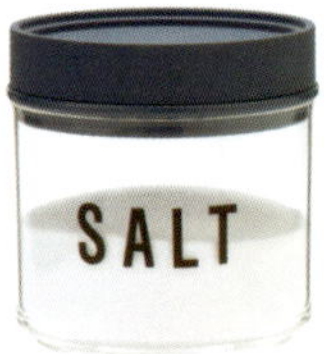

糖質量 0g
カロリー 0kcal
たんぱく質 0g

オイスターソース　大さじ1

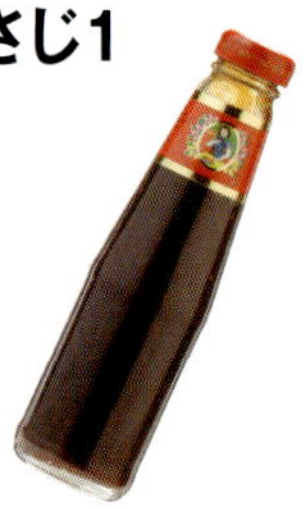

糖質量 2.7g
カロリー 16kcal
たんぱく質 1.2g

八丁みそ　大さじ1

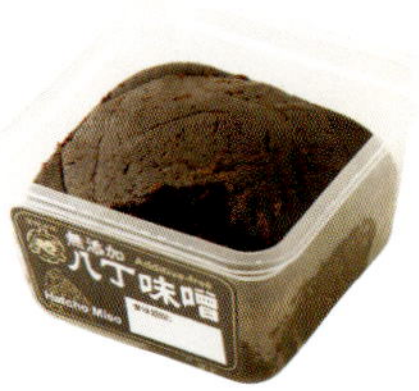

糖質量 1.4g
カロリー 37kcal
たんぱく質 2.9g

しょうゆ　大さじ1

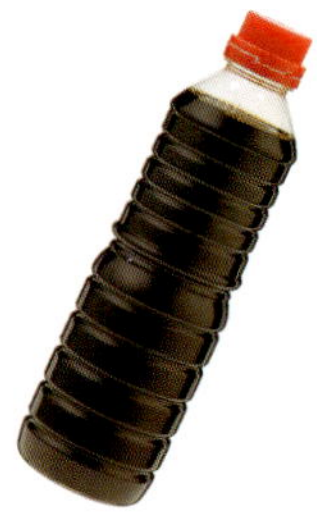

糖質量 1.8g
カロリー 13kcal
たんぱく質 1.4g

カレー粉　小さじ1

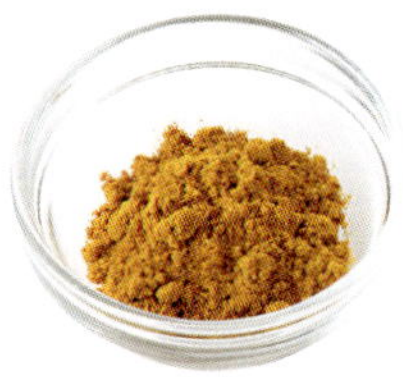

糖質量 0.6g
カロリー 8kcal
たんぱく質 0.3g

ポン酢しょうゆ　大さじ1

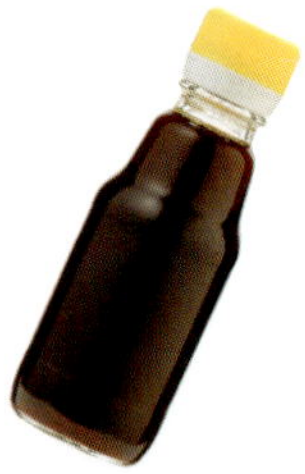

糖質量 1.5g
カロリー 8kcal
たんぱく質 0.6g

ウスターソース　大さじ1

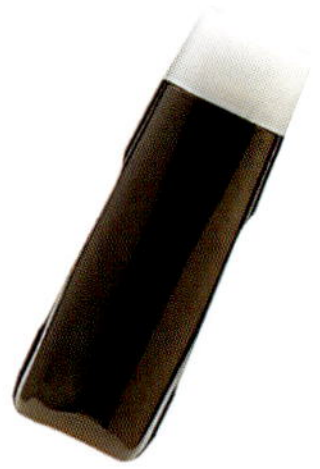

糖質量 4g
カロリー 18kcal
たんぱく質 0.1g

	糖質量	カロリー	たんぱく質量
ゆずこしょう　小さじ1	0.2g	2kcal	0.1g
豆板醤　小さじ1	0.2g	3kcal	0.1g
ホワイトソース 1/2 カップ（100g）	8.8g	99kcal	1.8g
デミグラスソース 1/2 カップ（100g）	11g	82kcal	2.9g
焼き肉のたれ　大さじ1	6.5g	34kcal	0.9g
中濃ソース　大さじ1	4.5g	20kcal	0.1g
とんかつソース　大さじ1	4.5g	20kcal	0.1g
お好み焼き用ソース 大さじ1	6.7g	30kcal	0.3g
だし・かつおこぶ（200mℓ）	0.6g	4kcal	0.6g
トマトピューレ　大さじ1	1.2g	6kcal	0.3g

油

トマトケチャップ 大さじ1

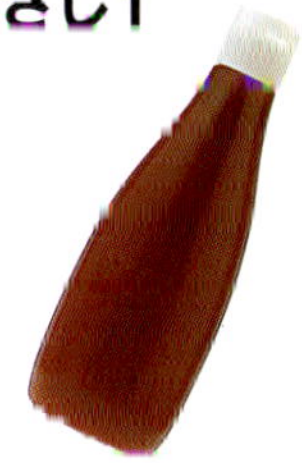

糖質量 4.6g
カロリー 21kcal
たんぱく質 0.3g

みりん　大さじ1

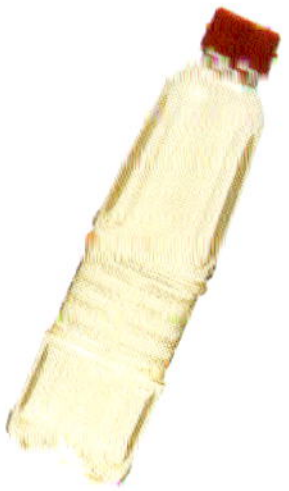

糖質量 7.8g
カロリー 43kcal
たんぱく質 0.1g

バター　大さじ1

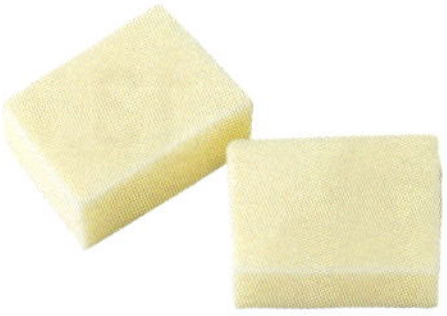

糖質量 0g
カロリー 99kcal
たんぱく質 0.1g

料理用日本酒　大さじ1

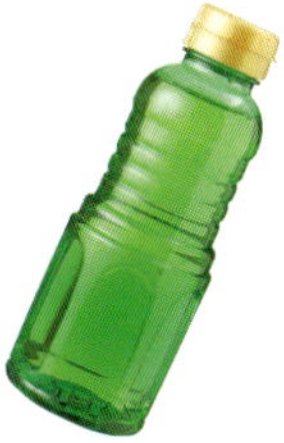

糖質量 1.4g
カロリー 17kcal
たんぱく質 0g

砂糖　大さじ1

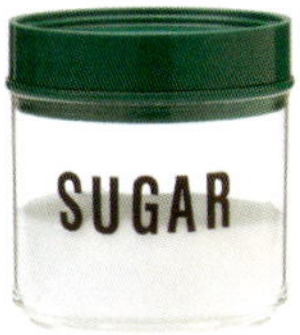

糖質量 8.9g
カロリー 35kcal
たんぱく質 0g

ラード　大さじ1

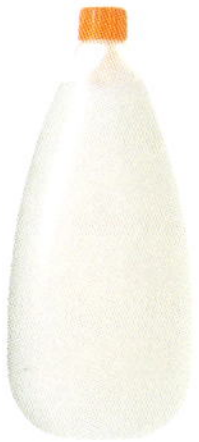

糖質量 0g
カロリー 122kcal
たんぱく質 0g

カレールウ　1かけ (18g)

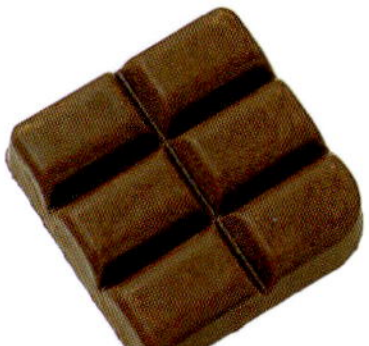

糖質量 7.3g
カロリー 92kcal
たんぱく質 1.2g

めんつゆ・3倍希釈 大さじ1

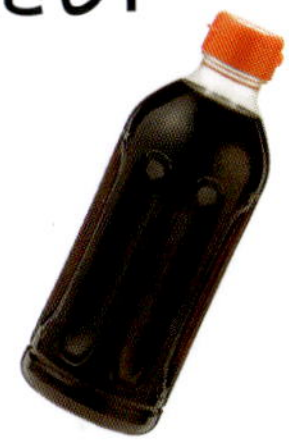

糖質量 3g
カロリー 15kcal
たんぱく質 0.7g

オリーブ油　大さじ1

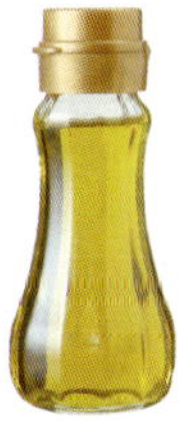

糖質量 0g
カロリー 120kcal
たんぱく質 0g

固形スープ　1個 (50g)

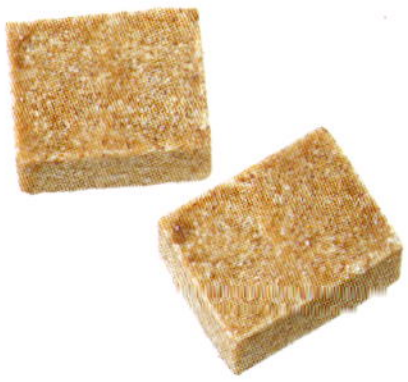

糖質量 2.1g
カロリー 12kcal
たんぱく質 0.4g

すし酢　大さじ1

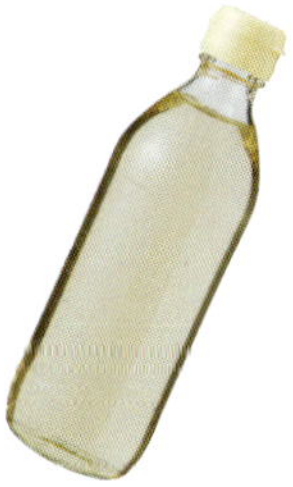

糖質量 6.3g
カロリー 27kcal
たんぱく質 0g

	糖質量	カロリー	たんぱく質量
ごまドレッシング　大さじ1	2.6g	54kcal	1.3g
ごま油　大さじ1	0g	120kcal	0g
アマニ油　大さじ1	0g	120kcal	0g
サラダ油　大さじ1	0g	120kcal	0g
ラー油　小さじ1	0g	37kcal	0g
バルサミコ酢　大さじ1	2.9g	15kcal	0.1g
テンメンジャン　大さじ1	5.2g	38kcal	1.3g
ナンプラー　大さじ1	0.4g	7kcal	1.4g
和風ドレッシング　大さじ1	2.4g	12kcal	0.5g
フレンチドレッシング 大さじ1	0.9g	61kcal	0g

外食

オムライス　1人分

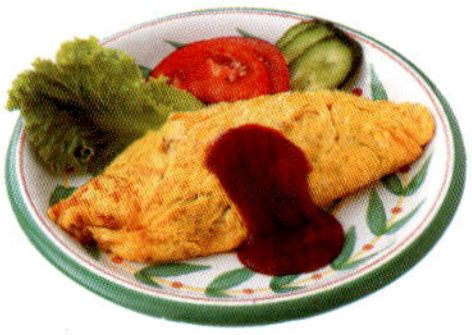

糖質量 68.5g
カロリー 559kcal
たんぱく質 18.9g

おにぎり　1個（110g）

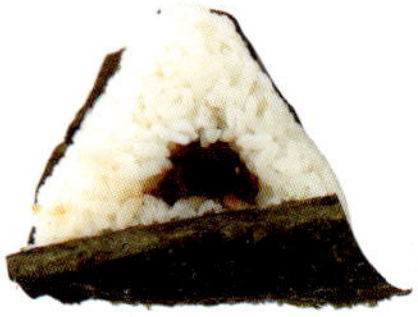

糖質量 42.9g
カロリー 197kcal
たんぱく質 3g

ミートソーススパゲッティ 1人分

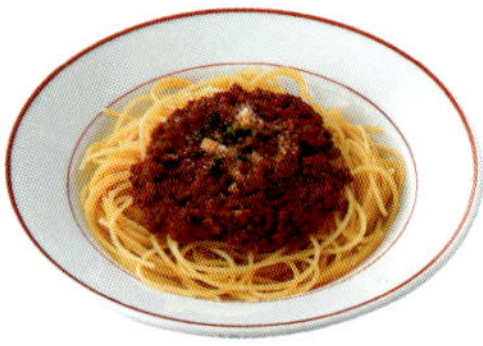

糖質量 75.3g
カロリー 537kcal
たんぱく質 21.7g

総菜パン（ソーセージパン） 1個

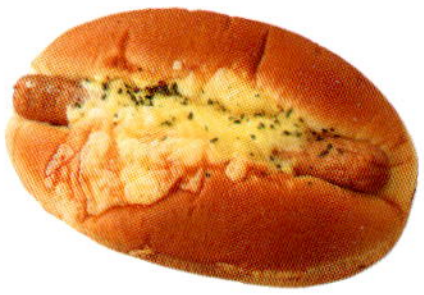

糖質量 38.9g
カロリー 473kcal
たんぱく質 15.9g

チキンナゲット　5個（100g）

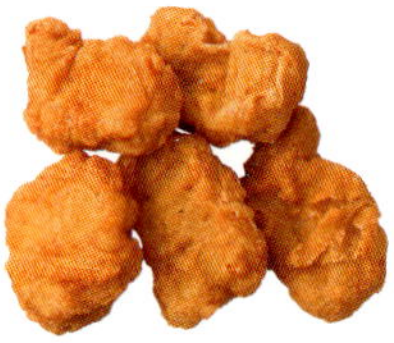

糖質量 13.7g
カロリー 194kcal
たんぱく質 16g

ミックスフライ定食

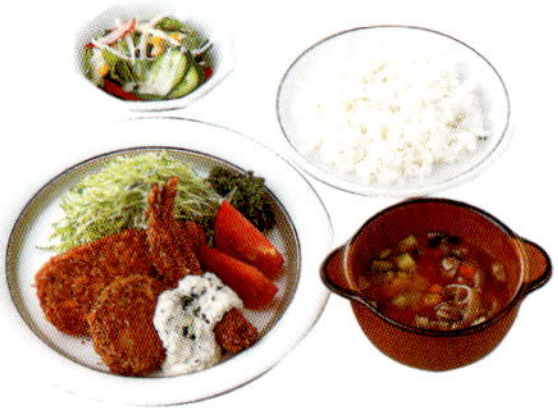

糖質量 90g
カロリー 821kcal
たんぱく質 24.7g

コールスローサラダ 1食分

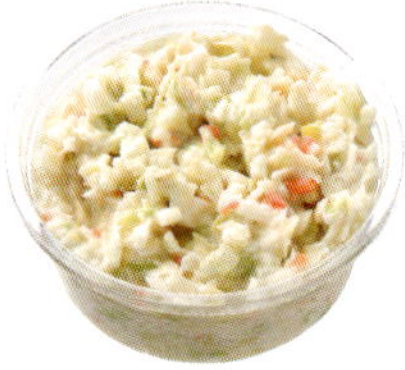

糖質量 2.2g
カロリー 61kcal
たんぱく質 0.7g

フライドポテト　1人分（80g）

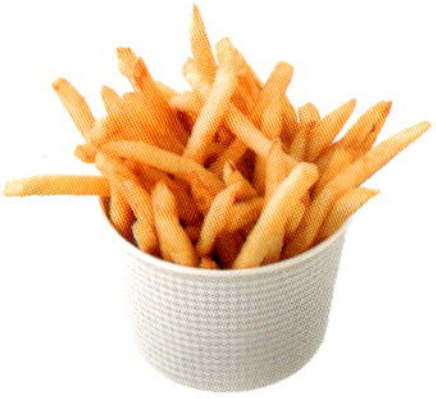

糖質量 23.4g
カロリー 190kcal
たんぱく質 2.3g

ハンバーガー　1個

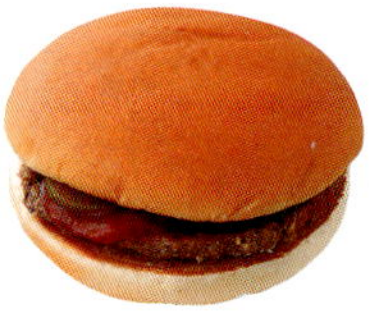

糖質量 52.8g
カロリー 387kcal
たんぱく質 15.9g

ハンバーグ定食

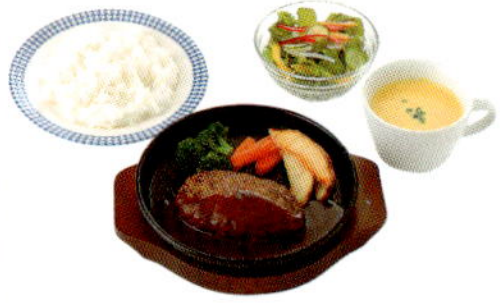

糖質量 86g
カロリー 801kcal
たんぱく質 23.5g

ミックスサンドイッチ 1人分

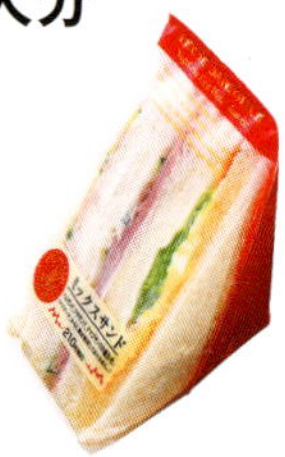

糖質量 29.2g
カロリー 308kcal
たんぱく質 11.4g

	糖質量	カロリー	たんぱく質量
レバにらいため　1人分	6.7g	143kcal	14g
ロールキャベツ　1人分	11.8g	163kcal	10.1g
肉じゃが　1人分	30.3g	264kcal	9g
豚しょうが焼き　1人分	7.6g	370kcal	13g
鶏のから揚げ　1人分	5.9g	196kcal	14.7g
天丼　1人分	72.8g	597kcal	27g
牛丼　1人分	70.1g	677kcal	15g
とんカツ　1枚	11.1g	352kcal	18g
スパゲッティ・カルボナーラ 1人分	63.2g	714kcal	25.7g
フライドチキン　1人分	2.2g	249kcal	16g

コンビニ弁当（幕の内・大きめ）

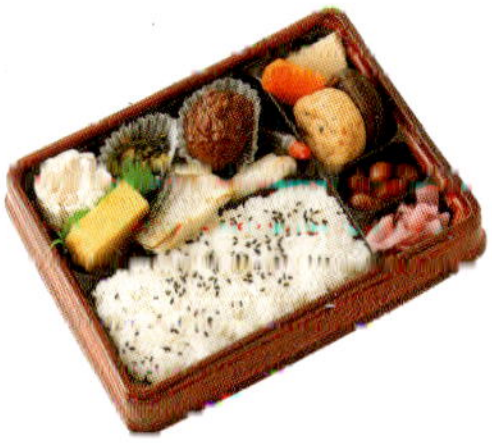

糖質量 104g
カロリー 706kcal
たんぱく質 23g

うどん　1人分

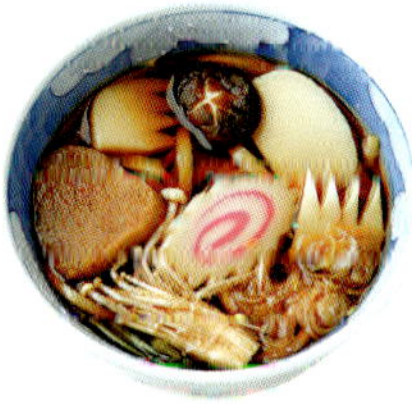

糖質量 53.5g
カロリー 411kcal
たんぱく質 20.3g

えびマカロニグラタン　1人分

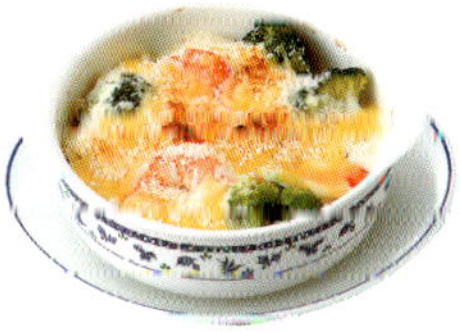

糖質量 41.7g
カロリー 473kcal
たんぱく質 26.4g

ポークカレーライス　1人分

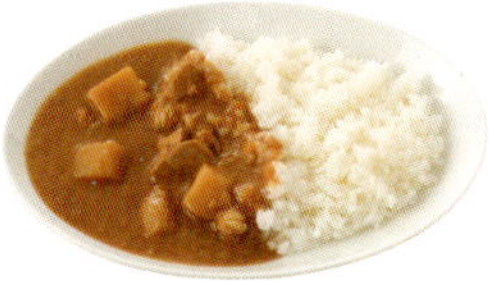

糖質量 74.7g
カロリー 531kcal
たんぱく質 16.5g

きつねそば　1人分

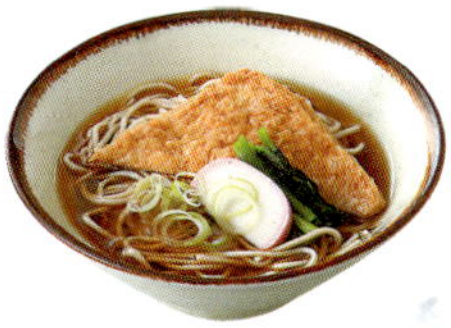

糖質量 55g
カロリー 441kcal
たんぱく質 19.7g

シューマイ　1人分

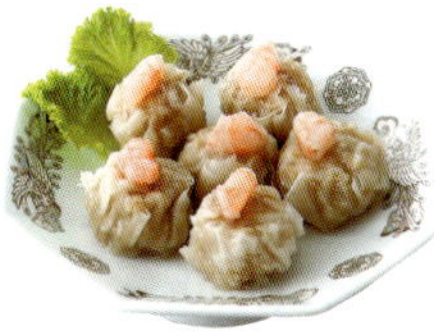

糖質量 27g
カロリー 296kcal
たんぱく質 13.1g

メロンパン　1個（90g）

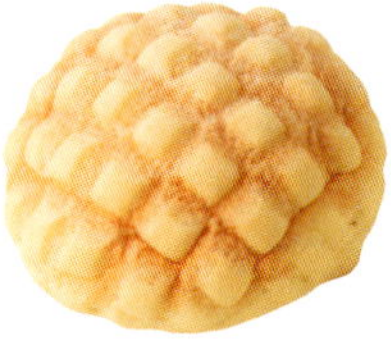

糖質量 52.4g
カロリー 329kcal
たんぱく質 7.2g

煮魚定食（カレイの煮つけ）

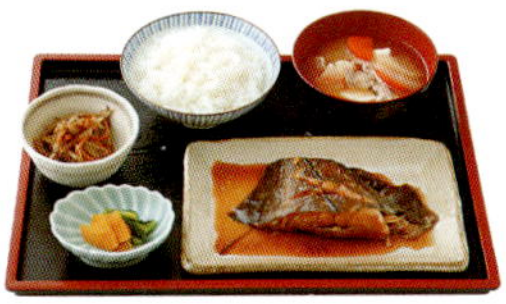

糖質量 72.2g
カロリー 549kcal
たんぱく質 39.2g

中華そば　1人分

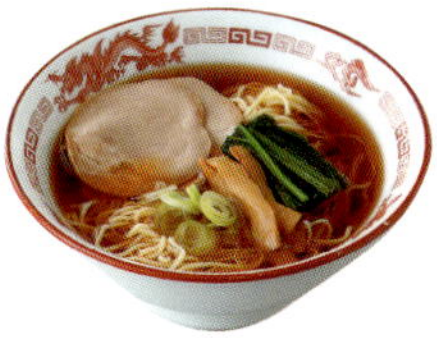

糖質量 85g
カロリー 505kcal
たんぱく質 21.9g

卵ぞうすい　1人分

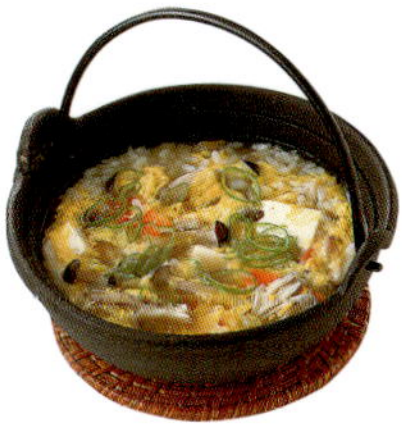

糖質量 30.4g
カロリー 232kcal
たんぱく質 10.2g

ピザ　1枚

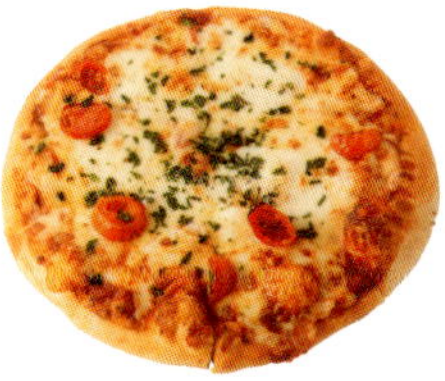

糖質量 47.8g
カロリー 535kcal
たんぱく質 24.8g

八宝菜　1人分

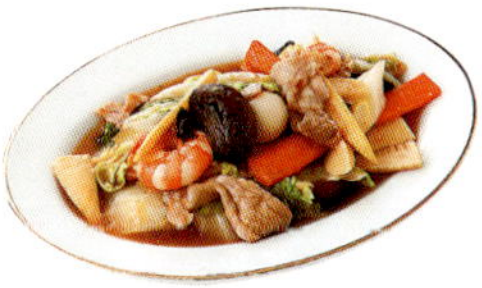

糖質量 7.8g
カロリー 193kcal
たんぱく質 22.5g

	糖質量	カロリー	たんぱく質量		糖質量	カロリー	たんぱく質量
たこ焼き　1人分	35g	257kcal	15g	かつおのたたき　1人分	2g	128kcal	26.7g
ひじき煮物　1食分	7.8g	132kcal	8.6g	しゃぶしゃぶ　1人分	7.2g	263kcal	19.6g
ギョーザ　1皿分	32g	346kcal	14.6g	すき焼き　1人分	25.7g	718kcal	24g
ローストチキン　1人分	0.1g	164kcal	13.3g	寄せなべ　1人分	9.8g	281kcal	20g
ビーフシチュー　1人分	23g	337kcal	18.9g	お好み焼き　1人分	53g	728kcal	25g

飲料 酒 スープ

コーヒー牛乳 (200mℓ)

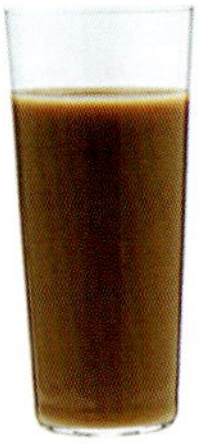

糖質量 **15.1g**
カロリー 118kcal
たんぱく質 4.6g

ブラックコーヒー (200mℓ)

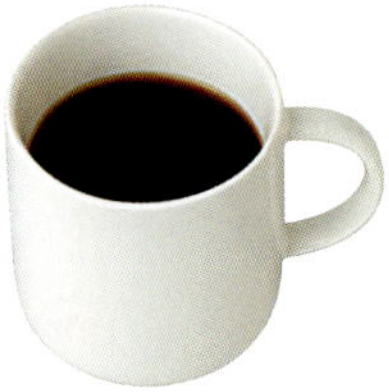

糖質量 **1.4g**
カロリー 8kcal
たんぱく質 0.4g

ココア 1人分

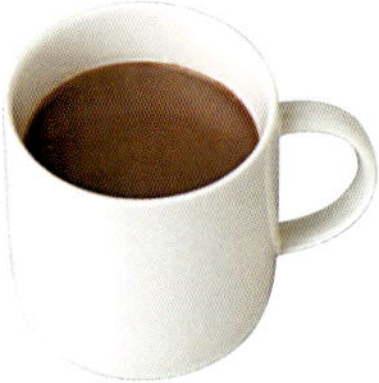

糖質量 **17.9g**
カロリー 172kcal
たんぱく質 7.7g

牛乳 (200mℓ)

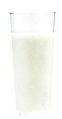

糖質量 **10.1g**
カロリー 141kcal
たんぱく質 6.9g

水

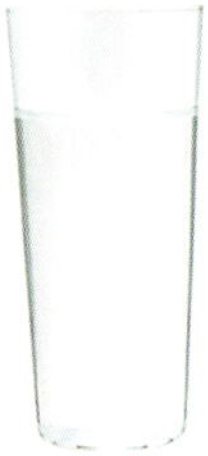

糖質量 **0g**
カロリー 0kcal
たんぱく質 0g

野菜 100% ジュース (200mℓ)

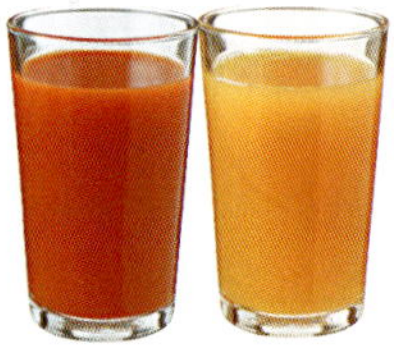

糖質量 **7.2g**
カロリー 34kcal
たんぱく質 1.2g

飲むヨーグルト (200mℓ)

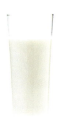

糖質量 **30.5g**
カロリー 163kcal
たんぱく質 7.3g

緑茶 (200mℓ)

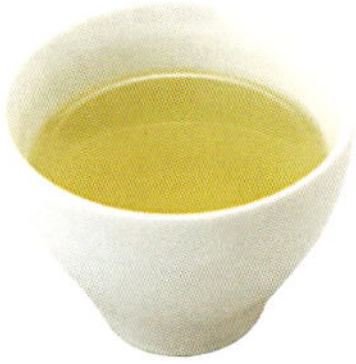

糖質量 **0.2g**
カロリー 0kcal
たんぱく質 0g

スポーツ飲料 (500mℓ)

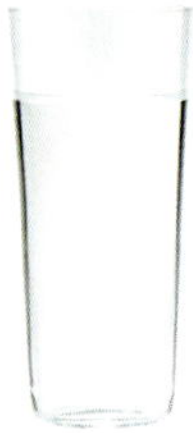

糖質量 **25.5g**
カロリー 105kcal
たんぱく質 0g

豆乳 (200mℓ)

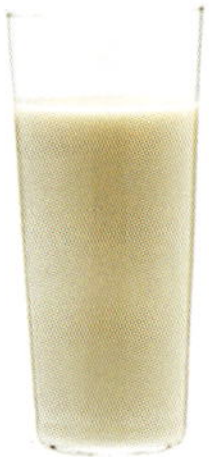

糖質量 **6.6g**
カロリー 106kcal
たんぱく質 8.3g

紅茶 (200mℓ)

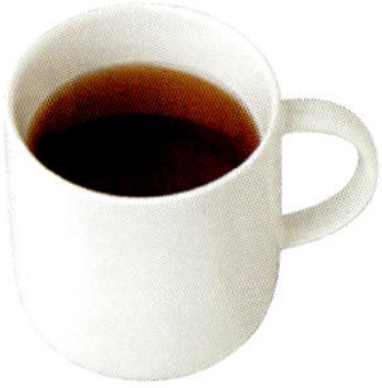

糖質量 **0.2g**
カロリー 2kcal
たんぱく質 0.2g

	糖質量	カロリー	たんぱく質量
ほうじ茶 (200mℓ)	0.2g	0kcal	0g
こぶ茶 (200mℓ)	1.6g	4kcal	0.2g
オレンジストレートジュース (200mℓ)	21.4g	84kcal	1.6g
オレンジ濃縮還元ジュース (200mℓ)	21g	84kcal	1.4g
りんご濃縮還元ジュース (200mℓ)	22.8g	86kcal	0.2g
ウーロン茶 (200mℓ)	0.2g	0kcal	0g
缶コーヒー 加糖タイプ 1 本 (210mℓ)	17.2g	80kcal	1.5g
甘酒 (200mℓ)	36.2g	162kcal	3.4g
グレープフルーツジュース (200mℓ)	22g	92kcal	0.6g
麦茶 (200mℓ)	0.6g	2kcal	0g

はるさめスープ　1人分

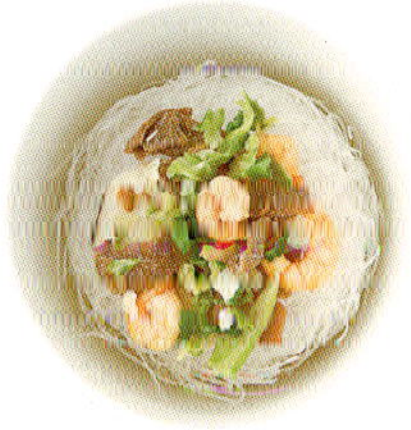

糖質量 10.1g
カロリー 64kcal
たんぱく質 3g

日本酒　1合（180mℓ）

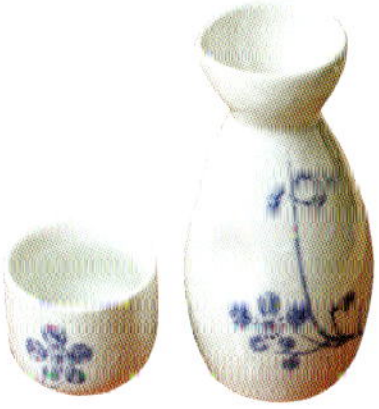

糖質量 6.5g
カロリー 185kcal
たんぱく質 0.7g

炭酸飲料（500mℓ）

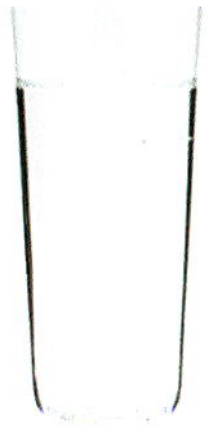

糖質量 64g
カロリー 255kcal
たんぱく質 0g

コーンポタージュ　1人分

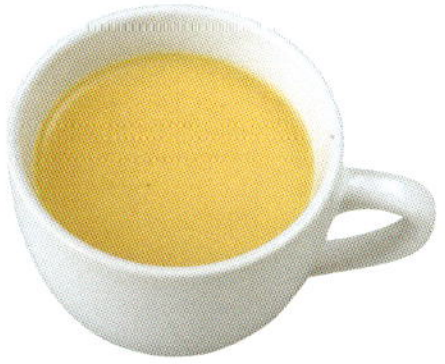

糖質量 16.7g
カロリー 198kcal
たんぱく質 3.5g

ハイボール（250mℓ・レモン果汁入り）

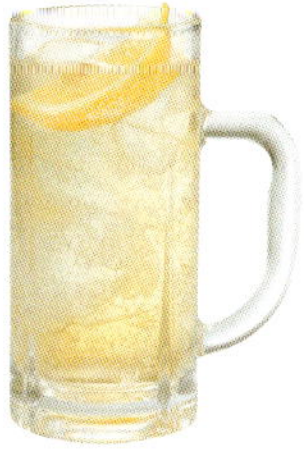

糖質量 0.9g
カロリー 122kcal
たんぱく質 0g

コーラ飲料（500mℓ）

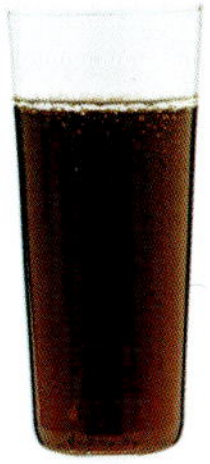

糖質量 57g
カロリー 230kcal
たんぱく質 0.5g

ミネストローネ　1人分

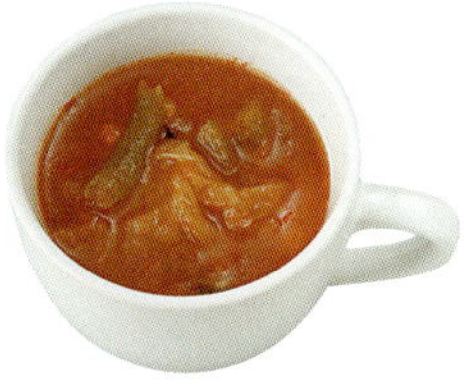

糖質量 10.9g
カロリー 115kcal
たんぱく質 2.4g

焼酎乙類（25度・180mℓ）

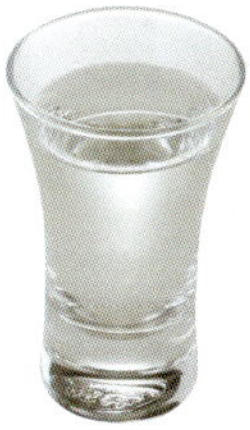

糖質量 0g
カロリー 66kcal
たんぱく質 0g

赤ワイン　グラス1杯（125mℓ）

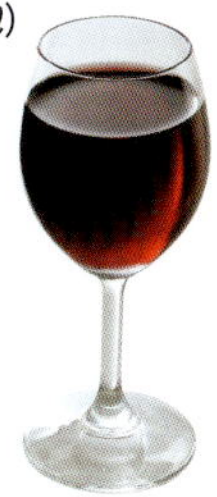

糖質量 1.9g
カロリー 91kcal
たんぱく質 0.5g

とうふとわかめのみそ汁　1人分

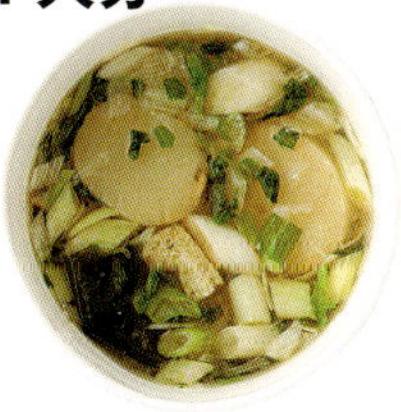

糖質量 1.8g
カロリー 51kcal
たんぱく質 4.6g

梅酒　ロック（100mℓ）

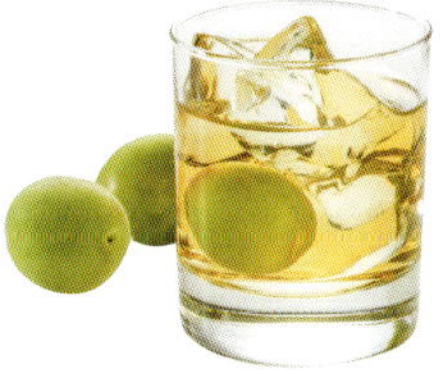

糖質量 20.7g
カロリー 156kcal
たんぱく質 0.1g

白ワイン　グラス1杯（125mℓ）

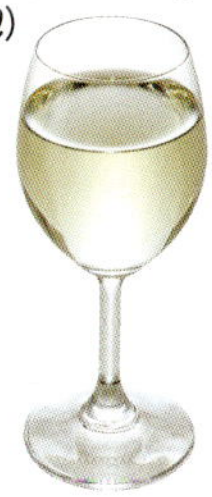

糖質量 2.5g
カロリー 91kcal
たんぱく質 0.1g

	糖質量	カロリー	たんぱく質量
ロゼ　ワイングラス1杯（125mℓ）	5g	96kcal	0.1g
わかめスープ　1人分	0.4g	24kcal	1.8g
クラムチャウダー　1人分	18.1g	189kcal	9.9g
けんちん汁　1人分	8.4g	123kcal	12.6g
あさりのみそ汁　1人分	3.8g	60kcal	8.5g
紹興酒（100mℓ）	5.1g	127kcal	1.7g
ブランデー　ロック（50mℓ）	0g	119kcal	0g
ウオッカ　ロック（50mℓ）	0g	120kcal	0g
ビール（350mℓ）	10.9g	140kcal	1.1g
発泡酒（350mℓ）	12.6g	158kcal	0.4g

監修

水野雅登

アキバ水野クリニック院長／日本糖質制限医療推進協会提携医

2003年に医師免許取得（医籍登録）。2019年にアキバ水野クリニック開院。両親とも糖尿病家系だった自らの体の劇的な変化をきっかけに、糖質オフを中心とした治療を開始。97単位に及ぶインスリンの自己注射を不要とするなど、2型糖尿病患者の脱インスリン率100%という実績を打ち出す。糖質制限やインスリンを使わない治療法などの情報をブログやFacebook、Twitter、YouTube、講演会などで精力的に発信。水野の株式会社代表取締役社長、一般社団法人ビタミン・ケトン療法会代表理事も務める。

問い合わせ先（24、25ページ）

大塚食品　お客様相談室　088-697-0627
カルビーお客様相談室　0120-55-8570
紀文食品　お客様相談室　0120-012-778
サラヤ　0120-40-3636
シマダヤお客様相談室　0120-014303
敷島製パンお客さま相談室　0120-084-835
関越物産お客様係　0120-557529
東洋水産　お客様相談室　0120-181-874
トップバリュ　お客さまサービス係　0120-28-4196
日本製粉　お客様センター　0120-184-157
はごろもフーズ　お客様相談室　0120-123620
山崎製パン　お客様相談室　0120-811-114
ヨコオデイリーフーズ　0274-70-4000

STAFF

表紙および中ページ
撮影　大井一範
調理　検見﨑聡美
スタイリング　宮沢ゆか

中ページ
調理　市瀬悦子、今泉久美、上田淳子、牛尾理恵、大庭英子、落合貴子、川上文代、コウケンテツ、小林まさみ、小林まさる、重信初江、ダンノマリコ、堤人美、夏梅美智子、藤井恵、武蔵裕子、吉田瑞子、渡辺麻紀
撮影　梅澤仁、澤崎信孝、千葉充、南雲保夫、野口健志、松島均、主婦の友社

装丁・デザイン　三谷日登美
イラスト　matsu
編集・栄養計算　杉岾伸香（管理栄養士）
編集担当　宮川知子（主婦の友社）

この本の使い方

●小さじ1は5mℓ、大さじ1は15mℓです。
●電子レンジの加熱時間はとくに表記がない場合、600Wのものを使用した場合です。500Wの場合は1.2倍してください。機種や使用年数などによって、多少異なる場合があります。様子を見ながら加熱してください。
●フライパンは原則として、フッ素樹脂加工のものを使用しています。
●野菜を洗う、皮をむくなどの手順表記は省いています。
●算出した糖質量、たんぱく質量、カロリーは、1食分のおおよその数値です。
●ラカントSなど砂糖代替調味料は、エリスリトールなどが主成分で、糖代謝には影響を与えないとされるため、糖質量の計算では差し引いて算出しています。

糖質《とうしつ》オフ大《だい》全《ぜん》科《か》

2019年5月31日　第1刷発行

編者／主婦の友社
発行者／矢﨑謙三
発行所／株式会社主婦の友社
〒101-8911 東京都千代田区神田駿河台2-9
電話 03-5280-7537（編集）
03-5280-7551（販売）
印刷所／大日本印刷株式会社

　ISBN978-4-07-437085-6

■本書の内容に関するお問い合わせ、また、印刷・製本など製造上の不良がございましたら、主婦の友社（電話 03-5280-7537）にご連絡ください。
■主婦の友社が発行する書籍・ムックのご注文は、お近くの書店か主婦の友社コールセンター（電話 0120-916-892）まで。
＊お問い合わせ受付時間　月～金（祝日を除く）9:30 ～ 17:30
主婦の友社ホームページ　http://www.shufunotomo.co.jp/